Das Muskel Guide-Programm

Das individuelle Komplett-Training

FRÉDÉRIC DELAVIER
MICHAEL GUNDILL

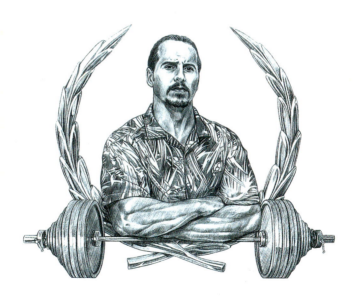

INHALT

**Einführung
Die Vorteile des Trainings
zu Hause** 4

Was spricht für das Training zu Hause? 4
Mit dem Training zu Hause entscheiden Sie sich für
den Erfolg 5

**Teil 1:
Entwickeln Sie Ihr persönliches
Krafttrainingsprogramm** 7

Ausrüstung 8
Nutzen Sie die verschiedenen Formen der Belastung
für maximalen Muskelaufbau 9
Wie der Muskel Kraft aufbaut 14
Mechanismen der Muskelhypertrophie 15
Wie der Muskel seine Ausdauer verbessert 16
Gegenanzeigen zum Krafttraining 17
Definieren Sie klare Ziele für Ihr Training 17
Präzisieren Sie Ihre Ziele 17
Die 20 Stufen Ihres Trainingsprogramms 18

Fortschritte beim Krafttraining 35
Die Rolle der Ernährung 36
Übungen zum Aufwärmen 36
Cool-down (Abkühlen) 37
Führen Sie ein Trainingsheft 39
Analysieren Sie Ihre Trainings 39
Filmen Sie Ihr Training 40
Techniken der Intensivierung 41
Die Inroad-Theorie 41
Theorie der Absolutkraft 42
Muss man bis zum Muskelversagen trainieren? 42
Überschreiten der Grenze zum Muskelversagen 43
Gemogelte Wiederholungen (Cheatings) 43
Bewegungen mit Gegendruck 44
Gewichtsreduzierte Wiederholungen 44
Erholung oder Pause 45
Negativwiederholungen 46
Stop and Go 48
Brennen 49
Der gleichbleibende Muskeltonus 49
Unilaterales Training 50
Superserien 51
Zirkeltraining 55
Die richtige Atmung beim Krafttraining 56

Teil 2: Die Übungen — 59

Starke Arme — 60
Der Bizeps — 60
Der Trizeps — 75
Der Unterarm — 88
Breite Schultern — 92
Untergrätenmuskel — 108
Modellierung der Brustmuskeln — 112
Der Hals — 126
Breiter Rücken — 130
Die Rückenmuskeln — 130
Der Kapuzenmuskel — 138
Lendenmuskeln — 142
Oberschenkel — 148
Der Quadrizeps — 148
Starke Unterschenkel — 170
Die Kniebeuger — 170
Die Wadenmuskeln — 177
Straffer Po — 186
Geschmeidige Hüftgelenksdreher — 200
Bauchmuskeln modellieren — 202
Die schrägen Bauchmuskeln — 212
Übungen für Zwerchfell und Atemmuskeln — 217

Teil 3: Die Programme für das Krafttraining — 221

1. Ein starker Körper — 222
2. Straff ist sexy — 233
3. Krafttraining für verschiedene Sportarten — 236

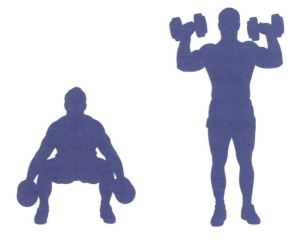

EINFÜHRUNG
Die Vorteile des Trainings zu Hause

Das Training zu Hause bietet zwei große Vorteile – es ist nicht nur praktisch, sondern auch wirksam. Deswegen hat sich Michael Gundill dafür entschieden, ausschließlich daheim zu trainieren, während Frédéric Delavier drei Viertel des Trainings zu Hause und den Rest im Fitnesscenter absolviert.

Was spricht für das Training zu Hause?

1 Oft gibt es in der Nähe kein gutes Fitnesscenter
Die Zahl der wirklich guten Fitnesscenter ist leider begrenzt. Viele Studios investieren anstatt in Krafttraining lieber in Herz-Kreislauf-Training, und in manchen Sportstudios sind Leute, die regelmäßig Krafttraining machen, nicht eben willkommen.

2 Training daheim spart Zeit und Geld
Der Weg zum Sportstudio kann weit sein. Man muss sich vorbereiten, vor Ort muss man sich umkleiden... Und nach dem Training dies alles in umgekehrter Richtung. Das Drumherum kann mehr Zeit kosten als das eigentliche Training.
Außerdem werden die Gebühren umso höher, je breiter das Angebot gefächert ist. Doch warum sollen Sie für Gruppenkurse, eine Schwimmhalle oder andere Angebote zahlen, wenn Sie bloß einmal in der Woche 2 bis 4 Stunden Krafttraining machen wollen?

3 Zu Hause bestimmen Sie allein die Trainingszeiten
Beim Fitnesscenter sind Sie an die Öffnungszeiten gebunden und müssen die Stoßzeiten bedenken. Das spielt zu Hause keine Rolle. Sie können morgens oder abends oder abwechselnd morgens und abends trainieren, ganz wie es in Ihren Zeitplan passt.

4 Es gibt keine Altersgrenze
Viele Studios lassen Personen unter 16 Jahren nicht zum Training zu. Das heißt aber nicht, dass man unter 16 Jahren kein Krafttraining beginnen dürfte. Natürlich hemmt Krafttraining nicht das Wachstum! Vielmehr ist es umso erfolgreicher, je früher man damit beginnt. Also bleibt in diesem Fall nur, sich für ein Training zu Hause zu entschließen.

Mit dem Training zu Hause entscheiden Sie sich für den Erfolg!

1 In der häuslichen Umgebung strengen Sie sich mehr an

Selbstverständlich sind Fitnessclubs geselliger als Ihr Zuhause, aber das bringt Sie nicht weiter, im Gegenteil. Viele Besucher dieser Einrichtungen kommen weniger, um zu trainieren, als um Leute kennenzulernen. Die ernsthaft Trainierenden werden manchmal wie Außerirdische betrachtet.

2 Auf den Erfolg des Trainings kommt es an

Krafttraining ist mehr als ein Zeitvertreib. Es darf nicht oberflächlich, sondern muss ernsthaft betrieben werden. Sie wollen ja ein Ziel erreichen. Manchen Fitnessstudios sind diese Kunden aber leider eher lästig. Bei ihnen steht das spielerische Element der körperlichen Ertüchtigung im Vordergrund, weniger das ernsthafte Training. Daher ist ihnen das Ambiente oft wichtiger als die Ausstattung mit hochwertigen Geräten.

3 Lassen Sie sich nicht vom Maschinenpark beeindrucken

Man kann nicht umhin festzustellen, dass die Geräte in einigen Studios weniger nach ihrer Zweckmäßigkeit als nach dem Preis angeschafft wurden. Solches Equipment bewirkt nicht den gewünschten Erfolg. Für die Muskeln und Gelenke sind sie gefährlich, dabei jedoch ohne Nutzen.

4 Daheim konzentrieren Sie sich besser

Zu Hause stört Sie niemand, keiner fragt Sie nach der Uhrzeit oder behauptet ungefragt, Sie würden Fehler machen. Sie können sich also auf ein produktiveres Training konzentrieren.

5 Daheim trainieren Sie gezielter

Im Fitnesscenter hängen Ihre Pausen weitgehend von den anderen Besuchern ab. Die Wahl der Übungen oder Geräte ist eingeschränkt, da die Maschinen oft gerade dann belegt sind, wenn Sie daran arbeiten möchten. Das heißt, Sie können das Programm, das Sie an Ihr Ziel bringen soll, oft gar nicht durchziehen. Systematisches Arbeiten, das für erfolgreiches Krafttraining unerlässlich ist, wird somit praktisch unmöglich. Derartige Einschränkungen entfallen beim häuslichen Training.

6 Eitelkeit ist kein Thema

Um sich vor anderen Trainierenden nicht zu blamieren, neigen manche dazu, die Belastung bei den Übungen zu übertreiben. Die Quittung dafür zeigt sich in Form langsamerer Fortschritte und größerer Verletzungsgefahr. Zu Hause müssen Sie niemanden beeindrucken. Anstatt vor anderen zu protzen, können Sie sich ganz auf ein nachhaltiges Training konzentrieren.

7 Ein guter Coach ist Gold wert

Die Autoren dieses Buches bringen zusammen mehr als 50 Jahre Trainingserfahrung ein. Das ist natürlich deutlich mehr als die meisten Berater, denen Sie zu Ihrem Glück oder Unglück in einem Fitnesscenter begegnen können…

Ausrüstung 8	2. An welchen Tagen sollte trainiert werden? 18
Nutzen Sie die verschiedenen Formen der	3. Wie oft pro Woche soll jeder Muskel trainiert
Belastung für maximalen Muskelaufbau 9	werden? 19
Training ohne Geräte 9	4. Soll man einmal oder zweimal am Tag trainieren? ... 20
Training gegen zusätzlichen Widerstand 10	5. Zu welcher Tageszeit sollte man trainieren? 20
Zugwiderstand 10	6. Wie viele Muskeln sollten je Trainingseinheit
Schnellkrafttraining oder plyometrischer Widerstand .. 11	trainiert werden? 20
Dehnübungen (Stretching) 12	7. In welcher Reihenfolge sollen die Muskeln trainiert
Stretchingmethoden 13	werden? 22
Wie der Muskel Kraft aufbaut 14	8. Wie viele Serien pro Muskel sind erforderlich? ... 24
Mechanismen der Muskelhypertrophie 15	9. Wie viele Übungen je Muskel sind erforderlich? .. 26
Wie der Muskel seine Ausdauer verbessert 16	10. Wie viele Wiederholungen in einer Serie sind
Gegenanzeigen zum Krafttraining 17	sinnvoll? 26
Definieren Sie klare Ziele für Ihr Training 17	11. Wie schnell sollen die Wiederholungen ausgeführt
Präzisieren Sie Ihre Ziele 17	werden? 27
Die 20 Stufen Ihres	12. Wie lange soll ein Training dauern? 27
Trainingsprogramms 18	13. Welche Pause zwischen zwei Serien ist optimal? .. 28
1. Wie oft in der Woche sollte trainiert werden? ... 18	14. Für jede Bewegung die optimale Belastung 28

TEIL 1

Entwickeln Sie Ihr persönliches Krafttrainingsprogramm

15. Wann muss die Belastung erhöht werden?	29
16. Ist beim Training zwischen zwei Muskelgruppen eine Pause erforderlich?	30
17. Lernen Sie die für Sie richtigen Übungen auszuwählen	30
18. Erkennen Sie, wann Sie Ihr Programm ändern müssen	33
19. Die Rolle der Periodisierung	34
20. Urlaub machen?	35
Fortschritte beim Krafttraining	35
Die Rolle der Ernährung	36
Übungen zum Aufwärmen	36
Problematik des Aufwärmens	36
Cool-down (Abkühlen)	37
Führen Sie ein Trainingsheft	39
Analysieren Sie Ihr Training	39
Filmen Sie Ihr Training	40
Techniken der Intensivierung	41
Überschwellige Reize setzen	41
Volumen oder Intensität?	41
Die Inroad-Theorie	41
Theorie der Absolutkraft	42
Muss man bis zum Muskelversagen trainieren?	42
Überschreiten der Grenze zum Muskelversagen	43
Gemogelte Wiederholungen (Cheatings)	43
Bewegungen mit Gegendruck	44
Gewichtsreduzierte Wiederholungen	44
Erholung oder Pause	45
Negativwiederholungen	46
Stop and Go	48
Brennen	49
Der gleichbleibende Muskeltonus	49
Unilaterales Training	50
Superserien	51
Zirkeltraining	55
Die richtige Atmung beim Krafttraining	56

Ein maßgeschneidertes Krafttrainingsprogramm für sich zu erarbeiten scheint auf den ersten Blick einigermaßen aufwendig zu sein. Tatsächlich ist es jedoch ziemlich einfach, sofern Sie es richtig anpacken und schrittweise steigern.

Ausrüstung

Vorweg zwei Hinweise:

> Die Ausrüstung ist erschwinglich.
> Sie brauchen nur wenig Platz für Ihr Training.

Sie können freihändig ohne jegliches Gerät trainieren, aber mit einer gewissen Grundausrüstung steigern Sie Ihre Trainingsmöglichkeiten und deren Wirkung deutlich. Idealerweise besorgen Sie sich:

- ein Paar Scheibenhanteln,
- eine Reckstange,
- Zugbänder verschiedener Stärken.

Außerdem brauchen Sie für Ihre Übungen ein Bett, einen Türrahmen und einen soliden Stuhl.

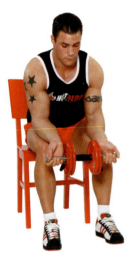

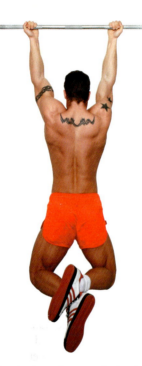

Die Hanteln

Scheibenhanteln finden Sie in Sportgeschäften. Ein 10-kg-Satz Kurzhanteln kostet ca. 10 Euro. Am besten kaufen Sie zwei Kurzhanteln und ergänzen sie je nach Ihren Fortschritten durch weitere Gewichte.

Die Hanteln sollen die Belastung bei den Übungen erhöhen, damit Sie kontinuierlich Fortschritte machen. Würden Sie immer mit derselben Belastung trainieren (z. B. gegen Ihr Körpergewicht), könnten Sie die Zahl der Wiederholungen und Sätze noch so steigern, Ihr Erfolg würde sehr bald stagnieren. Das Krafttraining beruht auf dem Prinzip der zunehmenden Belastung. Und die erreichen Sie am besten durch Hanteltraining.

Anstelle von Hanteln können Sie auch Wasserflaschen benutzen, die Sie je nach gewünschtem Gewicht mehr oder weniger füllen. Es gibt sogar benutzerfreundliche große Flaschen mit Handgriffen.

Die Reckstange

Es handelt sich um eine abnehmbare Stange, die in einem Türrahmen oder zwischen zwei Flurwänden angebracht wird. Nach Benutzung lässt sie sich abschrauben und platzsparend verstauen. Die Stange ist wichtig für die Entwicklung der Rückenmuskeln, aber nicht unentbehrlich. Die handelsüblichen Reckstangen sind knapp 100–120 cm lang. Wenn Sie genügend Platz haben, entscheiden Sie sich für eine längere Stange, denn sie bietet Ihnen mehr Übungsmöglichkeiten.

Die Zugbänder

Verschiedene Thera-Bänder®, Physiobänder oder Tubes finden Sie in jedem Sportgeschäft. Sie können auch Expander benutzen, aber bei diesen ist der Widerstand nicht linear, und die Arbeit mit ihnen ist weniger angenehm als mit Zugbändern.

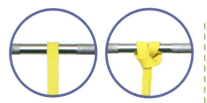

Zwei Arten, ein Zugband zu befestigen

Nutzen Sie die verschiedenen Formen der Belastung für maximalen Muskelaufbau

Der Muskelaufbau erfolgt umso rascher, je besser Sie die verschiedenen Arten der Belastung nutzen.

Wir empfehlen deshalb fünf Arten des Trainings:
> ohne Geräte
> gegen zusätzlichen Widerstand
> gegen Zugwiderstand
> Schnellkrafttraining
> Dehnübungen

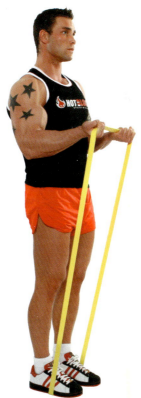
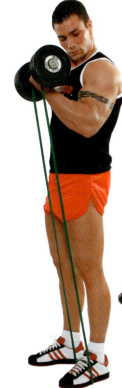

Zugbänder haben den Vorteil, dass sie praktisch nichts wiegen, aber einen ziemlich starken Widerstand bieten. Sie sind leicht zu transportieren und problemlos aufzubewahren. Ideal sind mehrere Bänder mit verschiedenen Zugstärken, gegen die Sie trainieren können.

Der Widerstand von Zugbändern unterscheidet sich deutlich von dem Ihres Körpers oder der Hanteln. Je stärker Sie an Zugbändern ziehen, desto größer wird der Widerstand. Wenn Sie dagegen eine Hantel von 10 kg stemmen, wiegt diese immer 10 kg, ob am Beginn, in der Mitte oder am Ende der Bewegung.

Es macht freilich keinen Sinn, die Arten des Widerstands vergleichend zu werten. Die Widerstände bei der Hantel oder beim Zugband haben jeweils ihre Vor- und Nachteile, und kein Gerät ist dem anderen überlegen. Vielmehr sollten beide möglichst oft miteinander kombiniert werden. Durch die Kombination können Sie die Vorteile potenzieren und gleichzeitig die Nachteile ausschalten. Diese Synergie bewirkt einen Widerstand, der den anderen klar überlegen ist.

Wir werden dieses Konzept im vorliegenden Buch durchgehend umsetzen.

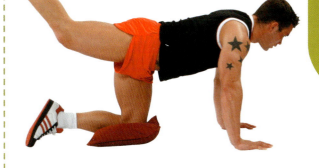

Training ohne Geräte

Es ist die Grundlage des Krafttrainings und hat den Vorteil, dass sämtliche Muskeln ohne Geräte trainiert werden.

Allerdings stößt diese Form des Trainings rasch an Grenzen, sobald ein bestimmtes Maß an Kraft und Ausdauer erreicht ist.

Um sich zu verbessern, muss man wie bei jeder Sportart die Intensität des Trainings erhöhen, beispielsweise durch Steigern der Wiederholungen. Bei mehr als 25 Wiederholungen geht das Krafttraining allerdings in ein Ausdauertraining über, das weniger wirksam ist, um die Masse und Kraft des Muskels zu verbessern.

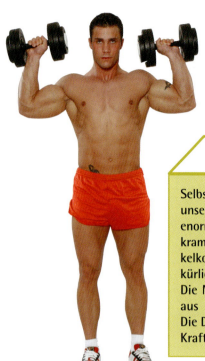
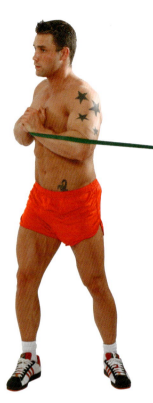

UNWILLKÜRLICHE KRAFT – POTENZIAL DER STEIGERUNG!

Selbst wenn wir es wollten, könnten wir nicht unsere maximale Muskelkraft nutzen. Sie ist enorm. Das spüren wir z.B. bei einem Muskelkrampf, dann nämlich kommt es zu einer Muskelkontraktion, die weit stärker ist als eine willkürlich erzeugte.
Die Maximalkraft des Muskels ist die Summe aus willkürlicher und unwillkürlicher Kraft. Die Differenz zwischen beiden Kräften wird als Kraftdefizit bezeichnet.

Training gegen zusätzlichen Widerstand

Um das Wachstum eines Muskels zu erzwingen, muss er zunehmend belastet werden. Dies gelingt am ehesten mit Hanteln. Mit Hanteln lässt sich der Widerstand ganz allmählich verändern, etwa 500-Gramm-weise oder mehr, falls Ihre Kraft dies zulässt. Diese allmähliche Steigerung der Belastung wirkt dem unveränderlichen Widerstand des Körpergewichts entgegen. Viele Menschen sind außerstande, Klimmzüge oder Liegestütze zu machen. Beim Hanteltraining stellt sich dieses Problem niemals, denn Sie können die Gewichte frei wählen.
Hanteltraining ist eine Steigerung des gerätefreien Trainings, ohne dass es den Anfänger, der noch nicht genügend Kraft aufgebaut hat, zu stark belastet. Die erfahreneren Sportler können mit Hanteln die Grenzen, die ihnen das eigene Gewicht setzt, überwinden, indem sie die Belastung gezielt und allmählich erhöhen.

Zugwiderstand

Wir haben bereits erklärt, dass der Zugwiderstand sich deutlich vom Widerstand unterscheidet, den Hanteln oder das Eigengewicht des Körpers darstellen.
Um den Zugwiderstand zu variieren, haben Sie zwei Möglichkeiten:
- den Zug verändern: je stärker Sie ziehen, desto größer wird der Widerstand;
- mit Zugbändern unterschiedlicher Stärke und folglich mit verschiedenen Belastungen trainieren.

Das Training gegen Zugwiderstand ist weniger präzise als das mit Hanteln, allerdings deutlich variabler als das gegen das eigene Gewicht.
Beim Training mit Hanteln oder gegen das Eigengewicht muss der Muskel seine willkürliche Kraft einsetzen, um die Belastung zu überwinden. Mit dem Zugband ist der Anteil der unwillkürlichen Kraft deutlich größer. Das Zugband stellt einen Übergang zwischen traditionellem Widerstand und Schnellkrafttraining dar. Beim Training mit dem Zugband kehren Sie immer abrupt in die Ausgangsposition zurück. Insofern handelt es sich um eine Trainingsform, die dem Schnellkrafttraining nahekommt. Ausführlicher wird dieses Thema unter »Negativwiederholungen« behandelt (Seite 46). Um rasche Fortschritte zu erzielen, müssen Sie die Maximalkraft des Muskels steigern, aber gleichzeitig die unwillkürliche Kraft nach Möglichkeit verringern (Kraftdefizit reduzieren). Dies erreichen Sie mit dem Schnellkrafttraining und dem Training mit Zugbändern.

❚ Schnellkrafttraining oder plyometrischer Widerstand

Das Training der Schnellkraft (auch sog. »Dehnungs-Verkürzungs-Zyklus«) macht die Muskeln elastisch und straff. Dieser Widerstand tritt auf, wenn man die Muskeln zwingt, eine Kraft plötzlich zu bremsen und die Bewegung sofort in die entgegengesetzte Richtung umzukehren. Typisches Beispiel einer plyometrischen Aktivität: Sie hüpfen von einem Mäuerchen, fangen den Stoß ab und nutzen ihn, um möglichst hoch zu springen. Das Schnellkrafttraining bewirkt, dass der Sportler schließlich schneller läuft und höher springt. Der Muskel gewinnt an Explosivkraft. Diese Form der Muskelarbeit ist besonders wichtig bei Sportlern, die auf sehr schnelle Muskelreaktionen angewiesen sind. Durch einen plötzlichen kleinen Zug an einem Muskel wird ein Schutzreflex ausgelöst: ein monosynaptischer Reflex oder Muskeleigenreflex. Dieser mobilisiert stark die unwillkürliche Kraft. Ein Musterbeispiel hierfür sind Sprinter. Vor dem Start hüpfen sie auf der Stelle und rennen dann fast aus dem Stand schnell los. Die plyometrische Übung vor dem Einsatz bereitet die Muskeln vor, beim Rennen Höchstleistung zu bringen.

Das Schnellkrafttraining ist das Bindeglied zwischen dem Krafttraining und der Leistungssteigerung im Gelände. Durch Krafttraining kann ein Sportler sehr stark werden; aber wenn man ihn auffordert, einen kleinen Ball zu werfen, wird seine Leistung sehr mäßig sein. Warum? Weil er seine Kraft nicht in plötzliche Bewegung umsetzen kann, denn seine Muskeln sind langsam geworden: Der Schalter, der die beim Rückziehen des Arms vor dem Ballwurf erzeugte Kraft in willkürliche Bewegung umsetzen soll, funktioniert zu langsam. Die Umwandlung von Kraft in Explosivkraft kann durch das Schnellkrafttraining erreicht werden. Im Wesentlichen nützt das Schnellkrafttraining den Beinen und den Muskeln des Oberkörpers.

Die Goldene Regel des Schnellkrafttrainings verlangt, die Dauer von Bodenkontakten zu begrenzen. Dauert der Kontakt zu lange, geht ein großer Teil des monosynaptischen Reflexes verloren. Ziel des Schnellkrafttrainings ist, die Aktivierung der willkürlichen Muskulatur zu beschleunigen, damit sie sich so schnell wie möglich mit der unwillkürlichen Kraft verbindet, die durch heftigen Zug mobilisiert wird. Lässt man zu, dass die Schockwelle infolge Bodenkontakts sich zu lange (wenige Millisekunden) ausbreitet, dann findet die Umschaltung nicht mit der optimalen Geschwindigkeit statt. Die unwillkürliche Kraft verpufft, bevor genügend willkürliche Kraft mobilisiert werden konnte. In unserem Beispiel des Ballwerfers ist die verfügbare Zeit für den Wurf extrem kurz. Jede verzögerte Umschaltung zwischen den beiden Kräften hat einen enttäuschenden Wurf zur Folge, weil in der kurzen Zeit nicht die gesamte Kraft aktiviert werden konnte.

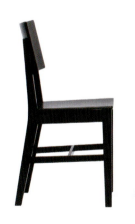

> ❗ Das Maß der Ermüdung während des Schnellkrafttrainings unterscheidet sich deutlich von dem beim klassischen Krafttraining. Das Schnellkrafttraining muss beendet werden, sobald die Bodenkontakte zu lang dauern. Dann nämlich würde die Explosivkraft nicht mehr hinreichend trainiert, und das hätte zur Folge, dass die Muskeln langsamer reagieren. Sobald also die Bodenhaftung länger wird und die Explosivkraft abnimmt, muss die Serie abgebrochen werden. Durch diese Regel ist der richtige Umfang des Schnellkrafttrainings recht gut abzuschätzen. Meist sind drei bis vier Serien Schnellkraftübungen mit ein bis drei Wiederholungen völlig ausreichend.

Deshalb sollten Sie das Schnellkrafttraining nicht übertreiben, das könnte kontraproduktiv sein. Nach gründlichem Aufwärmen kann das Beintraining mit ein paar Übungen beginnen, ein bisschen nach dem Vorbild der Sprinter, die ihr Nervensystem vor dem Wettkampf durch Hüpfen »wachkitzeln«. Wir raten, ein anstrengendes Beintraining nicht durch Schnellkraftübungen zu beenden. Wegen der Ermüdung könnte dann nämlich die Umschaltung zwischen der unwillkürlichen und der willkürlichen Kraft verlangsamt werden.

ANMERKUNGEN
Der in den 1970er- und 1980er-Jahren viel gepriesene Nutzen des Stretchings wird heute, nach 30 Jahren wissenschaftlicher Untersuchungen, kritischer gesehen.
> Machen Sie ruhig Dehnübungen, wenn sie Ihnen guttun.
> Wenn Sie den Eindruck haben, dass Stretching sich negativ auf Ihre Leistung auswirkt, lassen Sie sich nicht einreden, dass Sie etwas falsch machen oder nicht normal sind. Die negativen Wirkungen von Dehnübungen lassen sich genauso gut erklären wie die positiven.

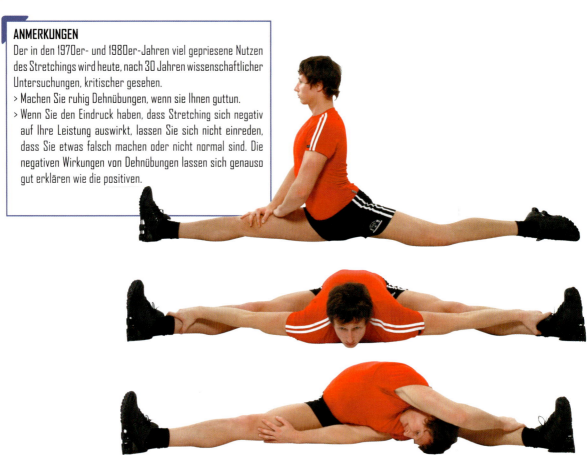

Dehnübungen (Stretching)

Stretching beeinflusst den passiven Widerstand des Muskels. Ausdauerndes Krafttraining kann den Bewegungsumfang verringern, indem es die Muskeln steif macht. Zwar ist eine gewisse Muskelsteifigkeit vor allem bei Kraftsportarten unerlässlich, aber ein Zuviel und eine zu starke Abnahme der Beweglichkeit können Ursache von Verletzungen sein. Die Geschmeidigkeit des Muskels an sich ist aber kein Ziel. Natürlich macht es Eindruck, wenn jemand beweglich ist, aber ein Zuviel geht auf Kosten der Leistung.

! **Aus dieser Bemerkung können wir schließen, dass die Dehnung eines Muskels die Leistung entweder steigern oder aber mindern kann. Stretching sollte daher stets sehr zielgerichtet angewandt werden.**

Sie müssen also das richtige Maß zwischen Festigkeit und Geschmeidigkeit des Muskels finden. Das richtige Maß haben sowjetische Hantelprofis definiert: Der Muskel muss so geschmeidig sein, dass sein Bewegungsumfang etwas größer ist als für die jeweilige Sportart erforderlich (um Verletzungen zu vermeiden), aber nicht viel größer (um keine Kraft einzubüßen).

Es gibt vier Möglichkeiten, die Muskeln zu dehnen:

1 Beim Aufwärmen

Wenn Sie ein gespanntes Zugband einige Sekunden halten, wird es sich sofort erwärmen. Genauso erwärmt das Dehnen die Muskeln und Sehnen. Allerdings wird ein Zugband, an dem Sie zu lange ziehen, ausleiern und seine Spannkraft einbüßen. Im schlimmsten Fall kann es reißen. Genauso reagieren die Muskeln. Das Aufwärmen durch Dehnen muss stets sanft erfolgen. Von medizinischen Untersuchungen wissen wir, dass Aufwärmen durch starke Dehnungen im Allgemeinen mit einer Leistungsminderung einhergeht. Nimmt die Reaktionsfähigkeit des Muskels nur ein wenig ab, wird sogleich seine Explosivkraft geringer, weil der Dehnungs-Verkürzungs-Zyklus sich verlangsamt. Diese Leistungsminderung hält nur wenige Stunden an, genügt aber, um das Training zu stören. Übertreiben Sie daher die Dehnungen beim Aufwärmen nicht.

2 Zwischen den Serien
Dehnungen während eines Trainings können zwei Folgen haben:
- Im besten Fall kann man schnell wieder Muskelkraft zurückgewinnen, und das verkürzt die Erholungszeiten zwischen den Serien.
- Im schlimmsten Fall verstärkt die Dehnung den Verlust an Kraft.

Diese extremen Reaktionen sind beide erklärbar und nicht so erstaunlich, wie es zunächst scheinen mag. Zum großen Teil sind sie abhängig vom Grad der Muskelermüdung während der Belastung. Manchmal ist das Dehnen zwischen den ersten Serien wohltuend, wird aber während der folgenden kontraproduktiv. Auch der umgekehrte Effekt kann sich einstellen.

Der Vorteil beim Dehnen ist, dass man die negativen oder positiven Folgen gleich spürt. Man sollte daher das Stretching zwischen den Sätzen nicht so eng sehen. Auch wenn manche die Vorzüge preisen, stellen sich die guten Wirkungen keineswegs bei jedem und keineswegs immer ein.

3 Direkt nach dem Krafttraining
Dies ist die beste Zeit für Stretching, denn egal, was passiert, man leidet nicht unter der vorübergehenden Leistungsminderung, die eintreten könnte. Ideal ist es, die Muskeln zu dehnen, die gerade trainiert wurden, da diese dann gut durchwärmt sind. Beachten Sie aber stets die Regel, die wir aufgestellt haben: Zu große Geschmeidigkeit kann auf Dauer die Leistung mindern. Sorgen Sie einfach für gute Beweglichkeit, um Verletzungen vorzubeugen.

4 Zwischen den einzelnen Trainings
Dehnungen eignen sich, um die Erholung zwischen zwei Trainingseinheiten zu beschleunigen. Dabei arbeiten Sie jedoch mit dem unaufgewärmten Muskel, und das kann zu Verletzungen führen. Übrigens fördern, entgegen einer gängigen Meinung, Dehnübungen zwischen den Trainingseinheiten nicht unbedingt die Erholung der Muskeln.

Stretchingmethoden
Im Wesentlichen gibt es zwei Dehnmethoden:

1 Isometrisches Dehnen
Hier muss die Dehnung eine gewisse Zeit (meist 10 Sekunden) gehalten werden. Je nach dem Zweck kann der Grad der Dehnung sehr leicht bis ziemlich stark sein.

VORTEILE

Die Gefahr einer Verletzung ist relativ gering, sofern kontrolliert und schrittweise gedehnt wird.

Bei dieser Stretchingform besteht eher die Gefahr der Leistungsminderung, wenn sie vor dem Training praktiziert wird.

NACHTEILE

2 Dynamisches Dehnen
Der Muskel wird mehr oder weniger stark 10 bis 20 Sekunden lang mit kleinen, geführten, rhythmischen Bewegungen gedehnt. Diese Dehnform ähnelt dem Schnellkrafttraining, denn sie funktioniert nach dem Dehnungs-Verkürzungs-Zyklus und löst einen Muskeleigenreflex aus. Durch die dynamische Dehnung soll der Muskel gezwungen werden, sich stärker zu dehnen.

VORTEILE

Dynamische Dehnung vor dem Training führt am seltensten zu Leistungsminderung, vorausgesetzt, dass es nicht zu einem Muskelriss kommt. Bei dieser Form der Dehnung ist größte Vorsicht angebracht.

Diese Form der Dehnung führt generell am ehesten zu Verletzungen.

NACHTEILE

Im Allgemeinen werden ein bis drei Serien Dehnungsübungen je Muskelgruppe ausgeführt.

Zusammenfassung
Mit diesen fünf Formen der Belastung (ohne Geräte, gegen zusätzlichen Widerstand, gegen Zugwiderstand, Schnellkrafttraining, Stretching) können Sie sämtliche Kräfte, die im Muskel schlummern, optimal nutzen. Je breiter der Fächer der Belastungsformen ist, desto eher werden Ihre Fortschritte erkennbar.

Wie der Muskel Kraft aufbaut

Je dicker ein Muskel ist, desto kraftvoller ist er. Doch jeder kennt Personen, die sehr stattlich sind, aber keineswegs durch starke Muskeln auffallen. Wie erklärt sich dieses Paradox? Einfach dadurch, dass der Umfang der Muskeln nur ein Faktor ist, der ihre Kraft bestimmt. Die Kontraktionskraft der Muskeln hängt von den fünf folgenden Faktoren ab.

1. Zahl der verfügbaren motorischen Neuronen

Ein starker Mensch ist ein Individuum, das die Fähigkeit besitzt, in einem bestimmten Augenblick möglichst viele seiner Muskelfasern zu aktivieren. Dies geschieht über das Nervensystem.

Alles beginnt im Gehirn: Der Befehl, die Muskeln zu kontrahieren, wird von dort durch Nervenfasern zum Rückenmark geleitet, das in der Wirbelsäule verläuft. Über motorische Neuronen wird der Befehl zu den Muskelfasern weitergeleitet. Jedes motorische Neuron befiehlt die Kontraktion einer bestimmten Gruppe von Muskelfasern. Je mehr motorische Neuronen aktiviert werden, desto größer ist die Zahl der Muskelfasern, die sich kontrahieren. Deshalb muss das Training mit schweren Gewichten erfolgen. Je konsequenter mit den Gewichten gearbeitet wird, desto mehr motorische Neuronen werden gleichzeitig rekrutiert.

2. Impulse der einzelnen motorischen Neuronen

Die motorischen Neuronen können elektrische Entladungen unterschiedlicher Frequenzen an die Muskeln senden. Niedrige Frequenzen bewirken langsame Kontraktionen. Es gibt aber auch heftige Entladungen und diese bewirken starke Reaktionen vieler Muskelfasern. Diese Fähigkeit wird durch die Intensität des Trainings, also möglichst viele Wiederholungen mit schweren Gewichten, gefördert. Auch das Schnellkrafttraining spielt eine wichtige Rolle dabei, die Zahl der Nervenimpulse zu erhöhen.

3. Größe des Muskels

Es besteht eine deutliche Korrelation zwischen der Größe der Muskelfasern und der Kraft, die sie entwickeln können. Je größer der Querschnitt der Muskelfasern ist, die von einem motorischen Neuron versorgt werden, desto größer ist die von ihm ausgelöste Kraft. Beim Krafttraining vergrößert sich Ihre Muskelmasse durch wiederholtes Üben mit einem Gewicht, das etwa 80 % Ihrer Maximalkraft beträgt.

4. Intramuskuläre Koordination

Bei einem untrainierten Menschen entladen sich die motorischen Neuronen ungeordnet. Entsprechend chaotisch und wenig wirkungsvoll kontrahieren sich die Muskelfasern. Mit zunehmendem Training werden die Entladungen harmonisiert. Die Muskelfasern kontrahieren sich nach und nach koordinierter, und die Muskeln arbeiten wirksamer. Diese Eigenschaft entwickeln sie dank einem Krafttraining mit Belastungen, die der eigenen maximalen Kraft annähernd entsprechen.

5. Intermuskuläre Koordination

Nur selten kontrahiert man einen einzigen Muskel, sondern im Allgemeinen wird eine Muskelgruppe aktiviert, um eine Bewegung einzuleiten. Bei großem Widerstand haben die Muskeln Ungeübter Probleme, wirkungsvoll zusammenzuarbeiten. Das erkennt man zum Beispiel am Klimmzug, bei dem sich Untrainierte auf der einen Seite stärker hochziehen als auf der anderen. Sie ziehen sich nicht gerade und ohne Ruck empor; vielmehr pendelt der Körper vor und zurück.

Im Laufe des Trainings werden die Bewegungen besser. Das liegt einfach daran, dass die Arme das Zusammenspiel mit dem Rücken »gelernt« haben und die Muskeln der rechten und linken Körperhälfte besser im Takt arbeiten.

Diese verbesserte Leistung äußert sich als Kraftzuwachs. Dies gilt für alle Sportarten, bei denen man eine neue Bewegung einüben muss. Das Maß der Arbeit, also die Wiederholung der Bewegung oder Übung, verbessert die Koordination zwischen den Muskeln.

Regelmäßiges Krafttraining lehrt die Muskeln des Sportlers, gut zusammenzuarbeiten. Mit zunehmender Routine wird eine neue Bewegung schneller gelernt, wenn der Sportler bereits einige Monate lang Krafttraining gemacht hat.

Wir sehen also, dass die Muskelgröße unter den beschriebenen Einflüssen nur einen der fünf Faktoren der Kraft darstellt. Um Kraft und Leistung der Muskeln zu steigern, muss Ihr Krafttrainingsprogramm außerdem die vier Faktoren verbessern, die vom Nervensystem abhängig sind.

Konsequenzen für die Praxis

Für den Sportler ergeben sich aus diesen Erkenntnissen der Physiologie mehrere praktische Konsequenzen:

1. Der rasche Zuwachs an Kraft nach Beginn des Krafttrainings beruht nicht auf einer Hypertrophie (Vergrößerung) von Muskelfasern, sondern vor allem auf einer Verbesserung der inter- und intramuskulären Koordination.

2. Nicht weil Ihr Krafttrainingsprogramm gut strukturiert ist, bekommen Sie, zumindest am Anfang, mehr Kraft und machen automatisch rasche Fortschritte. Auch ein Übertrainierter kann noch Kraft zulegen, und sei es nur, weil er lernt, seine Bewegungen ökonomischer auszuführen.

3. Der Zuwachs an Kraft beim Anfänger kann täuschen. Dennoch ist eine Zunahme an Kraft besser als eine Abnahme. Denn das wäre ein schlechtes Zeichen.

4. Sie werden feststellen, dass Sie an manchen Tagen stärker sind als an anderen, obwohl sich die Größe Ihrer Muskeln nicht geändert hat. Diese Schwankungen der Muskelkraft beruhen auf dem Wirken des Nervenystems. Ein ausgeruhtes Nervensystem funktioniert tadellos: Sie sind dann stark. Wenn sich das Nervensystem nicht richtig erholt hat und »erschöpft« ist, werden Sie den Eindruck haben, dass jedes Gewicht Tonnen wiegt.

5. Diese Schwankungen der Nervenfunktion können mit Überraschungen aufwarten. Bevor Sie mit bestimmten Trainingsarten beginnen, werden Sie sich vielleicht in Höchstform fühlen, während Sie Ihr Leistungsniveau nicht überbieten können. Dagegen werden Sie sich an manchen Tagen schlapp fühlen. Sobald sich aber Ihr Nervensystem erholt hat, werden Sie sich über Ihre Kraft wundern.

6. Es besteht nicht zwangsläufig eine Entsprechung zwischen Nervenerholung und Muskelerholung. Diese Ungleichartigkeit der Erholung erschwert die Planung des Trainings.

Mechanismen der Muskelhypertrophie

Der Spannungszustand bestimmt das Volumen der Muskeln.

Bei Schwerelosigkeit nimmt die Muskelmasse ab. Deshalb kommt es bei Astronauten im Weltraum schnell zu einer Muskelatrophie. Krafttraining hat die umgekehrte Wirkung. Da es den Muskeln starke Spannungen zumutet, werden diese stark und hypertrophieren.

Die Muskelhypertrophie entsteht im Wesentlichen durch zusätzliche »kontraktile« Elemente: Aktin und Myosin (das sind Proteinfilamente, die den Muskel zusammenziehen). Der Körper hat aber auch die Fähigkeit, die Muskelfasern mit Hilfe der Proliferation von Stammzellen zu vermehren. Diese Stammzellen (oder Satellitenzellen) werden durch die bei regelmäßigem Training erzeugten Muskelspannungen in Muskelzellen umgewandelt.

Dieser Wachstumsprozess ist aber keineswegs so einfach, wie es scheinen mag. Ein gelegentliches Krafttraining beschert noch keine üppigen Muskeln. Zunächst wird ein derartiges Training die Fasern dieser Muskeln mehr oder weniger stark beschädigen. Nach körperlicher Anstrengung nimmt daher die Kraft ab und man bekommt vielleicht Muskelkater. Für die Muskeln bedeutet Krafttraining zuallererst einen Faktor der Zerstörung (Katabolismus, hier: Proteinabbau). Deswegen sollten Sie das Training nicht übertreiben (siehe Hinweis zum Übertraining auf der folgenden Seite).

Zum Glück reagiert unser Körper auf diese »Aggression«. Er bemüht sich, die beschädigten Teile des Muskels zu reparieren. Das Wunder des menschlichen Körpers besteht in erster Linie darin, die Reparatur einer Überforderung (oder Überkompensation) der Muskelstruktur einzuleiten. Doch statt sich mit dem Reparieren zu begnügen, synthetisiert unser Körper neue Aktin- und Myosinfasern. Diese Neubildung macht unsere Muskeln stärker, sodass sie weitere Beschädigungen beim Krafttraining besser bewältigen.

Autoimmunisierung

Während Sie gegenüber der Härte des Krafttrainings widerstandsfähiger werden, machen Sie aber leider weniger erkennbare Fortschritte beim Muskelaufbau. Ein Anfänger beobachtet zunächst rasche Erfolge, doch wird sich dieser Rhythmus schließlich bald verlangsamen. Sie können diese zunehmende Unempfindlichkeit allerdings vermeiden, indem Sie höhere Trainingsgewichte benutzen sowie die Zahl der Serien und der Wiederholungen steigern. Man muss den Muskeln immer etwas mehr zumuten, damit sie gezwungen sind zu reagieren.

Je größer aber die Leistung und die gewählte Belastung werden, desto schwieriger ist es für den Körper, sich zu erholen. Je härter Sie trainieren, umso wichtiger ist deshalb für den jeweiligen Muskel die Erholung zwischen den Serien, wenn Sie Übertraining vermeiden wollen. Folglich muss ein Anfänger, wenn er denselben Muskel dreimal in der Woche trainiert, im weiteren Verlauf diese Häufigkeit auf zweimal wöchentlich reduzieren.

Ein Wort zum Krafttraining ohne Mühe

Dass Muskelpakete über Nacht wachsen, ist ein Mythos. Falls Sie glauben, es gebe Mittel, einen Muskel schnell und mühelos anschwellen zu lassen, werden Sie sehr bald ernüchtert. Alles, was die Natur bei unserem Körper zulässt, ist die Reaktion auf ein physiologisches Bedürfnis. Ein Muskel wird nur dicker, wenn man ihn zwingt, gegen Widerstand zu arbeiten. Die Hypertrophie verdankt er keiner Zauberei. Sie werden schnell die Erfahrung machen, dass Krafttraining eine Disziplin ist, die hohen Einsatz fordert.

Übertraining

Der Muskel wächst nicht während des Trainings. Vielmehr nehmen Kraft und Masse dabei ab (lässt man die vermehrte Durchblutung, die sein Volumen künstlich erhöht, außer Acht). Reparatur und Wachstum geschehen erst in Ruhe.

Die Ruhetage sind daher ebenso wichtig wie die Trainingstage. Ein Fortschritt bleibt oft aus, weil die Erholung unzulänglich ist. Tatsächlich ist die Fähigkeit des Muskels zum Abbaustoffwechsel (Katabolismus) beim Training praktisch unbegrenzt. Davon könnten Sie sich selbst überzeugen, wenn Sie mehrere Wochen lang jeden Tag ununterbrochen trainieren würden. Dann würden Ihre Muskeln sehr schnell schrumpfen. Die Fähigkeit des Körpers, Muskelfasern zu reparieren und neue zu bilden, ist begrenzt. Deswegen muss der Sportler dafür sorgen, dass die Intensität des Trainings und die Fähigkeit zur Erholung einander entsprechen. Wenn der Muskelaufbau stockt oder abnimmt, bedeutet dies, dass die Muskelarbeit, gemessen an der Erholungsfähigkeit, übertrieben wurde. Die Abhilfe besteht meist darin, beim Training längere Pausen einzulegen.

Wie der Muskel seine Ausdauer verbessert

Die Ausdauer des Muskels hängt im Wesentlichen von seiner Fähigkeit ab, sich mit Energie zu versorgen, um sich weiterhin kontrahieren zu können.

Die Ausdauer eines Muskels beruht auf der Versorgung mit Fetten. Zucker liefern nur sehr kurz Energie. Ein ausdauernder Muskel besitzt die bemerkenswerte Fähigkeit, Fette zu verbrennen.
Diese Verbrennung ist abhängig von
> der Sauerstoffzufuhr,
> der Fähigkeit der Muskelfasern, die Fette in Energie umzuwandeln.

Regelmäßiges Krafttraining verbessert diese beiden Eigenschaften durch:

1 verstärkte O_2-Versorgung des Muskels

Für die Fettverbrennung ist Sauerstoff unerlässlich. Jeglicher O_2-Mangel verursacht eine Verringerung der Muskelleistung. Durch Krafttraining wird das Gefäßnetz dichter, sodass die Muskeln stärker durchblutet werden. Und dieses Blut enthält dank dem Training mehr rote Blutkörperchen (die den Sauerstoff transportieren).

2 gesteigerte Fettverbrennung

Durch Ausdauertraining werden sowohl die Aktivität der für die Fettverbrennung zuständigen Enzyme im Muskel als auch die Zahl der Mitochondrien (in diesen kleinen Fabriken der Muskelzellen geschieht die Fettverbrennung) erhöht.

Durch diese zweifache Verbesserung kann der Muskel trotz intensiver Belastung länger im aeroben Modus verbleiben. Der Augenblick des »Cross over« (der Umschaltung in den anaeroben Modus) wird erst später erreicht. Dies ist das Geheimnis der Ausdauer, denn im anaeroben Zustand verbrennt der Muskel vor allem Zucker und keine Fette. Da die Zuckerreserven begrenzt sind, kann die Intensität einer Belastung nicht sehr lange durchgehalten werden. Außerdem entstehen bei der Zuckerverbrennung viele Abfallstoffe (Milchsäure); sie behindern die Zellatmung.

Gegenanzeigen zum Krafttraining

Wie bei jeder Sportart gibt es auch für das Krafttraining Einschränkungen.

Grundsätzlich sollte sich jeder, der ein intensives körperliches Training plant, von einem Allgemeinmediziner oder einem Kardiologen untersuchen lassen.

Dies gilt besonders für Personen, die bereits Rückenschmerzen, Herz-Kreislauf-Beschwerden oder Gelenkprobleme haben oder an starkem Übergewicht leiden.

Definieren Sie klare Ziele für Ihr Training

An erster Stelle Ihres Krafttrainingsprogramms muss die Definition Ihrer Ziele stehen.

Wollen Sie trainieren,
> um Ihre Muskulatur zu entwickeln,
> um eine tolle Figur zu bekommen,
> um Ihre Leistungen im Sport zu verbessern,
> um gesund zu bleiben?

Viele Menschen möchten oft mehrere dieser Ziele erreichen. Ein optimales Programm können Sie aber nur dann zusammenstellen, wenn Sie Ihre Ziele vorab genau formulieren. Notieren Sie Ihre Ziele auf einem Zettel, den Sie vor jedem Training durchlesen.

Präzisieren Sie Ihre Ziele

Am besten ist es, wenn Sie Ihre Ziele genau formulieren.

Ein Beispiel:
> Ich will in sechs Monaten 5 kg Muskelmasse zulegen.
> Ich will in drei Monaten meine Kraft um etwa 40 % steigern.
> Ich will in einem Monat 3 kg Fett abbauen.

Zeitrahmen und Umfang der geplanten Fortschritte müssen vernünftig und realistisch sein. Denken Sie daran, dass es einem nie schnell genug geht. Wir kennen niemand, der behauptet hätte, seine Kraft oder sein Armumfang habe zu schnell zugenommen. Meistens hat man das Gefühl, auf der Stelle zu treten. Ein echter Stillstand ist jedoch selten, falls das Programm stimmt. Wenn Sie Ihre Ziele präzis formulieren und für jeden Monat die zu erreichenden Teilziele festlegen, können Sie Ihre Fortschritte besser einschätzen. Jedes erreichte Etappenziel wird Sie motivieren, nicht aufzugeben, sondern weiterzumachen.

Am einfachsten sind Programme zu formulieren, die das äußere Erscheinungsbild verbessern. Entsprechende Programme finden Sie im dritten Teil dieses Buches, in Kapitel 1 für Männer und in Kapitel 2 für Frauen. Es sind Basisprogramme, die Sie entsprechend den verschiedenen, auf den folgenden Seiten entwickelten Parametern Ihren Bedürfnissen anpassen sollten. Die Krafttrainingsprogramme für einzelne Sportarten müssen maßgeschneidert sein. Definiert werden muss:
> Welche Muskeln sind bei Ihrer Sportart am stärksten gefordert?
> Welche Eigenschaften stehen dabei im Vordergrund? (Kraft, Explosivkraft, Widerstand, Ausdauer...)
> Welche Faktoren wirken bei Ihnen am stärksten leistungsbegrenzend?

Diese verschiedenen Kriterien sowie die geeigneten Programme werden ab S. 221 vorgestellt.

Die 20 Stufen Ihres Trainingsprogramms

Sie kennen jetzt die nötigen theoretischen Grundlagen, um Ihr Programm auszuarbeiten. Dies wird anhand von 20 Punkten geschehen, die wir nacheinander erläutern. Danach werden alle Ihre Fragen zur Aufstellung Ihres Trainingsplans beantwortet sein. Überdies werden Sie erfahren, dass Sie Ihr Programm Ihren Fortschritten beim Krafttraining entsprechend ständig weiterentwickeln müssen.

1. Wie oft in der Woche sollte trainiert werden?

Die Antwort auf diese Frage hängt entscheidend davon ab, über wie viel freie Zeit Sie verfügen – und das ist leider oft zu wenig. Doch bedenken Sie, dass einmal in der Woche trainieren jedenfalls besser ist als keinmal und Sie stets weiterbringen wird. Auch Sportler, die bereits intensiv in ihrer Disziplin trainieren, profitieren von einem nur einmal wöchentlichen Krafttraining.

Wir halten allerdings ein Training zweimal in der Woche für ein akzeptables Minimum. Für Personen, die nur am erfolgreichen Krafttraining interessiert sind, dürften drei Trainings in der Woche ideal sein. Wir empfehlen jedoch, keineswegs öfter als viermal in der Woche zu trainieren. Bedenken Sie stets, dass übertriebenes Training dem Muskelaufbau mehr schadet als zu wenig Training. Nur Berufssportler profitieren von einer höheren Trainingsfrequenz.

! Zu Beginn des Krafttrainings strotzt man meist vor Begeisterung und Energie und würde am liebsten täglich trainieren, um rasche Fortschritte zu erzielen. Diese übertriebene anfängliche Begeisterung kann leider schnell in Enttäuschung und Erschöpfung (Übertraining) umschlagen. Dann leidet die Motivation. Die besten Fortschritte beim Krafttraining erzielen Sportler, die mit ihren Kräften haushalten lernen. Der Erfolg stellt sich nicht sofort ein, vielmehr ist Ausdauer gefragt.

Trainingsaufbau

Im Idealfall trainieren Sie während der ersten ein oder zwei Monate zweimal in der Woche und steigern dann auf dreimal. Mehr als dreimal in der Woche sollten Sie sich zunächst nicht zumuten. Nach drei bis sechs Monaten regelmäßigen Trainings dürfen Sie über eine Steigerung auf viermal in der Woche nachdenken.

2. An welchen Tagen sollte trainiert werden?

Ideal ist es, nach jedem Trainingstag einen Ruhetag einzulegen. Falls Ihr Zeitplan das nicht zulässt, müssen Sie zwischen Ideal und dem, was möglich ist, einen Kompromiss schließen. Beispiele:

> Training einmal in der Woche: Es steht Ihnen frei, an welchem Tag Sie trainieren.

> Training zweimal in der Woche: Der Abstand zwischen den Trainingstagen sollte im Idealfall möglichst groß sein, zum Beispiel Montag/Donnerstag oder Dienstag/Freitag... Es sollte aber mindestens ein Ruhetag zwischen den Trainings liegen. Die einzige Ausnahme ist, wenn Sie nur am Wochenende trainieren können. Diese Belastung an zwei aufeinanderfolgenden Tagen ist zwar nicht ideal, aber Sie können sich ja dann im Lauf der Woche erholen.

> Training dreimal in der Woche: Ideal ist der Wechsel zwischen Trainingstag und Ruhetag, zum Beispiel Training am Montag, Mittwoch und Freitag, dazwischen und am Wochenende trainingsfrei. Sie können aber ebenso zwei Trainingstage nacheinander (etwa am Wochenende) und den dritten für Mittwoch planen. Vermeiden Sie jedoch möglichst solche Aneinanderreihungen, vor allem drei Tage Training ohne Ruhetag dazwischen. Die einzige Rechtfertigung dafür wäre, wenn Ihr Zeitbudget keine andere Lösung zulässt.

> Training viermal in der Woche: In diesem Fall haben Sie die wenigsten Ruhetage und zwei Trainingstage werden sich unvermeidlich aneinanderreihen. Vier Trainings pro Woche bedeutet, dass Sie einmal den Oberkörper und einmal die Beine (siehe nächste Seite) trainieren. Ein Beintraining folgt also auf ein Oberkörpertraining. Das ergibt ein Schema Montag, Mittwoch, Freitag, Sonntag oder Dienstag, Donnerstag, Samstag, Montag...

Sofern Sie das Glück haben, sehr frei über Ihre Zeit zu verfügen, könnten Sie Ihre Trainings – statt auf sieben – rotierend auf acht Tage verteilen. Dann hätten Sie nach jedem Trainingstag einen Ruhetag. Das würde natürlich die Erholung fördern.

Ein Nachteil wäre, dass die Trainingstage sich von Woche zu Woche verschieben würden.

3. Wie oft pro Woche soll jeder Muskel trainiert werden?

Bei Sportlern, die bereits ein gutes Trainingsniveau erreicht haben, kann das Krafttraining einmal pro Woche genügen. Dabei wird jeder Muskel nur einmal wöchentlich trainiert. Zumindest in der ersten Zeit dürfte es jedoch schwierig sein, diese Periodizität zu steigern. Die Häufigkeit Ihres Krafttrainings können Sie während ruhiger Zeiten steigern.

Für jene, die sich einen schnellen Zuwachs an Volumen und Kraft wünschen, ist es ideal, jede Muskelgruppe etwa zwei- bis dreimal pro Woche zu trainieren.

> **ANMERKUNG**
> Es besteht ein grundlegender Unterschied zwischen Training für mehr Muskelmasse und Training zur Verbesserung der sportlichen Leistung. Im letzteren Fall werden sämtliche Muskeln am selben Tag trainiert, da sie in den meisten Sportarten gemeinsam und nicht einzeln aktiv sind. Die künstliche Trennung zwischen den verschiedenen Muskelgruppen gilt vor allem für jene Menschen, die sich aus ästhetischen Gründen kräftigere Muskeln wünschen.

Trainingsaufbau

Anfangs werden Sie bei jedem der beiden wöchentlichen Trainings alle Muskeln durcharbeiten. Nach zwei bis drei Wochen in diesem Rhythmus können Sie, falls Sie sich bereit fühlen, dreimal in der Woche jeweils jede Muskelgruppe trainieren. Damit Ihnen der Übergang leichter fällt, können Sie abwechselnd eine Woche mit zwei Trainingseinheiten, dann eine Woche mit drei Trainingseinheiten absolvieren, bis Ihnen ein dreimaliges Training in der Woche leichtfällt. Jeden Muskel dreimal in der Woche zu trainieren kann aber zu viel sein, besonders für Athleten, die für ihre Sportart noch gezielte Trainings absolvieren müssen.

Irgendwann kommt dann der Tag, da Ihnen eine einzige Trainingseinheit nicht mehr genügen wird, um sämtliche Muskelgruppen durchzuarbeiten. Dann müssen Sie Ihr Training anders organisieren. Ihr Trainingsplan kann dann weiterhin drei Tage vorsehen oder auf vier Tage erweitert werden.

3-Tage-Programm

Das folgende 3-Tage-Programm berücksichtigt Ihre Prioritäten ebenso wie Ihre Schwachpunkte.

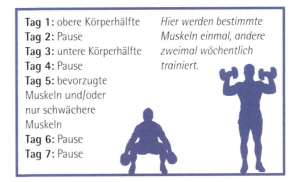

Tag 1: obere Körperhälfte
Tag 2: Pause
Tag 3: untere Körperhälfte
Tag 4: Pause
Tag 5: bevorzugte Muskeln und/oder nur schwächere Muskeln
Tag 6: Pause
Tag 7: Pause

Hier werden bestimmte Muskeln einmal, andere zweimal wöchentlich trainiert.

4-Tage-Programm

Bei diesem Programm können obere und untere Körperhälfte jeweils zweimal wöchentlich trainiert werden. Um die Intensität, die ein 4-Tage-Training ermöglicht, noch zu übertreffen, wird die Trainingshäufigkeit für jeden Muskel auf zweimal (statt dreimal) pro Woche festgelegt.

Wenn Ihr Programm über zwei statt nur über eine Woche läuft, wird jede Muskelgruppe in 14 Tagen dreimal durchgearbeitet. Die Muskeln haben dadurch nach jedem Training drei oder vier Tage, um sich zu erholen. Wir raten davon ab, sämtliche Muskeln viermal in der Woche zu trainieren, weil sie sich dann nicht ausreichend erholen könnten, denn sie hätten zwischen den Trainingseinheiten nur einen oder zwei Tage zum Aufbau.

Beispiel für die Planung gleicher Arbeit mit den Muskeln der oberen und der unteren Körperhälfte:

Tag 1: obere Körperhälfte   **Tag 6:** untere Körperhälfte
Tag 2: Pause   **Tag 7:** Pause
Tag 3: untere Körperhälfte
Tag 4: Pause
Tag 5: obere Körperhälfte

Planungsbeispiel für häufigeres Training der Muskeln des Oberkörpers:

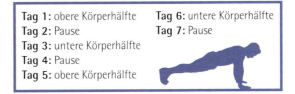

Tag 1: obere Körperhälfte   **Tag 6:** untere Körperhälfte
Tag 2: Pause   **Tag 7:** Pause
Tag 3: obere Körperhälfte
Tag 4: Pause
Tag 5: obere Körperhälfte

! Wenn man festlegt, wie oft ein Muskel wöchentlich trainiert werden soll, muss auch geklärt werden, wie viele Ruhetage er zwischen zwei Trainings braucht. Tatsächlich wächst der Muskel nicht während des Trainings, sondern erst in der Ruhephase zwischen den Trainings. Deswegen ist die richtige Erholung genauso wichtig wie das eigentliche Training. Problematisch ist, dass sich unsere Muskeln nicht unbedingt gleich schnell erholen. Manche erholen sich rasch, andere langsamer. Das werden Sie bald merken, denn manche Muskelgruppen erstarken schneller als andere. Folglich gebietet die Vernunft, den etwas langsameren Muskeln mehr Zeit für die Erholung zu gönnen – sie brauchen mehr Ruhephasen als die anderen.

4. Soll man einmal oder zweimal am Tag trainieren?

Nur die großen Champions trainieren mehrmals am Tag. Und zwar tun sie das nur während der Phase vor einem Wettkampf! Für alle anderen empfiehlt es sich, nur einmal am Tag (und außerdem nicht jeden Tag) zu trainieren.

Falls Sie wegen Ihres Zeitbudgets nur einmal wöchentlich trainieren können, lässt sich diese Trainingseinheit vielleicht halbieren. Natürlich nicht am Anfang, aber nach einigen Wochen Training. Diese Aufteilung kann dazu beitragen, dass Sie weiterhin Fortschritte machen. Allerdings kann von Idealtraining nicht die Rede sein.

5. Zu welcher Tageszeit sollte man trainieren?

Manche Menschen trainieren lieber morgens, andere nachmittags oder gar abends. Tatsächlich unterliegt das Leistungsniveau tagesrhythmischen Schwankungen. Manche sind morgens fit und bauen nachmittags ab. Bei anderen ist es umgekehrt. Diese physiologischen Schwankungen sind ganz normal. Nur selten findet man Sportler, deren Kraft während des ganzen Tages konstant bleibt.

Ideal ist natürlich, dann zu trainieren, wenn die Muskeln maximale Kraft haben! Bei den meisten Sportlern liegt das Maximum der Muskelkraft in der Zeit zwischen 18 und 19 Uhr. Nicht zufällig ist das die Zeit, zu der viele Leute trainieren.

! Es kann passieren, dass Ihre Trainingszeit mehr durch Ihre Lebensumstände als durch Ihre innere Uhr bestimmt wird. Doch selbst wenn Sie nicht zu Ihrer Idealzeit trainieren können, sollten Sie unbedingt immer zur gleichen Tageszeit trainieren. Dann gewöhnen sich Ihre Muskeln daran, um diese Zeit ihr Bestes zu geben.

6. Wie viele Muskeln sollen je Trainingseinheit trainiert werden?

Unser Körper verfügt über sechs Muskelgruppen:
> Armmuskeln (Bizeps, Trizeps, Unterarmmuskeln);
> Schultermuskeln;
> Brustmuskeln;
> Rückenmuskeln;
> Bauchmuskeln;
> Oberschenkel- und Gesäßmuskeln (Quadrizeps, Oberschenkelrückseite, Gesäß und Waden).

Müssen bei jeder Trainingseinheit alle Muskeln oder nur einige Muskelgruppen pro Training bearbeitet werden? Die Antwort hängt weitgehend davon ab, wie oft Sie wöchentlich trainieren können. Wenn Sie mit einer Gliederung in 1, 2 oder 3 Trainings pro Woche beginnen, ist es sinnvoll, jeweils den ganzen Körper zu trainieren. Da jeder Muskel mit relativ wenigen Serien stimuliert wird, bleibt die Trainingseinheit insgesamt verträglich. Im Laufe der Zeit werden Sie jedoch für jeden Muskel Serien ergänzen, und dann wird der Trainingsumfang zu groß, um alles in eine einzige Trainingseinheit zu packen. Sie werden spüren, wann es zu mühselig wird, sämtliche Muskeln am selben Tag zu trainieren.

Dann müssen Sie das Programm auf mehrere Trainingseinheiten verteilen oder »splitten«. Ein derartiger »Split« läuft darauf hinaus, jeden Muskel nur noch einmal in der Woche zu stimulieren. Im Gegenzug kann man dann bei jedem Muskel Umfang und Intensität der Arbeit erhöhen, da bei jedem Training mit weniger Muskelgruppen gearbeitet wird. Wir empfehlen Ihnen, zwei bis drei Monate regelmäßig zu trainieren, bevor Sie Ihr Training splitten.

Ein Split ist nur möglich, wenn Sie mindestens zweimal wöchentlich trainieren. Anstatt alle sechs Muskelgruppen in einer einzigen Trainingseinheit bearbeiten Sie vier Gruppen an einem Tag und die übrigen an einem anderen Tag.

Beispiel eines 2-Tage-Split-Programms:

Trainingseinheit 1	Trainingseinheit 2
Obere Körperhälfte (Schultern, Brust, Rücken, Arme)	Untere Körperhälfte + Bauchmuskeln

> **ANMERKUNG**
> Die Bauchmuskeln werden gemeinsam mit den Oberschenkeln trainiert, um das Training des Oberkörpers zu erleichtern. Sollten jedoch die Bauchmuskeln Vorrang haben, dann können sie in jedem Training bearbeitet werden.

Ein 3-Tage-Split-Programm könnte so aussehen:

Trainingseinheit 1	Trainingseinheit 2	Trainingseinheit 3
Obere Körperhälfte (Schultern, Brust, Rücken, Arme)	Untere Körperhälfte + Bauchmuskeln	Obere Körperhälfte (Brust, Rücken, Schultern, Arme)

Bei diesem Split werden vor allem die Muskeln des Oberkörpers trainiert – auf Kosten der Oberschenkel. Das nützt Sportlern, bei denen die Beinarbeit keine Priorität hat.

> **ANMERKUNG**
> Unter Punkt 7 (Seite 22) erfahren Sie, warum wir die Reihenfolge der Muskeln je nach Trainingseinheit geändert haben.

Einen ausgewogenen Split zwischen den Muskeln von Ober- und Unterkörper erreichen Sie am ehesten durch Aufteilung in vier wöchentliche Trainings.

Trainingseinheit 1	Trainingseinheit 3
Oberkörper (Rücken, Schultern, Brust, Arme)	Oberkörper (Brust, Schultern, Rücken, Arme)
Trainingseinheit 2	**Trainingseinheit 4**
Unterkörper (Oberschenkel, Waden)	Unterkörper (Oberschenkel, Waden)

Falls die Oberschenkel keine Priorität haben, wäre folgender Split denkbar:

Trainingseinheit 1	Trainingseinheit 3
Brust, Rücken	Brust, Rücken, Arme
Trainingseinheit 2	**Trainingseinheit 4**
Schultern, Arme	Schultern, Oberschenkel

Wichtig ist, dass Sie die Logik verstehen, aus der sich dieses Übungsprogramm entwickelt. Ideal ist es, bei jeder Trainingseinheit möglichst ein Gleichgewicht von Umfang, Dauer und Intensität zu realisieren. Dann steht es Ihnen frei, wie Sie Ihr Training splitten.

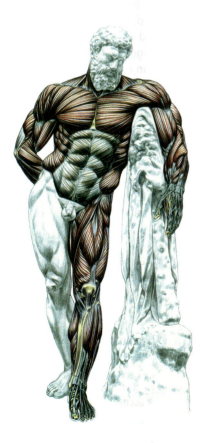
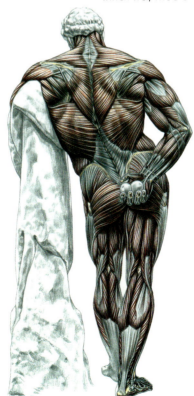
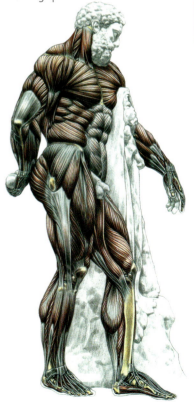

7. In welcher Reihenfolge sollen die Muskeln trainiert werden?

Statistisch gesehen, gibt es gut 20 Kombinationsmöglichkeiten für das Training der sechs großen Muskelgruppen, doch sind nicht alle zu empfehlen. Darum erklären wir im Folgenden, wie Sie diese Möglichkeiten so einschränken, dass Sie sich auf die wirksamsten konzentrieren können. Die richtige Reihenfolge für das Muskeltraining hängt von vier Punkten ab:

> von der Beachtung einiger einfacher Regeln;
> von der Reihenfolge der Wichtigkeit der einzelnen Muskeln;
> von Ihren Schwachpunkten;
> vom Rotationsprinzip.

1 Die Regeln

> Trainieren Sie nicht die Armmuskeln vor den Muskeln von Brust, Schultern oder Rücken, denn für diese drei Gruppen brauchen Sie die volle Kraft Ihrer Arme. Und letztere dürfen nicht schon müde sein, wenn Sie die Muskeln des Rumpfes angehen.
> Gleiches gilt für die Oberschenkel. Trainieren Sie die Wadenmuskeln stets zuletzt, denn wenn diese ermüdet sind, könnten sie anfangen zu zittern, sobald Sie die Oberschenkel belasten. Das Zittern mindert nicht nur Ihre Leistung, sondern kann auch gefährlich sein (Sturzgefahr).
> Auch wenn Sie auf eine rundum durchtrainierte Muskulatur hinarbeiten, sollten Sie erst die Muskeln des Oberkörpers und dann die der unteren Körperhälfte trainieren. Bei umgekehrter Reihenfolge sind Sie infolge der Muskelmasse bereits sehr erschöpft, bevor Sie mit den Muskeln des Oberkörpers beginnen. Sofern Ihre Oberschenkelmuskulatur keine Priorität hat, sollten Sie diese Regel beherzigen, sonst behindern Sie die Entwicklung der Rumpfmuskeln.
> Trainieren Sie nicht abwechselnd je einen Muskel der oberen und der unteren Körperhälfte, bevor diese jeweils an der Reihe sind, also beispielsweise Brustmuskel/Quadrizeps, Schultermuskeln/Muskeln an der Rückseite des Oberschenkels, Rückenmuskeln... Diese Reihenfolge spielt beim Leistungssport eine Rolle, aber nicht beim Aufbau von Muskelmasse. Üben Sie möglichst nach einem soeben trainierten Muskel mit einem, der diesem benachbart ist. Zum Beispiel Brust-, dann Schulter-, dann Rückenmuskeln...

! Diese Regeln gelten nicht für Leistungssportprogramme, die ganz andere Grundlagen haben als der maximale Aufbau wenig funktioneller Muskeln.

2 Ihre Prioritäten

Ihre Prioritäten bestimmen die Reihenfolge der zu trainierenden Muskeln.
Bei Personen, die Muskelmasse aufbauen wollen, werden nicht alle Muskeln unbedingt gleich behandelt. Zum Beispiel stehen für viele die Muskelgruppen des Oberkörpers an erster Stelle, und die Muskeln der Oberschenkel sind eher zweitrangig. Durch diese Rangordnung werden ästhetische Ziele eher erreicht.
Wenn Sie Ihre Bauchmuskeln besonders modellieren möchten, können Sie Ihre Trainingseinheiten anstelle des Aufwärmens immer mit den Bauchmuskeln beginnen. Falls diese keine Priorität haben, schieben Sie sie ans Ende der Trainingseinheit und bearbeiten sie je nach Energie und Zeit, die Ihnen bleiben, mehr oder weniger intensiv.
Leistungssportler wiederum müssen abhängig von ihrer Disziplin eine Hierarchie der Muskelgruppen aufstellen. Für einen Kugelstoßer etwa sind Schulter-, Trizeps-, Oberschenkel- und Bauchmuskeln von eminenter Bedeutung. Bei einem Fußballer hat die Oberschenkelmuskulatur Vorrang gegenüber den Muskeln des Oberkörpers. Für den Schwimmer haben die Muskeln des Oberkörpers Priorität, dennoch dürfen die Muskeln der Oberschenkel nicht ignoriert werden.

! Ihr gegliederter Trainingsplan muss Ihre Prioritäten klar erkennen lassen. Bedenken Sie, dass, wenn bestimmte Muskeln Priorität genießen, andere dafür etwas vernachlässigt werden, denn Ihre Fähigkeit, sehr intensiv zu trainieren, ist leider begrenzt.

3 Ihre Schwachstellen

Ihren Schwachstellen müssen Sie stets Priorität einräumen. Nur äußerst selten wachsen alle Muskeln gleich schnell. Wenn Ihre Brustmuskeln beim Aufbau des Muskelumfangs die Schultermuskeln beeinflussen, müssen Sie die Schultermuskeln vor den Brustmuskeln trainieren.
Der Kugelstoßer in unserem Beispiel müsste normalerweise seinen Trainingsablauf mit den Oberschenkeln beginnen, dann die Schultermuskeln trainieren und schließlich mit den Trizepsmuskeln enden. Wenn ihn aber ein Mangel an Kraft in den Armen hindert, wirklich weit zu stoßen, muss die Reihenfolge der trainierten Muskelgruppen umgekehrt werden, damit der Trizeps maximal trainiert wird. Wenn der Sportler flexibel ist, kann er auch sein erstes Training in der Woche mit den Armen und das zweite mit den Oberschenkeln absolvieren. Das nennen wir Rotationsprinzip.

4 Das Rotationsprinzip

Dieses Prinzip trägt dazu bei, viele zu Beginn des Krafttrainings auftretende Probleme zu lösen. Und zwar wird bei jedem Training immer wieder die Reihenfolge der zuerst bearbeiteten Muskelgruppe geändert. Diese Rotation hat den Vorteil, dass die Routine, die ja rasch ermüden würde, vermieden wird. Der ständige Wechsel steigert die Motivation.

Auch die Priorität der Muskeln, die Sie trainieren wollen, können Sie vorübergehend ändern. Zum Beispiel konzentrieren Sie sich vier Wochen lang auf die Brustmuskeln, gehen dafür aber die Arbeit an den Deltamuskeln etwas lässiger an, um die Schultergelenke nicht zu stark zu belasten. Im folgenden Monat trainieren Sie genau entgegengesetzt...

Beispiele für die Gestaltung eines Trainingsprogramms

Im Folgenden finden Sie Beispiele für Übungsfolgen mit Muskelgruppen, die Sie Ihren Bedürfnissen anpassen können. Wir möchten damit das Spektrum der Möglichkeiten illustrieren, die sich Ihnen bieten. Im dritten Teil dieses Buches finden Sie ausführlichere Programme in den Kapiteln 1, 2 und 3.

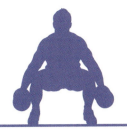

Programmgestaltung für:

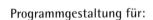

Training einmal in der Woche

Hier ist die Wahl des Muskels, der zu Beginn der Trainingsarbeit als Erster zu bearbeiten ist, am schwierigsten. Tatsächlich werden Sie umso müder sein, je weiter das Training fortschreitet. Sie werden also weniger Kraft haben, um die Muskeln zu bearbeiten, die am Ende des Programms auf der Liste stehen.

Als Hauptfaktor für den Muskelaufbau sind hier Ihre Prioritäten zu berücksichtigen. Wenn Sie vor allem die Brustmuskeln trainieren wollen, beginnen Sie damit jede Trainingseinheit. Falls Sie Brust- und Schultermuskeln entwickeln wollen, beginnen Sie die Trainingseinheit abwechselnd mit den Brust- und mit den Schultermuskeln.

Wenn bei Ihnen die Arme Priorität haben, ist die Programmgestaltung aus den bereits genannten Gründen etwas komplizierter. In diesem Fall beginnen Sie mit den Armen und wählen dann Einzelübungen (die den Armen nicht zu viel zumuten), um anschließend die Rumpfmuskeln zu trainieren.

Training zweimal in der Woche

Hier ist das Rotationsprinzip leichter zu bewerkstelligen. Beginnen Sie möglichst jede Trainingseinheit mit anderen Muskelgruppen. Beim Oberkörper starten Sie abwechselnd mit den Brust-, Rücken- oder Schultermuskeln. Bei der unteren Körperhälfte wechseln Sie zwischen Quadrizeps und den Muskeln an der Oberschenkelrückseite. Sie können das Training mit den Pomuskeln beginnen, doch die Kraft der Oberschenkelmuskeln könnte darunter leiden. Sie sollten so nur trainieren, wenn der Po bei Ihnen Priorität hat.

Training dreimal in der Woche

Hier arbeiten Sie nach derselben Strategie wie beim zweimal wöchentlichen Training. Der Vorteil besteht darin, dass die Rotationsmöglichkeiten umso größer sind, je mehr Tage für das Training zur Verfügung stehen.

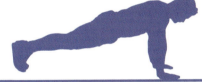

Training viermal in der Woche

Bei dieser differenzierteren Gliederung ergibt sich der Split oben/unten ganz selbstverständlich. Sie können zweimal die obere und zweimal die untere Körperhälfte trainieren, aber auch dreimal die obere und nur einmal die untere – je nach Ihren Prioritäten. Bei dieser häufigeren Trainingsgestaltung ist die Rotation der Muskelgruppen am jeweiligen Tag sekundär.

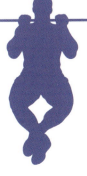

8. Wie viele Serien pro Muskel sind erforderlich?

Zwei Kriterien bestimmen die Belastung eines Muskels:
> die Zahl der Serien je Übung;
> die Zahl der Übungen je Muskel.

> **DEFINITION**
> Eine Serie bezeichnet die Anzahl der Wiederholungen einer Bewegung bis zur Ermüdung. Die Anzahl der Serien, die ein Muskel bewältigt, ist ein wichtiger Faktor beim Muskelaufbau. Wenn Sie zu viele Serien machen, kommt es zum Übertraining des Muskels – das verhindert sein Wachstum. Wenn Sie zu wenig Serien machen, wird der Muskel nicht optimal stimuliert, sodass kein schnelles Wachstum erfolgen kann.

Die Zahl der Serien, die Sie durchführen müssen, wird in etwa durch Ihr Trainingsniveau bestimmt.

Anfänger
Für die kleinen Muskeln nicht mehr als insgesamt 2 bis 3 Serien.
Bei den großen Muskeln nicht mehr als 3 bis 4 Serien.

Nach einem Monat Training
Mit den kleinen Muskeln nicht mehr als 2 bis 4 Serien.
Mit den großen Muskeln nicht mehr als 3 bis 5 Serien.

Nach zwei Monaten Training
Mit den kleinen Muskeln nicht mehr als 3 bis 5 Serien.
Mit den großen Muskeln nicht mehr als 4 bis 6 Serien.

Nach drei Monaten Training
Mit den kleinen Muskeln nicht mehr als 5 bis 6 Serien.
Mit den großen Muskeln nicht mehr als 6 bis 7 Serien.

Nach drei Monaten können Sie die Zahl Ihrer Serien danach bestimmen, was der Muskel braucht und wie schnell er sich erholt.

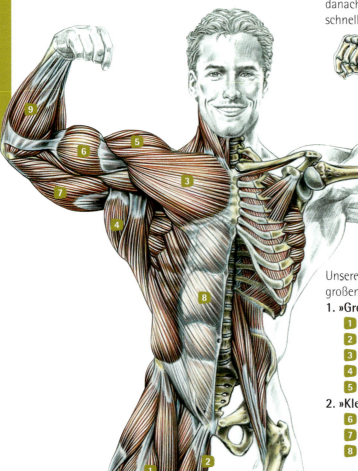

Unsere Muskeln werden willkürlich zwei großen Gruppen zugeordnet:
1. »Große« Muskeln:
   1. Oberschenkel vorne
   2. Oberschenkel hinten
   3. Brustmuskeln
   4. Rückenmuskeln
   5. Schultermuskeln
2. »Kleine« Muskeln:
   6. Bizeps
   7. Trizeps
   8. Bauchmuskeln
      Waden
   9. Unterarme

> **ANMERKUNG**
> Bevor Sie einen Muskel stark trainieren, müssen Sie ihn immer mit mindestens einer oder zwei leichten Serien aufwärmen (siehe Seite 36). Diese Serien zum Aufwärmen sind nicht sehr intensiv und zählen deshalb nicht zum eigentlichen Muskeltraining.

! Falls Sie diese Grenzen mühelos überschreiten können, ist das ein Zeichen, dass Sie nicht intensiv genug kontrahieren. Diese Intensität stellt sich im Lauf des Trainings ein. Wir sind nicht unbedingt fähig, von heute auf morgen mit einer Serie an unsere physischen Grenzen zu gelangen. Im Übrigen geht es nicht darum, leichte Serien nur wegen der Anzahl aneinanderzureihen. Besser ist es, mit jeder Serie die Belastung zu steigern und insgesamt weniger Serien auszuführen.

Flexibilität

Die Zahl der Serien ist die erste Variable der Anpassung der Muskelarbeit. Zusätzliche Serien sind wirksamer als zusätzliche Übungen. Sie sollten anfangs wichtiger sein als die Zahl der einzelnen Übungen für einen Muskel zu erhöhen. Im Verlauf Ihres Krafttrainings können Sie, sobald Sie sich dazu bereit fühlen, hier und da eine weitere Serie anhängen.

Ideal ist es, wenn Ihre Muskeln Ihnen melden, wie viele Serien Sie ausführen müssen. Der deutlichste Hinweis ist, wenn Sie zwischen den Serien anormal viel Kraft zu verlieren beginnen. Eine plötzliche Einbuße an Kraft kann bedeuten, dass Sie eine Serie zu viel trainiert haben. Das sollte Ihnen eine Lehre für das nächste Training sein.

Natürlich kann die Zahl der Serien, die Sie schaffen, von einer Trainingseinheit zur nächsten schwanken. An Tagen, an denen Sie sich fit fühlen, können Sie die Zahl der Serien steigern. Dagegen sollten Sie an Tagen, da Sie weniger gut in Form sind, weniger Serien trainieren, um nicht an den Rand der Erschöpfung zu gelangen.

Bedenken Sie auch, was Sie beim letzten Training gemacht haben. Falls Sie die Belastung und die Zahl der Serien gesteigert hatten, müssen Sie mit einer längeren Erholungsphase rechnen. Daher folgt auf ein sehr gelungenes Training mitunter ein deutlich schwächeres. Nachdem Sie Ihren Körper überfordert haben, hatte er zu wenig Zeit, um sich vollständig zu erholen. Um solche Rückschläge künftig zu vermeiden, ist es wichtig, zwischen zwei Trainingstagen einen Ruhetag einzulegen.

DIE KONTROVERSE UM EINZELNE ODER MULTIPLE SERIEN

Um die erforderliche Zahl der Serien je Muskel wird heftig gestritten. Manche halten eine sehr intensive Serie pro Übung für ausreichend. Das trifft auch für bestimmte Sportler zu, deren Nervensystem die Fähigkeit hat, bei einem schweren Satz sofort alles zu geben. Danach verlieren sie viel Kraft und sind außerstande, diese Serie zu wiederholen. Eine zweite Serie dieser Übung wäre somit kontraproduktiv. Diese Reaktion des Nervensystems findet man aber nur bei einer Minderheit der Trainierenden. Wissenschaftliche Untersuchungen deuten darauf hin, dass etwa 70 Prozent der Sportler besser auf multiple Serien reagieren. Nur bei den restlichen 30 Prozent sind die Muskeln eher für einzelne Serien geeignet.

Die meisten Sportler müssen die Intensität allmählich steigern, um im Training wirklich alles zu geben. Bei nur einer Serie pro Übung sind sie frustriert, weil ihre Muskeln nicht die volle Leistung erbringen konnten. Sie haben noch genug Kraft für eine weitere Serie. Hier wäre nur eine Serie pro Übung kontraproduktiv. Um den Muskel gründlich zu trainieren, sollten diese Personen mehrere Serien nacheinander ausführen.

Multiple Serien eignen sich auch besser für Sportler. Zwei oder drei Serien zu trainieren bedeutet nämlich:
> Die erste Serie wird mit dem »kalten« Muskel ausgeführt;
> bei der zweiten Serie ist der Muskel schon ein bisschen müde;
> bei der dritten Serie wird ein ermüdeter Muskel bearbeitet.

Dies entspricht eher der von Sportlern zu leistenden Arbeit. Tatsächlich erfordert eine Sportart selten nur einen einmaligen intensiven Kräfteeinsatz. Sogar bei den Sprintern gehen dem Finale Ausscheidungskämpfe voraus. Folglich muss die Gewohnheit eingeübt werden, einen Muskel, der gerade arbeiten musste, erneut zu belasten. Wenn Sie nur mit einzelnen Serien trainieren, werden Sie in Ausscheidungskämpfen erfolgreich sein, aber anschließend versagen, weil Sie nicht gelernt haben, sich erst zu verausgaben, nachdem die Leistungsfähigkeit Ihrer Muskeln bereits durch eine vorausgegangene heftige Anstrengung geschwächt ist.

9. Wie viele Übungen je Muskel sind erforderlich?

Als Anfänger sollten Sie je Muskel und Trainingseinheit eine einzige Übung wählen (die Ihnen am meisten zusagt – wie das geht, erklären wir weiter unten). Diese Regel gilt, wenn Sie während einer Trainingseinheit alle Muskeln trainieren. Die Zahl der Übungen kann in der Folge erhöht werden, sobald Sie anfangen, Ihr Training zu splitten.

Zu einem späteren Zeitpunkt können weitere Übungen ergänzt werden, um die Arbeit der großen Muskelgruppen zu intensivieren. Es leuchtet ein, dass die großen Muskeln wegen ihrer Masse ein umfassenderes Training brauchen als die kleinen Muskeln. Dies gilt umso mehr, als die kleinen Muskeln bereits oft in die Arbeit der großen Muskeln einbezogen werden. Neben der Zahl der Serien (siehe unter Punkt 8) muss die Zahl der Übungen je Muskel diesen Unterschied verdeutlichen.

Selbst Fortgeschrittenen raten wir davon ab, je großem Muskel mehr als drei und je »kleinem« Muskel mehr als zwei Übungen zu machen.

Manche Leute haben das Gefühl, ständig andere Übungen machen zu müssen. Falls dies auf Sie zutrifft, tun Sie es ruhig. Die meisten Trainierenden aber lehnen das ab und möchten bei ihrem Programm bleiben. Für Anfänger ist das auch besser. Durch Wiederholung wird dieselbe Übung zunehmend besser beherrscht.

Tatsächlich kann ein Muskel sich bei einer neuen Übung nicht ganz einbringen. Er muss zuerst lernen, seine volle Kraft für eine Bewegung zu mobilisieren. Wenn Sie zu schnell zu einer anderen Übung übergehen, haben Sie keine Zeit, Ihren Muskeln beizubringen, ganz in der Bewegung aufzugehen. Die Zeit, die Sie aufwenden, um eine neue Übung zu erlernen, bedeutet einen Zeitverlust in Bezug auf das Wachstum der Muskelmasse und die Steigerung der sportlichen Leistung. Wenn Sie ständig ohne Not die Übungen wechseln, ist das reine Zeitverschwendung.

> **DEFINITION**
> Der Begriff Wiederholung bezeichnet, wie oft Sie eine bestimmte Bewegung innerhalb einer Serie (siehe dieses Stichwort) ausgeführt haben. Eine Wiederholung geschieht in drei Phasen:
> ▸ positive Phase: Sie heben das Gewicht.
> ▸ statische Phase: Sie halten eine Sekunde lang die Kontraktion.
> ▸ negative Phase: Sie lassen die Belastung langsam abklingen.
> Es ist ganz in Ordnung, wenn Sie sich fragen, wie viele Wiederholungen innerhalb einer Serie nötig sind. Bedenken Sie aber: Für die Wiederholungen gibt es keine fixe Zahl.

10. Wie viele Wiederholungen in einer Serie sind sinnvoll?

Nicht die Zahl der Wiederholungen entscheidet darüber, wie schnell Ihr Krafttraining sichtbare Erfolge zeitigt. Mehr als die Zahl der Wiederholungen zählt die Intensität der Muskelkontraktion. Im Allgemeinen wird der Zuwachs an Muskelmasse gefördert, wenn Sie 6 bis 12 Wiederholungen machen. Wenn Sie aber mit einem bestimmten Gewicht statt der 12 vorgesehenen 15 Wiederholungen schaffen, zögern Sie nicht, es zu tun! Allerdings müssen Sie dann in der folgenden Serie die Belastung erhöhen.

Allgemein gilt, dass 1 bis 4 Wiederholungen nötig sind, um Muskelkraft zu gewinnen, ohne dass die Muskelmasse zunimmt.

Für die Ausdauer sind mindestens 25 Wiederholungen nötig, die Sie unbedenklich bis auf 100 steigern dürfen.

Pyramidentraining

Das Training eines Muskels wird pyramidenartig aufgebaut. Sie beginnen mit einem geringen Gewicht und einer höheren Zahl von Wiederholungen (z. B. 20), um den Muskel gut aufzuwärmen. Neben dem Aufwärmen wird dadurch die Ausdauer des Muskels gefördert. In der zweiten Serie erhöhen Sie das Gewicht so, dass Sie 12 Wiederholungen schaffen. Wir haben aber bereits darauf hingewiesen, dass Sie (außer beim Aufwärmen) eine Serie niemals unterbrechen dürfen, denn das würde die vorgegebene Zahl der Wiederholungen beeinträchtigen. Je mehr Wiederholungen Sie bei einem vorgegebenen Gewicht machen, desto intensiver ist die Kontraktion und desto größer Ihr Fortschritt.

Bei der dritten Serie erhöhen Sie das Gewicht so, dass Sie etwa 8 Wiederholungen schaffen. Dieses Pyramidentraining eignet sich sehr gut für die kleinen Muskelgruppen.

Für die größeren Muskelgruppen legen Sie noch so viele Gewichte zu, dass Sie bei einer vierten Serie 6 Wiederholungen schaffen. Bei der fünften und letzten Serie haben Sie die Wahl, entweder das Gewicht nochmals zu erhöhen (wenn Sie vor allem auf Kraft trainieren) oder das Gewicht zu verringern, sodass Sie 15 bis 20 Wiederholungen schaffen (wenn mehr Masse oder Ausdauer Ihr Ziel ist).

Für diese letzte Serie können Sie die Trainingseinheiten auch abwechselnd so gestalten, dass Sie mal mit zunehmenden, mal mit abnehmenden Gewichten trainieren. Dann schalten Sie zwischen zwei sehr schweren Trainingseinheiten mehr Ruhetage ein und fördern dadurch die Erholung.

11. Wie schnell sollen die Wiederholungen ausgeführt werden?

Eine Wiederholung besteht aus drei deutlich unterschiedenen Phasen. Um die Muskelkontraktion beherrschen zu lernen, empfiehlt es sich, das Gewicht anfangs relativ langsam zu bewegen. Der schlimmste Anfängerfehler ist, die Gewichte zu balancieren, indem man die Trägheit der Last mit kleinen Bewegungen des eigenen Körpers ausgleicht. Dies führt zu Fehlern im Training, die man sehr schwer wieder verlernt. Im besten Fall verzögert fehlerhaftes Training Ihre Fortschritte. Im schlimmsten Fall könnten Sie sich verletzen! Falls Sie unsicher sind, verlangsamen Sie die Belastung.

!● **Diese Grundregeln gelten nicht für das Schnellkrafttraining, das so explosiv wie möglich sein sollte.**

Das Gewicht muss mit Muskelkraft, also ohne Hast, gestemmt werden.
> Geben Sie sich 1 bis 2 Sekunden, um das Gewicht zu heben.
> Halten Sie die Kontraktionsstellung 1 Sekunde lang, indem Sie Ihre Muskeln so fest wie möglich anspannen.
> Lassen Sie langsam locker und setzen Sie das Gewicht innerhalb von 2 Sekunden wieder ab.

Für eine Wiederholung brauchen Sie also insgesamt 4 bis 5 Sekunden. Kürzere Zeit bedeutet, dass Sie auch dann nicht Ihre Muskelkraft einsetzen, wenn Sie größeres Gewicht stemmen.

Muskelaufbau

Hier geht es um die Grundlage des Muskelaufbaus. Sie müssen sie wirklich beherrschen, bevor Sie zu einer anderen Strategie übergehen. Nachdem Sportler eine gute Kontrolle ihrer Muskeln erlernt haben, können sie die Bewegung beschleunigen, um die Explosivkraft zu steigern. Explosivkraft ist keine Mogelpackung. Es gibt eine sehr enge Grenze zwischen Training der Explosivkraft und Beliebigkeit. Deshalb muss zuallererst die Muskelkontraktion beherrscht werden, bevor man die Explosivkraft trainiert.

Eine Wiederholung explosiver Kraft entspricht eher den Bewegungsformen, die für verschiedene sportliche Aktivitäten erforderlich sind. In der Tat verlangt eine Sportart nur selten, dass man sich sehr langsam und sehr kontrolliert bewegt. Im Allgemeinen muss der Sportler sich möglichst schnell bewegen. Diese Schnelligkeit ist das Ziel des Explosivkrafttrainings.

Die positive Phase einer explosiven Wiederholung dauert ½ bis 1 Sekunde. Dabei gibt es keine statische Kontraktionsphase. Die negative Phase dauert ½ Sekunde.

Diese Art der Wiederholung eignet sich besser für Sportler, die auf Leistung trainieren, als für Personen, die ihre Muskelmasse entwickeln wollen. Letztere brauchen ein langsames und gezieltes Training.

Bedenken Sie auch, dass ein fehlerhaftes Explosivtraining mit schweren Gewichten letzten Endes zu Verletzungen führen kann, anstatt Ihre Leistung zu verbessern.

Andere Verfahren, die Wiederholungen zu beschleunigen, finden Sie im Abschnitt über die verschiedenen Techniken der Intensivierung (Seite 41).

12. Wie lange soll ein Training dauern?

Ein gutes Training soll die Muskeln in möglichst kurzer Zeit maximal stimulieren. Achten Sie darauf, den Schwerpunkt mehr auf die Intensität als auf die Dauer der Trainingseinheit zu legen.

Erstes Kriterium für die Dauer des Trainings ist Ihr Zeitbudget und wie viel Sie wann erübrigen können. Auch wenn Sie wenig Zeit haben, können Sie sehr schnell eine vollständige Trainingseinheit durchziehen, zum Beispiel in Rotation. Das schaffen Sie in 15 bis 20 Minuten (siehe die Intensivierungstechniken und das letzte Kapitel in diesem Buch).

Dennoch ist es besser, wenn Sie mindestens 30 Minuten einplanen.

Eine gute Trainingseinheit sollte im Idealfall 45 Minuten bis 1 Stunde dauern. Wenn Sie mehr Trainingszeit brauchen, ist das ein Zeichen, dass Sie nicht intensiv genug gearbeitet haben.

Nach 45 bis 60 Minuten Training müssen Ihre Muskeln um Gnade flehen.

!● **Gründliches Aufwärmen braucht Zeit, die Sie von der gesamten Trainingsdauer abziehen können. Im Winter beispielsweise dauert das Aufwärmen länger. Das eigentliche Training muss nicht darunter leiden, dass es verkürzt wird.**

Die Trainingsdauer hängt von zwei Faktoren ab:
> vom Trainingsumfang (Zahl der Übungen + Zahl der Serien);
> von den Pausen zwischen den Serien.

Diesen letzten Faktor dürfen Sie verändern, falls die Zeit fürs Training zu knapp ist.

Planen Sie nicht mehr als 1 Stunde Trainingszeit ein, denn das würde bedeuten:
> dass Sie zu viele Muskeln bearbeiten;
> und/oder dass Sie zu viele Übungen machen;
> und/oder dass Sie zu viele Serien trainieren;
> und/oder dass Ihre Pausen zwischen den Serien zu lang sind.

13. Welche Pause zwischen zwei Serien ist optimal?

Zwischen zwei Serien müssen Sie verschnaufen. Die Pause darf 5 Sekunden bis 2 Minuten dauern, je nach Schwierigkeit der Bewegung und je nach Belastung. Sie benötigen:

> längere Pausen nach schwierigen Bewegungen wie Squat, Gewichtheben mit gestreckten Beinen, Umsetzen, Liegestütze, Reckstange…
> kürzere Pausen nach isolierten Übungen für Arm-, Waden- oder Bauchmuskeln…
> längere Pausen bei Training mit schweren Gewichten;
> kürzere Pausen bei geringeren Gewichten.

Ihr Ziel bestimmt die Dauer der Pausen.

1 Für den Aufbau von Muskelmasse ist 1 Minute Pause ein guter Mittelwert.

2 Bei reinem Krafttraining sollten die Pausen nicht zu lange dauern. Der Muskel muss die nötige Zeit haben, um seine Kraft zu erneuern. Es bringt nichts, wenn man einen Muskel schwer trainiert, bevor er sich erholt hat. Man sollte diese Besonderheit nicht nutzen, um sich gehen zu lassen und beim Training einzuschlafen. Zu viel Eifer ist aber auch nicht gut, wenn man mit Gewichten nahe der Belastungsgrenze trainiert. In diesem Fall ist es durchaus sinnvoll, zwischen den Serien 2 Minuten Pause einzuschalten.

3 Wenn Kraft und Ausdauer Ihr Ziel sind, sollten die Erholungszeiten zwischen den Serien relativ kurz sein. Eine gute Methode besteht darin, im Lauf der Trainingseinheiten die Pausen möglichst unter Beibehaltung (oder Steigerung) der Belastung nach und nach zu verkürzen. Wenn Sie beispielsweise eine Trainingseinheit mit 20 Sekunden Pause zwischen den Serien absolviert haben, versuchen Sie, die gleiche Übung mit nur 15 Sekunden Pause zu wiederholen. Wenn Sie nach mehreren Serien merken, dass Sie das nicht durchhalten, pausieren Sie wieder 20 Sekunden. Beim nächsten Training versuchen Sie, noch mehr Serien (bzw. das volle Training) mit 15 Sekunden Pausen durchzuziehen. Sobald Sie das schaffen, ist es an der Zeit für den vollständigen Trainingszirkel.

4 Zur Verbesserung der Ausdauer ist ein kompletter Trainingsdurchlauf mit den verschiedenen Übungen ohne echte Ruhepausen ideal.

Stocken Sie Ihr Training um eine weitere Serie auf,
> wenn Ihre Atmung sich beruhigt hat;
> wenn Sie spüren, dass Ihre Begeisterung die Oberhand über Ihre Müdigkeit gewinnt.

Vergewissern Sie sich, bevor Sie eine neue Serie beginnen, dass Sie sich wieder konzentrieren können. Sie sollten wissen, wie viele Wiederholungen Sie machen müssen, und sich klar sein, was Sie mit dieser Serie erreichen wollen. Kontrollieren Sie anfangs mit der Uhr, ob Sie in der vorgegebenen Zeit bleiben. Die Kontrolle mit der Uhr hilft Ihnen, konsequent zu bleiben, und verhindert, dass Sie zu lange Pausen einschalten. Sie können damit die Gesamtdauer des Trainings besser einhalten.

! Wenn Ihre Kraft zwischen zwei Serien ungewöhnlich abnimmt, haben Sie sich eventuell zu viele Serien zugemutet (siehe Seite 26) oder Ihre Erholungszeit war zu kurz. Im letzteren Fall verlängern Sie die Pause ein wenig und prüfen, ob das Ihr Problem löst. Wenn nicht, dann hat Ihr Leistungsabfall einen anderen Grund.

14. Für jede Bewegung die optimale Belastung

Mehr als die Zahl der Wiederholungen oder Serien entscheidet der Widerstand (oder die Belastung) jeder Übung über den Erfolg Ihres Trainings. Sie müssen unbedingt mit einer Belastung trainieren, die Ihrer Kraft entspricht.

Die richtigen Gewichte herauszufinden fällt anfangs schwer. Man probiert dies und jenes, aber dieses Herantasten ist keine Zeitverschwendung, denn Sie lernen dadurch das »richtige Gespür für die Muskeln«. Das Problem bei diesem Herantasten ist die Tatsache, dass wir nicht von Natur aus den Widerstand bestimmen müssen, den wir den Muskeln zumuten. Normalerweise stellt sich die Muskelarbeit auf die Belastung ein – nicht umgekehrt. Unser Laufstil passt sich zum Beispiel automatisch der Schwierigkeit des Geländes an. Beim Krafttraining ist es genau umgekehrt, nämlich als würde man das Gelände dem gewünschten Laufstil unterordnen. Wir müssen also unseren Intellekt dieser etwas merkwürdigen Argumentation anpassen. Der Vorgang wird noch dadurch kompliziert, dass unser ständig vorhandener Wille zu starke Belastungen manipulieren will in der Hoffnung, ein paar Stufen zu überspringen. Um für jede Übung den richtigen Widerstand herauszufinden, beginnen Sie leicht und steigern ganz allmählich die Belastung, nämlich so: Wir unterscheiden drei große Belastungs»zonen«:

> Zone 1: scheinbar geringe Belastungen, die wenig Kraft erfordern;
> Zone 2: Belastungen, bei denen man die Muskelarbeit spürt und die Bewegung sehr genau ausführt;
> Zone 3: schwere Belastungen, bei denen man schummeln muss, um sie zu stemmen, und bei denen man die Muskelarbeit nicht richtig spüren kann.

Die richtige Einstellung des Widerstands beginnt mit dem Aufwärmen. Richtiges Aufwärmen ermöglicht Ihnen, das Belastungsniveau für einen Muskel richtig einzustellen. Anfangs dürfen Sie immer nur gering belasten. Eine erste Serie beim Aufwärmen muss mit einem Gewicht in der Mitte von Zone 1 beginnen. Bei der zweiten Serie zum Aufwärmen muss die Belastung an der Obergrenze von Zone 1 liegen.

Drei Viertel der Trainingsserien müssen mit Gewichten der Zone 2 geübt werden, wobei Sie die Last mit jedem Satz graduell erhöhen. Bei dieser Steigerung arbeiten Sie von der Untergrenze bis zur Obergrenze der Zone 2. Ein bis zwei Serien je Muskel üben Sie mit Gewichten an der Untergrenze von Zone 3. Wenn Sie ein etwas zu großes Gewicht auflegen, wird das Nervensystem auf die folgende Übung vorbereitet. Es handelt sich um eine vorausschauende Strategie (siehe Seite 41).

> **!** Jede Übung muss mit einer anderen Belastung erfolgen. Wenn Sie Ihre Belastung für eine Bewegung gefunden haben, notieren Sie diese und die Zahl der Wiederholungen in Ihrem Trainingsheft (siehe Seite 39). Versuchen Sie, beim nächsten Training ein oder zwei zusätzliche Wiederholungen mit derselben Belastung zu schaffen.

15. Wann muss die Belastung erhöht werden?

Die Belastung, die Sie bei jeder Bewegung anwenden, unterliegt ständigen Schwankungen. Im besten Fall nimmt unsere Kraft zu, sodass wir mit immer schwereren Gewichten arbeiten müssen. Es besteht jedoch eine natürliche Neigung, diesen Kraftzuwachs vorwegzunehmen und die Belastung im Training zu schnell zu erhöhen. Dies hat eine Verschlechterung der Bewegungsabläufe zur Folge. Man spürt immer weniger, wie die Muskeln arbeiten.

Ein entscheidender Faktor ist die Erkenntnis, wann und um wie viel die Belastung erhöht werden muss. Um festzustellen, wann ein Muskel für eine Erhöhung des Widerstands bereit ist, gibt es zwei Kriterien:

1 Die Zahl der Wiederholungen

Sobald Sie die angestrebte Zahl der Wiederholungen schaffen (etwa 12 für die Muskelmasse oder 25 für die Ausdauer), müssen Sie sich fragen, ob Sie nicht die Belastung erhöhen müssen.

2 Das Gefühl, die Belastung zu leicht zu schaffen

Ist vielleicht Ihre Ausführung der Bewegung, um die angestrebte Zahl zu schaffen, nicht mehr korrekt? Im Allgemeinen gibt es hier zwei Möglichkeiten. Um die Belastung im richtigen Moment zu erhöhen, kommt nur die zweite Möglichkeit in Frage.

> **!** Eile mit Weile. Manchmal genügt bereits eine sehr geringe zusätzliche Last, um die Bewegung nicht mehr zu spüren oder eine deutliche Verschlechterung beim Ausführen der Übung zu bewirken. Besser ist es, die Belastung ganz allmählich zu steigern, aber oft braucht es mehrere Trainingsfolgen, bis man das Gespür wiederfindet. Wenn Sie sich entscheiden, diese Vorsichtsmaßnahmen außer Acht zu lassen, um eine Phase zu überspringen, werden Sie die Belastung immer weniger durch die Kraft Ihrer Muskeln ersetzen. Dadurch nimmt die Trägheit infolge nachlässiger Bewegungen immer mehr zu. Sie riskieren, sich zu verletzen, und das verzögert Fortschritte noch mehr.

1. Sie haben die angestrebte Zahl durch Mogeln erreicht.
Es besteht eine natürliche Neigung, immer mehr zu schludern, um sich möglichst weiszumachen, dass die Kraft zunimmt. Bemühen Sie sich in diesem Fall, während ein oder zwei Trainingseinheiten, Ihre Bewegungsabläufe mehr zu korrigieren und die Belastung weniger zu erhöhen.

2. Sie sind ganz zufrieden mit einer Belastung, die Ihnen zu gering erscheint.
In diesem Fall sollten Sie unbedingt die Gewichte erhöhen. Dabei soll die Zunahme der Belastung der Überschreitung der zum Ziel gesetzten Wiederholungen proportional sein. Wenn Sie diese Zahl um eine oder zwei Wiederholungen übertreffen, dürfen Sie die Belastung nur mäßig erhöhen. Eine schnellere Steigerung der Belastung ist nicht sinnvoll, außer, Sie hätten Ihre Zielzahl rasant überschritten.

> **!** Ein paar Worte zum Aufwärmen: Je mehr Sie an Kraft gewinnen und mit je größeren Gewichten Sie die erste Serie beginnen, desto wichtiger wird das Aufwärmen. Wenn Sie noch nicht viel Kraft haben, brauchen die Gelenke und Sehnen nicht sehr intensiv aufgewärmt zu werden, denn der erforderliche Muskeltonus ist nicht sehr groß. Je mehr Kraft Sie aber aufbauen, desto gründlicher muss das Aufwärmen erfolgen, denn die Anspannung, die Sie Ihren Muskeln im Training zumuten werden, vergrößert immer mehr das Risiko eines Muskelrisses.

16. Ist beim Training zwischen zwei Muskelgruppen eine Pause erforderlich?

Wenn Sie zwei Muskelgruppen in derselben Trainingseinheit bearbeiten, müssen Sie zwischendrin keine Pause einlegen. Beruhigen Sie Ihren Atem wieder, indem Sie genauso lange pausieren wie zwischen zwei Serien. Falls Sie erschöpft sind, können Sie die Pause verlängern. Dennoch sollten Sie die Übungen relativ schnell hintereinander machen, um konzentriert zu bleiben und zu vermeiden, dass die Trainingseinheit zu lange wird.

17. Lernen Sie die für Sie richtigen Übungen zu wählen

Für das vorliegende Trainingsbuch haben wir die wirksamsten Übungen für das Krafttraining ausgewählt. Sie erfordern praktisch keine Geräte, auch keine gefährlichen oder bedenklichen Hilfsmittel. Dennoch wird Ihnen nicht jede beschriebene Übung unbedingt zusagen. Schließlich haben wir ja auch sehr verschiedene Anatomien. Es gibt große und kleine Menschen, breitschultrige und schmale. Kein Brustkorb, keine Arme und keine Beine sind gleich umfänglich oder gleich lang...

Jeder Körperbau ist einzigartig und braucht eine entsprechende Auswahl von Übungen. Es wäre glatt gelogen zu behaupten, dass sich jede Figur an jede Übung anpassen kann. Mancher Körperbautyp kommt mit vielen Übungen gut zurecht, mit anderen weniger. Zwei Beispiele belegen diese Ungleichheit der Individuen im Hinblick auf verschiedene Übungen.

Ungleichheit angesichts der Schwierigkeit von Übungen

Manche Sportler sind wegen der unterschiedlichen Hebel ihres Körperbaus gegenüber anderen im Vorteil. Wer zum Beispiel relativ kurze Arme hat, ist beim Liegestütz begünstigt, weil sein Bewegungsumfang geringer ist. Einer mit langen Armen ist dagegen benachteiligt, weil der Bewegungsumfang bei ihm viel größer ist. Bei gleichem Körpergewicht bewegt er zwar dieselbe Last, muss aber einen längeren Weg bewältigen.

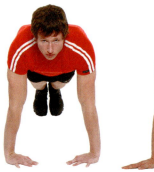
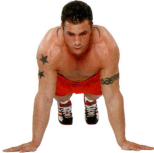

Ungleichheit angesichts der Gefährdung

Je nach Ihrem Körperbau können manche Übungen mehr oder weniger gefährlich sein. Zum Beispiel muss sich ein Mensch mit langen Beinen beim Aufheben von Gewichten aus der Hocke (Squat) stärker vorbeugen als einer mit kurzen Oberschenkeln. Es ist also keine Frage der falschen Technik beim Ausführen der Bewegung, sondern vielmehr eine Frage des Körperbaus! Bei kurzen Oberschenkeln ist es relativ leicht, den Rücken gerade zu halten. Je länger die Oberschenkel sind, desto mehr muss man sich vorbeugen, will man im Gleichgewicht bleiben. Doch je stärker man sich vorbeugt, desto größer wird die Gefahr einer Rückenverletzung.

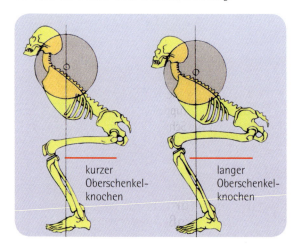

kurzer Oberschenkelknochen | langer Oberschenkelknochen

Falls bei der Auswahl der Übungen ein morphologischer Parameter zu berücksichtigen ist, machen wir Sie in der zugehörigen Beschreibung darauf aufmerksam.

Sie haben zwei zusätzliche Möglichkeiten, Ihre Bewegungen zu wählen:

1. Durch Aussortieren: Manche Übungen passen nicht zu Ihrer Anatomie. Die müssen Sie streichen. Andere passen nicht zu Ihren Zielen. Beide Parameter schränken Ihre Möglichkeiten ein, daher fällt Ihnen die Entscheidung nicht schwer. Einfaches Streichen darf aber nicht genügen. Vielmehr müssen Sie Ersatzübungen finden, die für Sie geeignet sind.

2. Durch Auswählen: Ob Ihr Körperbau und eine bestimmte Übung zusammenpassen, können Sie oft nur herausfinden, indem Sie die Bewegung ausprobieren. Sie werden feststellen, dass manche Übungen Ihnen spontan und auf Dauer gefallen. Andere aber werden Sie eher sonderbar finden und sich schwertun, sie auszuführen, weil sie Muskeln aktivieren, die Sie normalerweise nicht benutzen. Doch mit der Zeit weicht dieses Gefühl der Neuartigkeit und Sie werden die Übungen immer besser finden.

Abgrenzen der Übungen gegeneinander

Die Wahl der Übungen wird Ihnen erleichtert, wenn Sie die Unterschiede zwischen den Übungen durchschauen. Diese müssen Sie kennen und sich zunutze machen. So hat jede Übung Vorteile, aber auch Nachteile. Nur wenn Sie sich bei jeder Übung diese Vorteile und Nachteile klarmachen, werden Sie erkennen,

> welche Bewegungen Ihren Bedürfnissen am besten entsprechen;

> welche Bewegungen am wenigsten mit Ihrem Trainingsziel kollidieren.

Wir werden darum besonders bemüht sein, im zweiten Teil dieses Buches die Vorteile und Nachteile jeder Bewegung zu beschreiben. Das wird Ihnen eine solide und logische Grundlage für Ihre Auswahl der Übungen vermitteln.

Bevor wir im Einzelnen auf die Vor- und Nachteile jeder Übung eingehen, weisen wir noch auf einige allgemeine Regeln hin, die Sie immer beherzigen müssen.

Es gibt zwei große Gruppen von Bewegungen. Jede hat ihre Stärken und ihre Schwächen. Indem Sie je nach Ihren Bedürfnissen die Übungen einer Gruppe bevorzugen, wird die Zusammenstellung Ihres Programms einfacher für Sie.

Die Übungen für das Krafttraining werden zwei großen Gruppen zugeordnet:

1 Grundübungen

Bei diesen Übungen sind mehrere Gelenke gleichzeitig beteiligt. Bei den Squats beispielsweise werden Knie-, Fuß- und Hüftgelenke gebeugt, also drei Gelenke bewegt. Folglich handelt es sich um eine Grundübung. Ob eine Übung in diese Gruppe gehört oder nicht, ist der zweite Punkt, den Sie beachten müssen, nachdem Sie sich klargemacht haben, welche Muskeln beteiligt sind.

Squat

Liegestütz

VORTEILE

Die Grundübungen sind natürlicher und wirksamer als isolierte Übungen (siehe Seite 32). Schließlich sind unsere Muskeln darauf angelegt, zusammenzuarbeiten – nicht jeder für sich allein. Die Grundübungen gestatten,
> ein Maximum an Muskelgruppen in einem Minimum an Zeit zu stimulieren,
> anschließende Belastungen besser zu handhaben,
> mit einer Amplitude zu arbeiten, bei der die Muskeln leicht ihren vollen Einsatz bringen können.

Trotz der Beliebtheit der Grundübungen darf man nicht ihre Nachteile übersehen:
> Wegen der beteiligten Muskelmassen handelt es sich physisch um die härtesten Übungen. Viele Trainierende meiden sie deswegen wie die Pest.
> Wegen der großen Zahl der beteiligten Muskeln kann man nicht immer die gezielt bearbeiten, die man entwickeln will. Beim Liegestütz etwa werden die Ellbogen- und die Schultergelenke belastet. Somit handelt es sich um eine Grundübung. Bei dieser Bewegung werden Brust- und Schultermuskel sowie Trizeps eingesetzt. Und dabei ist nicht vorauszusehen, welchen Anteil an Arbeit jeder einzelne dieser drei Muskeln einbringt. Bei manchen Menschen übernehmen die Brustmuskeln den größten Teil der Arbeit. Andere spüren nur, wie sich beidseits der Trizeps kontrahiert. Bei anderen wiederum leisten die Schultermuskeln die Hauptarbeit. Im Einzelfall kann die Empfehlung von Liegestützen, um die Brustmuskeln zu entwickeln, ein guter oder ein schlechter Rat sein. Bei den Grundübungen gibt es also einige Unbekannte, die bei isolierten Übungen deutlich seltener in Erscheinung treten.
> Bei den Grundübungen ist der Bewegungsumfang im Verhältnis zum maximalen Bewegungsumfang des einzelnen Muskels geringer. Dieser Bewegungsumfang entspricht nicht unbedingt dem, der für Ihre Sportart erforderlich ist. Wenn andererseits Schwachpunkte vorhanden sind, die durch Grundübungen nicht beeinflusst werden, liegt das oft an dem verringerten Bewegungsumfang, über den der Muskel stimuliert wird. In diesem Fall ist die nötige Amplitude nur durch isolierte Übungen zu erreichen.

NACHTEILE

2 Isolierte Übungen

Als isolierte Übungen gelten alle Bewegungen, bei denen nur ein Gelenk beteiligt ist. Bizeps-Curls (Beugen des Unterarms gegen den Oberarm) aktivieren nur das Ellbogengelenk. Diese Übung als Grundübung für die Arme zu benennen ist falsch.

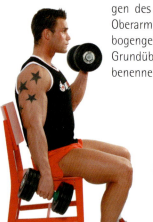

Armbeugen im Sitzen

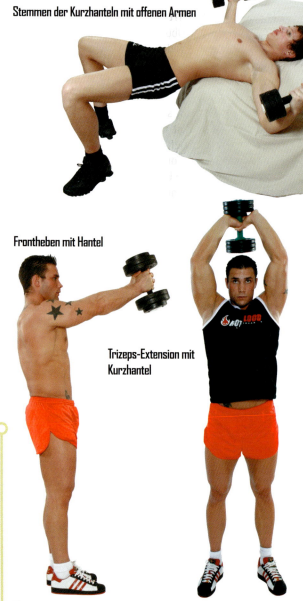

Stemmen der Kurzhanteln mit offenen Armen

Frontheben mit Hantel

Trizeps-Extension mit Kurzhantel

VORTEILE

> Da sie weniger Muskelgruppen auf einmal bearbeiten, erfordern die isolierten Übungen weniger Kraft und Energie. Sie ermüden daher deutlich weniger als die Grundübungen.
> Sie wirken gezielter auf den Muskel. Im Allgemeinen ist es schwierig, den bei einer isolierten Übung gezielt trainierten Muskel nicht zu spüren.
> Um die Beherrschung der Muskeln zu entwickeln, sind die isolierten Übungen am wirksamsten.
> Falls sich ein Muskel mit den Grundübungen nicht entwickelt, können ein paar Wochen isolierten Muskeltrainings ihn »wachkitzeln«. Wenn Sie danach wieder die Grundübungen machen, spüren Sie, dass er besser arbeitet. Der Muskel reagiert dann auf die Reize, die durch die Bewegungen über mehrere Gelenke ausgeübt werden

---

> Insgesamt sind isolierte Übungen weniger wirksam als die Grundübungen.
> Das Trainieren einzelner Muskeln ist etwas Künstliches. Unsere Muskeln sind für das Zusammenwirken angelegt und nicht für eine isolierte Aktivität.
> Müsste man die durch Grundübungen mögliche Arbeit einzig mit isolierten Übungen leisten, würde man viel Zeit verlieren. Zum Beispiel müsste man anstelle einiger Serien Liegestütze jeweils Übungen für die Brustmuskeln + für die Schultern + für die Trizepsmuskeln machen.
> Der größere Bewegungsumfang der isolierten Übungen gestattet nicht, mit ebenso schweren Gewichten wie bei den Grundübungen zu trainieren.

NACHTEILE

Zusammenfassung

Anfängerprogramme sollten im Wesentlichen aus Grundübungen bestehen. Diese gestatten eine intensive Arbeit mit einem Maximum an Muskelgruppen in möglichst kurzer Zeit. Später kommen isolierte Übungen hinzu, um bestimmte Zonen gezielt zu bearbeiten, die verzögert reagieren oder bevorzugt entwickelt werden sollen.

Die isolierten Übungen stehen an zweiter Stelle und dienen vor allem ästhetischen Zielen. Wir haben ja bereits darauf hingewiesen, dass die Grundübungen nicht unbedingt alle bearbeiteten Muskeln gleichermaßen stimulieren. Manche Muskelgruppen entwickeln sich schneller als andere. Die isolierten Übungen sollen die Dinge hier ins Lot bringen.

Eine ständige Entwicklung

Was die Wahl Ihrer Übungen betrifft, sollten Sie nicht davon ausgehen, dass die Lage unverändert bleibt. Mit der Zeit werden Sie bemerken, dass Sie manche Übungen, die Ihnen früher unangenehm waren, jetzt gern machen. Erste Reaktion auf diese Veränderung ist Bedauern, dass Sie nicht schon früher darauf gekommen sind und dass Sie Zeit verloren haben. Das trifft aber nur selten zu. Das Gefühl für die Muskeln entwickelt sich erst allmählich. Vor ein oder zwei Monaten waren Ihre Muskeln für diese Übung vielleicht noch nicht reif. Erst Ihre Fortschritte haben Sie für eine neue Übung bereit gemacht. Sie brauchen nichts zu bedauern.

Doch der umgekehrte Weg ist ebenfalls denkbar, nämlich dass eine Übung, die man besonders mochte, zunehmend uninteressant wird. Diese Bewegung hatte anfangs rasche Fortschritte garantiert, scheint aber nichts mehr zu bewirken. Das bilden Sie sich jedoch nicht ein.

Jede unserer Bewegungen nutzt eine spezifische Struktur neuromuskulärer Rekrutierung. Im Übermaß wird diese schließlich unwirksam. Die Erregbarkeit nimmt ab, desgleichen die Wirkung der Übung. Wenn die Erregung ausbleibt, bedeutet dies, dass es Zeit ist, diese Übung zu streichen. Nach mehreren Wochen wird sich die neuromuskuläre Rekrutierungsstruktur regeneriert haben, und dann können Sie die Übung erneut in Ihr Programm aufnehmen.

Sie müssen sich also ständig der Entwicklung Ihrer Muskeln anpassen, anstatt sich gegenüber diesen Veränderungen ratlos zu fühlen. Diese vernünftige Einstellung bewirkt, dass Sie sich überlegen, wann Sie Ihr Trainingsprogramm weiterentwickeln müssen.

18. Erkennen Sie, wann Sie Ihr Programm ändern müssen

Manche Personen möchten immer das gleiche Trainingsprogramm absolvieren. Das ist verständlich. Warum sollte man ein passendes Programm ändern? Andere brauchen dauernd etwas Neues. Es lässt sich unmöglich voraussagen, in welcher dieser beiden Gruppen Sie sich schließlich finden werden, die meisten wohl irgendwo dazwischen.

Im Allgemeinen spiegelt jedoch Ihre Einstellung ziemlich genau die Bedürfnisse Ihrer Muskeln.

Indessen gibt es zwei objektive Kriterien, die erkennen lassen, dass Sie Ihr Programm ändern müssen:

1. Wenn Ihre Kraft stagniert oder abnimmt: Wenn Sie plötzlich keine Fortschritte mehr machen, dann stimmt etwas nicht. Hier ist nicht die Rede von ein oder zwei Trainingseinheiten, sondern von einer Tendenz nach unten über mindestens zwei Wochen. Dann ist eine grundlegende Veränderung fällig.

2. Gleichgültigkeit: Wenn Sie auf einmal keine Lust haben, eine bestimmte Muskelgruppe oder überhaupt zu trainieren, dann ist das Programm zu monoton. Sie müssen etwas ändern. Es gibt freilich Abstufungen von Lustlosigkeit, die man richtig deuten muss, da davon der Umfang der nötigen Änderungen des Trainings abhängt. Wir beginnen mit der Gleichgültigkeit, welche die tiefgreifendsten Veränderungen erfordert, und enden mit der, die nur geringe Korrekturen beim Training verlangt.

> **Starke Gleichgültigkeit oder gänzliches Desinteresse am Training.** Meist durch Übertraining verursacht. Hier ist eine Trainingspause oder eine Einschränkung des Trainingsumfangs sinnvoll. Eine vollständige Neuordnung des Trainings dürfte heilsam sein.

> **Desinteresse an einem bestimmten Tag des Trainings.** Das ist ein Zeichen, dass Sie etwas ändern müssen, was Sie an dem betreffenden Tag machen. Prüfen Sie, ob es an den Muskelgruppen liegt, die Sie an jenem Tag trainieren, oder an den Übungen bzw. den Intensivierungstechniken. Stellen Sie sich diese Fragen auch an Ihren liebsten Trainingstagen. Warum sind Sie dann motivierter? Anders gesagt, wie ließe sich die Begeisterung dieser Tage auf die unmotivierten Tage übertragen?

> **Desinteresse an einem Muskel.** Wenn Sie das Training eines Muskels, mit dem Sie bisher gern gearbeitet haben, nicht mehr interessiert, bedeutet das, dass Sie das Programm für diesen Muskel ändern müssen. Für den übrigen Körper müssen Sie dann aber nicht auch etwas ändern. Sie brauchen bloß das Programm für diesen Muskel zu verändern.

> **Desinteresse für eine bestimmte Übung.** Wie bereits gesagt, ist Desinteresse für eine bislang gern ausgeführte Übung ein Hinweis, dass man die für diese Bewegung spezifische neuromuskuläre Struktur »überfordert« hat. Am besten ersetzt man die fragliche Übung, Weiteres ist nicht erforderlich.

Zusammenfassung

Für die Periodizität von Programmänderungen gibt es keine Regeln. Solange Ihr Training regelmäßigen Zuwachs an Kraft bringt und Sie die Zahl der Wiederholungen steigern können – warum sollten Sie etwas ändern? Irgendwann kommt immer ein Zeitpunkt, an dem Sie die Notwendigkeit einer Änderung ohnehin spüren. Das sagt Ihnen Ihr Körper dann, indem er den Rhythmus Ihrer Fortschritte drastisch verringert. Der Unterschied zwischen Anfängern und Fortgeschrittenen liegt in der Geschwindigkeit, mit der diese Zeichen erkannt werden. Bleiben Sie daher wachsam und führen Sie ein Trainingsheft (siehe Seite 39), damit Sie gegebenenfalls schneller eingreifen können.

19. Die Rolle der Periodisierung

Die Periodisierung des Trainings ist vor allem ein Konzept für Sportler. Sie beruht auf der Vorstellung, dass das körperliche Training mit den Wettkampfperioden koordiniert werden muss.

Da die Saison eines Sportlers selten das ganze Jahr dauert, muss die Vorbereitung auf die Wettkampfperiode entsprechend angepasst werden. Der Rest des Jahres (also die wettkampffreie Zeit) dient dem Basistraining und/oder Aufbautraining. Außerhalb der Wettkampfperiode kommen drei Strategien infrage:

1 Belastung reduzieren zwecks Erholung.

2 Freie Phase für intensiveres Krafttraining nutzen, um die Leistung zu steigern. Dadurch muss in der Vorbereitungsperiode für den Wettkampf in der Halle weniger trainiert werden.

3 Statt das Training zu periodisieren, kann man versuchen, sowohl in der Zwischensaison wie in der Wettkampfperiode zu trainieren. In Bezug auf Erholung ist dies die riskanteste Strategie.

Welche Strategie Sie anwenden wollen, ist Ihre persönliche Entscheidung; sie richtet sich nach Ihrer Erholungsfähigkeit, Ihren Zielen und dem Zustand Ihrer Gelenke, Sehnen und Muskeln.

Für die Muskelmasse sind drei Strategien möglich:

1. Trainingsfreie Perioden: Sie verzichten periodisch auf das Training. Die trainingsfreie Zeit können Sie ein- bis viermal im Jahr einschalten, zum Beispiel jeweils nach drei Monaten ununterbrochenem Training eine Woche Pause.

VORTEILE

Die Muskeln und vor allem die Gelenke können sich erholen. Sie können sich mental entspannen und mit frischem Mut wieder beginnen. Sie können in den Urlaub fahren, ohne sich um Ihr Training zu sorgen.

Nicht selten werden aus Wochen der Ruhe Monate und dann Jahre. Eine Pause und die anschließende Wiederaufnahme des Trainings erfordern eine Disziplin, die nur wenige aufbringen. Daher ist es für manche besser, ihr Training nie zu unterbrechen, weil sie es sonst vielleicht nicht mehr aufnehmen würden. Außerdem muss man sehr auf die Ernährung achten, weil sich leicht Fettpolster bilden können.

NACHTEILE

2. Gezielte Periodisierung: Unser Körper verfügt über sechs große Muskelgruppen. Warum nicht eine oder zwei Muskelgruppen gezielt trainieren und den anderen derweil mehr Ruhe gönnen, statt das Training zu unterbrechen? Sie könnten zum Beispiel einen Monat lang die Oberschenkel gründlich trainieren und die Brustmuskeln entlasten. Dadurch könnten sich Ihre Schultern und Arme erholen. Im folgenden Monat trainieren Sie die Brustmuskeln und belasten die Beinmuskeln weniger.

VORTEILE

Dieses Rotationstraining von Muskelgruppen ermöglicht eine Erholung der Gelenke, ohne dass die Kondition der Muskeln leidet, wie es beim Abbruch des Trainings einträte. Die Wiederaufnahme des Trainings ist mühelos und das Risiko, Fettpolster anzusammeln, gering. Es kommt nicht zum Zeitverlust durch überflüssige Ruheperioden.

Sie haben nicht die Möglichkeit, sich mental zu entspannen. Diese Strategie wird gewöhnlich bei Verletzungen angewandt. Wenn Ihnen das Knie Probleme bereitet, schonen Sie vielleicht die Beinmuskeln und malträtieren dafür die Arme. Nur schade, dass man erst eine Verletzung erleiden muss, um sich über die Fitness seiner Muskeln oder Gelenke Sorgen zu machen.

NACHTEILE

3. Keine Periodisierung. Das ist die einfachste und verbreitetste Strategie. Das Training wird nicht ausgesetzt. Sie sind nicht übertrainiert, warum also sollten Sie pausieren?

VORTEILE

Wenn Sie Ihre Belastung richtig dosieren, machen Sie kontinuierlich Fortschritte.

Die Gelenke haben keine Zeit, sich zu erholen, und wenn man sich dessen bewusst wird, ist es meist zu spät.

NACHTEILE

Zusammenfassung

Es liegt an Ihnen, die Vorbereitungsstrategie entsprechend Ihren Möglichkeiten zur Erholung zu wählen. Die große Schwäche der Periodisierung ist, dass man voraussehen muss, wie der Körper in Zukunft darauf reagieren wird. Diese Prognosen werden aufgrund von bisherigen Erfahrungen getroffen. Dabei ist die Gefahr, falsche Prognosen zu stellen, ziemlich groß.

20. Urlaub machen?

Natürlich können Sie das ganze Jahr trainieren, doch für dauerhafte Fortschritte ist das nicht unbedingt ratsam. Es macht durchaus Sinn, jedes Jahr unabhängig von Planungen und Periodisierungen ein paar Wochen Urlaub zu machen. Dann kann Ihr Körper sich erholen, vor allem die Gelenke und Sehnen. Nach dem Urlaub wird Ihr Knochengerüst fast wie neu sein. Sicher werden Sie ein bisschen Kraft und Ausdauer (siehe die folgenden Ausführungen) verloren haben, aber bald werden Sie Ihr bisheriges Niveau wieder erreichen. Im Gegenteil, um möglichst weit zu kommen, ist ein bisschen Abstand ratsam.

Eine Ruhepause kann Ihnen helfen, einen Gipfel zu erstürmen, der Ihnen zuvor unüberwindlich schien.

Die nachlassende Kondition der Muskeln begreifen

Zwar spricht das Nervensystem schnell auf Training an, aber bei Pausen reagiert es auch rasch im Sinne einer Minderung der Kondition. Daher kann der Kraftverlust schnell eintreten. Gegen Abbau ist der Muskel besser gefeit. Ein Verlust an Kraft durch zwei oder drei Wochen Pause bedeutet nicht, dass auch ein Muskelverlust eingetreten ist. Nach ein paar Trainingseinheiten ist das Nervensystem aktiv wie zuvor.

Fortschritte beim Krafttraining

Die allerersten Wirkungen eines Krafttrainings, der Muskelkater, sind eher frustrierend.

Betrachten Sie die Traumatisierung Ihrer Muskelfasern als Weckreaktion. Je nachdem, wie sportlich Sie sind, ist dieses Wecken mehr oder weniger brutal. Der Muskelkater geht am schnellsten vorüber, wenn Sie ihm mit einem leichten, zwanglosen Training begegnen.

Ist der Muskelkater vorüber, werden Ihre Kraft und Ausdauer schnell zunehmen. Das Nervensystem gewöhnt sich rasch an das neue Umfeld. Es lernt, die Muskelarbeit besser zu koordinieren, indem es den Beteiligten ermöglicht, harmonischer miteinander zu arbeiten. Dann muss der Muskel sich anpassen.

Kraft und Ausdauer nehmen schneller zu als die Muskelmasse. Die aber nimmt schließlich ebenfalls zu. Problematisch ist nur, dass wir, die wir uns täglich sehen, die täglichen Fortschritte nicht wahrnehmen. Man hat dauernd das Gefühl, nicht voranzukommen. Doch eines Tages bemerkt man, dass ein Kleidungsstück an einer ungewohnten Stelle kneift. Um den Muskelzuwachs besser zu verfolgen, empfehlen wir Ihnen, sich mindestens einmal im Monat fotografieren zu lassen.

Fotos sind aussagefähiger als die Waage oder Messungen. Beim Messen wird eine Zunahme von Fettgewebe leicht mit einem Muskelzuwachs verwechselt, wobei ja das Fett ästhetisch betrachtet das Gegenteil Ihres Ziels ist. Fettpolster bedeuten eher einen Rückschritt als einen Fortschritt. Wenn Sie regelmäßig trainieren, werden Ihre Muskeln in jedem Fall zunehmen. Was Sie nicht beeinflussen können, ist der Rhythmus des Zuwachses, der bei manchen Menschen schneller, bei anderen langsamer verläuft.

> **WAS IST EIGENTLICH MUSKELKATER?**
> **1. Ursache Milchsäure**
> Etwas ist sicher beim Muskelkater: Er beruht nicht darauf, dass die Muskeln voll Milchsäure sind. Diese Erklärung ist längst überholt, kursiert aber immer noch in Sportlerkreisen. Im schlimmsten Fall, nämlich nach extremen Belastungen, dauert es eine Stunde, bis die Milchsäure abgebaut ist, selten länger. Normalerweise ist Milchsäure spätestens nach 20 Minuten nicht mehr im Muskel und im Blut nachweisbar. Der Muskelkater tritt aber erst 24 bis 48 Stunden nach der Belastung auf. Warum sollte die Milchsäure ein oder zwei Tage nach einer Belastung im ruhenden Muskel wieder auftreten? Der Schmerz, den die Milchsäure auslöst, fühlt sich wie starkes Brennen an. Er ist völlig anders als das Gefühl von Muskelkater.
>
> **2. Ursache Mikrotraumen**
> Die Wissenschaft hat den Nachweis erbracht, dass Muskelkater durch Mikrotraumen der Muskelfasern verursacht wird. Tatsächlich beruht der Schmerz beim Muskelkater auf winzigen »Verletzungen« des Muskels. Doch warum machen diese sich erst so lange nach der Belastung bemerkbar? Viele dieser Mikrotraumen entstehen nicht während, sondern erst eine Weile nach der Belastung. Die wiederholten ungewohnten Kontraktionen und Dehnungen eines Muskels erzeugen einen Ausstrom von Calcium aus der Zelle. Dieses Calcium aber ist für die Kontraktion der Muskelfasern zuständig. Nachdem es seine Aufgabe erfüllt hat, zieht es sich jedoch in isolierende Speicher zurück. Die Dichtigkeit dieser Speicher wird durch die starke Muskelarbeit gefährdet. Die Calciumverluste geschehen langsam und erreichen ihr Maximum, kurz bevor die Muskelschmerzen wirklich spürbar sind. Das ist der Grund für die Verzögerung zwischen Training und Muskelkater.

Die Rolle der Ernährung

Die Ernährung spielt eine wichtige Rolle bei der Verbesserung der sportlichen Leistung und für den Zuwachs an Muskelmasse.

Entgegen einer sehr verbreiteten Meinung muss man kein Fett speichern, um Muskelmasse und Muskelkraft aufzubauen. Über die richtige Ernährung und den Umgang mit Nahrungsergänzungsmitteln beim Krafttraining informieren Sie sich möglichst genau.

Übungen zum Aufwärmen

Unser Körper reagiert wie ein Auto.

Wenn der Motor Ihres Wagens noch kalt ist und Sie stark beschleunigen, nimmt die Geschwindigkeit kaum zu, aber Sie ramponieren die Technik. Beim warmgelaufenen Motor hingegen erhöht bereits eine geringe Beschleunigung die Geschwindigkeit. Wie beim Auto arbeiten unsere Muskeln nur bei einer bestimmten Temperatur optimal. Deswegen ist das Aufwärmen vor jedem intensiven Training so wichtig. Es bringt gleich dreifachen Nutzen:

1 Aufwärmen schützt vor Verletzungen

Legen Sie ein Gummiband zehn Minuten ins Gefrierfach, ein anderes in heißes Wasser. Danach ziehen Sie beide Bänder maximal auseinander. Das Gummiband aus dem Gefrierschrank wird ganz schnell reißen, während dies bei dem erwärmten Band lange dauert. So betrachtet, reagieren unsere Muskeln wie Gummibänder. Wärme erhöht ihren mechanischen Widerstand, während Kälte genau umgekehrt wirkt. Es leuchtet ein, dass wir unsere Muskeln vor einem Training aufwärmen müssen. Der Einfluss der Temperatur erklärt auch, warum Verletzungen im Winter viel öfter auftreten. In der kalten Jahreszeit ist das Aufwärmen umso wichtiger, je tiefer die Temperaturen sinken.

> **ANMERKUNG**
> Wenn Sie anfangen, Druck auf ein Gelenk auszuüben, zieht dieses Wasser an wie ein Schwamm. Die Gelenkknorpel schwellen an, was die Pufferwirkung des Gelenks optimiert und Reibungen verringert. Es braucht etwa 10 Minuten Muskelaktivität, damit der Knorpel seine maximale Dicke erreicht. Gönnen Sie also Ihren Gelenken genügend Zeit, um Wasser aufzunehmen. Nach einstündiger Ruhe hat der Knorpel wieder seine ursprüngliche Dicke erreicht.

! Viele Anfänger glauben, sie müssten sich nicht aufwärmen. Sie wollen von Anfang an »schwer« trainieren und keine Zeit durch Aufwärmen »verlieren«. Diese Vernachlässigung des Aufwärmens bezahlen sie später UNWEIGERLICH mit Schmerzen, die ein sinnvolles Training verhindern. Gutes Aufwärmen ist eine Versicherung gegen künftige Schmerzen und wirkt außerdem unmittelbar leistungsverbessernd.

2 Aufwärmen optimiert die Leistung

Wie wir am Beispiel des Motors gesehen haben, spielt die innere Temperatur der Muskeln eine wichtige Rolle bei der Leistung. Untersuchungen ergaben, dass eine Zunahme der Körpertemperatur um 1 °C (von 37,1 auf 38,1 °C) durch kurze passive Wärmeexposition die maximale Muskelkraft um fast 7 % erhöht. In der Tat wirken die Enzyme, die den Muskeln Energie liefern, optimal bei einer Temperatur, die geringfügig höher ist als die normale Körpertemperatur.

Bekanntlich ist der Körper schön warm, wenn er zu schwitzen beginnt. Doch wie bei einem Motor wirkt zu viel Wärme leistungsmindernd. Somit sollten Sie während des Trainings darauf achten, dass der Körper gut warm, aber nicht zu warm ist.

! Morgens ist die Körpertemperatur stets niedriger als am Nachmittag. Dieses physiologische Phänomen erklärt zum Teil, warum wir nachmittags meist stärker sind als vormittags. Wenn Sie morgens trainieren, müssen Sie sich etwas länger aufwärmen als beim Training am Nachmittag.

3 Aufwärmen fokussiert die Konzentration

Auf die bevorstehende Belastung muss man sich mental vorbereiten. Das Aufwärmen ist Ihre letzte Möglichkeit, sich zu konzentrieren. Das Aufwärmen soll daher nicht nur physisch, sondern muss auch mental geschehen.

Problematik des Aufwärmens

Die eigentliche Problematik beim Aufwärmen besteht darin, den richtigen Rhythmus der Belastungssteigerung zu finden. Wenn Sie zu schnell belasten, werden Muskel und Innervation nicht »warm« genug. Sie können sich verletzen. Wenn Sie zu langsam belasten, fehlt Ihnen für die schweren Serien, die am meisten zählen, die volle Kraft.

Eine neue Übung muss mit einem geringen Gewicht begonnen werden, mit dem Sie problemlos 20 bis 25 Wiederholungen schaffen. Schließen Sie mindestens eine zweite Aufwärmserie an, bei der Ihnen 12 bis 15 leichte Wiederholungen gelingen. Falls Sie nicht sicher sind, ob Sie Ihre Muskeln jetzt belasten dürfen, zögern Sie nicht, noch eine dritte Aufwärmserie mit etwas größerer Belastung zu absolvieren.

! Viele Menschen machen Dehnübungen, bevor sie mit dem Training beginnen. Tun Sie das nur, nachdem Sie die Erläuterungen zum Dehnen auf Seite 13 durchgelesen haben. Manche Dehnungen verbessern die Leistung, andere könnten sie mindern.

Cool-down (Abkühlen)

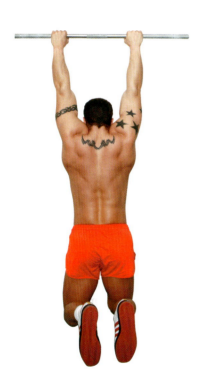

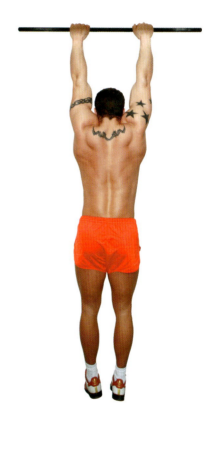

So wichtig wie das Aufwärmen vor dem Training ist die Entspannung danach.

Vor allem müssen Sie den Rücken dehnen. Beim Krafttraining wird die Wirbelsäule gestaucht. Um die Erholung im Lendenabschnitt zu beschleunigen, entlasten Sie den Rücken, indem Sie sich mindestens 30 Sekunden an die Reckstange hängen. Dabei müssen Sie spüren, wie Ihre Wirbelsäule sich in die Länge zieht. Sollten Sie das Gefühl haben, dass Ihre Wirbelsäule nicht ganz locker ist, dann liegt das daran, dass die Lendenmuskulatur noch verspannt ist. Sie zu lockern lernen Sie im Lauf der Zeit.

Diese Lockerung fördern Sie, indem Sie sich nach einer Serie Sit-ups sofort an die fixierte Reckstange hängen. Die anschließende vorübergehende Muskelermüdung unterstützt die Entspannung der Haltemuskeln des Rückens.

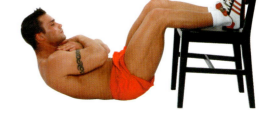

Auch an den trainingsfreien Tagen sollten Sie sich vor dem Schlafengehen 30 Sekunden an die Reckstange hängen. Wenn Sie tagsüber viel stehen oder sitzen, wird die Wirbelsäule zusammengedrückt. Diese Kompression hat zur Folge, dass die Bandscheiben Wasser verlieren. Deswegen sind wir abends kleiner als morgens. Dieser Wassergehalt der Bandscheiben ist für eine gesunde Wirbelsäule unentbehrlich, denn er hat die Funktion von Stoßdämpfern. Nimmt er ab, dann kommt es zu Rückenschmerzen (»Kreuzweh«). Wenn Sie sich an der Reckstange aushängen, gewinnen Sie Erholungszeit, denn ein Teil der Dekompression, die nachts im Liegen geschieht, wird bereits vorweggenommen. Die Wirbelsäule erholt sich besser und Sie schlafen ruhiger.

Das Schlimmste, was einem passieren kann, ist morgens beim Erwachen das Gefühl, dass die Wirbelsäule komprimiert geblieben ist. Das heißt, die Muskeln im Lendenbereich haben sich nicht entspannt. Infolge dieser nächtlichen Verspannung ist der Schlaf schlecht und es besteht die Gefahr chronischer Rückenschmerzen. Die Lockerung der Lendenmuskulatur und der Wirbelsäule vor dem Zubettgehen kann Abhilfe schaffen.

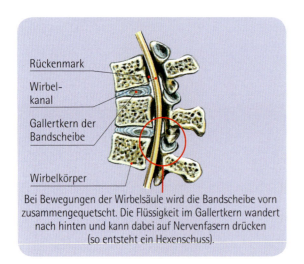

Bei Bewegungen der Wirbelsäule wird die Bandscheibe vorn zusammengequetscht. Die Flüssigkeit im Gallertkern wandert nach hinten und kann dabei auf Nervenfasern drücken (so entsteht ein Hexenschuss).

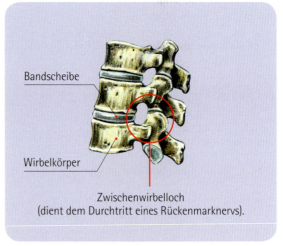

Zwischenwirbelloch (dient dem Durchtritt eines Rückenmarknervs).

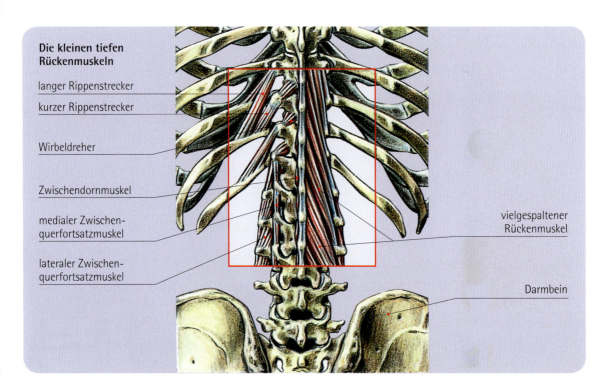

Führen Sie ein Trainingsheft

Sie sollten unbedingt ein Trainingsheft führen. Dieses Heft muss so eingeteilt werden, dass für jeden Trainingstag der Woche ein Abschnitt vorgesehen ist.

Wenn Sie zum Beispiel dreimal in der Woche trainieren, teilen Sie das Heft in drei Teile auf. So finden Sie direkt Ihre Notizen vom vorigen Training der Muskelgruppen, die Sie wieder bearbeiten wollen.

Tragen Sie in einer kleinen Rubrik den Trainingsbeginn ein und unten das Ende des Trainings. Sie wissen dann immer genau, wie lange Sie trainiert haben. Die Zeitmessung ist ein wichtiger Faktor, denn wenn Sie zwischen den Serien länger pausieren, wird Ihre Leistung zunehmen, was aber nicht unbedingt einen Zuwachs an Kraft bedeutet. Um zwei Trainingseinheiten wirklich vergleichen zu können, müssen diese von annähernd gleicher Dauer sein.

Sie sollten Ihr Heft möglichst genau führen, ohne allerdings allzu penibel zu sein. Hier ein Beispiel, wie das aussehen kann:

Auf diese Weise wissen Sie immer, welcher Muskel (Bizeps) mit welcher Übung (Curls) trainiert wurde. Dahinter ist die Belastung notiert. Es ist üblich, bei Kurzhanteltraining nur die Belastung eines Arms zu notieren. Sie könnten auch 20 kg aufschreiben, also die gesamte Belastung durch rechte und linke Kurzhantel. Es bleibt Ihnen überlassen, wie Sie das handhaben. Wichtig ist, dass Sie bei einer Schreibweise bleiben und nicht mal nach dem 10-kg-, mal dem 20-kg-Schema notieren.

Es folgt die Zahl der Wiederholungen, in unserem Beispiel 15-mal bei der ersten Serie. Bei vielen Menschen ist eine Körperhälfte kräftiger als die andere. In diesem Fall, etwa wenn Sie rechts 15 und links 14 Wiederholungen schaffen, notieren Sie entsprechend:

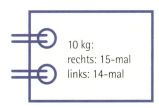

10 kg:
rechts: 15-mal
links: 14-mal

Notieren Sie am Ende die Gesamtdauer des Bizeps-Trainings, um Ihre Fortschritte im Lauf der Wochen vergleichen zu können. Wenn man mit immer schwereren Gewichten trainiert, neigt man leider auch dazu, die Pausen zu verlängern. Wenn Sie die Dauer des Bizeps-Trainings aufschreiben, vermeiden Sie, dass sich zu lange Pausen einschleichen.

Verfahren Sie so mit allen Muskeln und allen Übungen. Dann wissen Sie genau, wie Sie das nächste Training gestalten müssen.

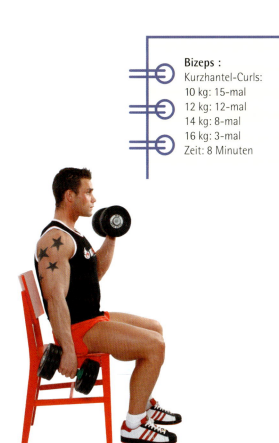

Bizeps :
Kurzhantel-Curls:
10 kg: 15-mal
12 kg: 12-mal
14 kg: 8-mal
16 kg: 3-mal
Zeit: 8 Minuten

Analysieren Sie Ihr Training

Nach jedem Training sollten Sie die Trainingseinheit analysieren und sich fragen:

> Was war gut?
> Was hat nicht funktioniert?
> Warum hat es nicht funktioniert?
> Was muss ich ändern, damit die nächste Trainingseinheit besser abläuft?

Bleiben wir bei unserem vorigen Beispiel und sehen wir uns eine typische Analyse an, wie sie vor dem nächsten Training für jeden Muskel obligatorisch wäre:
> Sie beginnen mit etwas höherer Belastung und übertragen diese auf die zweite und auf die dritte Serie.
> Bei der dritten Serie beginnt der Muskel zu ermüden, denn zugunsten einer Erhöhung der Belastung um 2 kg wurden 4 statt 3 Wiederholungen weniger gemacht. Um diese Ermüdung zu überwinden, muss man beharrlich weitermachen.
> Bei der letzten Serie ist die Krafteinbuße noch stärker, nämlich eine Abnahme um 5 Wiederholungen bei 2 kg Mehrbelastung. Die Belastung muss dann langsamer gesteigert werden, um mehr Wiederholungen zu schaffen, ohne wie beim vorigen Mal die Belastung zu verringern.

Ergebnis der neuen Trainingseinheit:

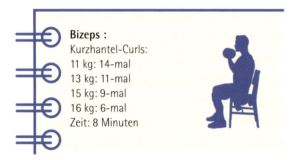

Bizeps :
Kurzhantel-Curls:
11 kg: 14-mal
13 kg: 11-mal
15 kg: 9-mal
16 kg: 6-mal
Zeit: 8 Minuten

Das Ziel der folgenden Trainingseinheit wird sein, das Gewicht um 1 kg zu erhöhen, ohne jedoch die Zahl der Wiederholungen zu verringern. Nach dreimaligem Training können Sie Ihren Fortschritt leicht beurteilen.

> **TIPP**
> **Beißen Sie die Zähne zusammen!**
> Manchmal wird empfohlen, sich beim Krafttraining maximal zu entspannen. Eine solche Entspannung ist aber nicht natürlich. Wir haben bereits darauf hingewiesen, dass unsere Muskeln angelegt sind, zusammen und nicht getrennt zu arbeiten. Daher wundert es nicht, dass wir zu einer gewissen Verkrampfung neigen, wenn die Übung schwer wird. Wissenschaftliche Untersuchungen ergaben, dass die Kraft um ca. 5 % zunimmt, wenn man die Zähne zusammenbeißt. Ähnlich verhält es sich, wenn man die Fäuste ballt. Was Sie jedoch vermeiden müssen: Diese (zusätzliche) Muskelanspannung darf Ihre Atmung nicht beeinträchtigen.

! **Dieser Zustand der starken Muskelanspannung ist zwar beim Krafttraining sinnvoll, aber nicht bei anderen sportlichen Aktivitäten.**

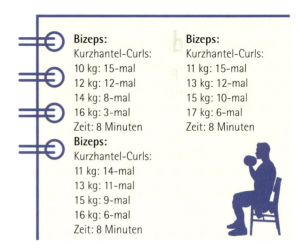

Bizeps:
Kurzhantel-Curls:
10 kg: 15-mal
12 kg: 12-mal
14 kg: 8-mal
16 kg: 3-mal
Zeit: 8 Minuten

Bizeps:
Kurzhantel-Curls:
11 kg: 14-mal
13 kg: 11-mal
15 kg: 9-mal
16 kg: 6-mal
Zeit: 8 Minuten

Bizeps:
Kurzhantel-Curls:
11 kg: 15-mal
13 kg: 12-mal
15 kg: 10-mal
17 kg: 6-mal
Zeit: 8 Minuten

Nicht die Tendenz bei den Trainingseinheiten, sondern die im Verlauf eines Monats erkennbare soll Sie veranlassen, Ihr Programm zu verändern. Wenn die Zahlen regelmäßig zunehmen, ist alles prima! Verlangsamt sich der Anstieg, dann müssen Sie darauf reagieren, indem Sie:
> entweder die Übungen ändern
> oder zwischen den Trainings längere Pausen einlegen.

Falls die Kraft dauerhaft abnimmt, muss die Belastung verringert und die Zahl der Ruhetage erhöht werden.
Nur ein ordentlich geführtes Trainingsheft kann die Entwicklung Ihrer Leistung im Lauf des Trainings sehr genau dokumentieren. Verlassen Sie sich nicht auf Ihr Gedächtnis. Natürlich kennen Sie Ihre Leistungen im bisherigen Training. Aber wie wollen Sie sich exakt an das erinnern, was Sie vor vier Wochen geschafft haben? Und falls Sie die Übungen gewechselt haben, wie wollen Sie sich genau an Ihre Leistungen erinnern, wenn Sie ein oder zwei Monate danach wieder mit dem gleichen Programm anfangen wollen? Das Trainingsheft bewährt sich als bester Wegbegleiter Ihrer Fortschritte. Es ist ein wichtiger Verbündeter bei der Erarbeitung Ihrer künftigen Trainingspläne.

Filmen Sie Ihr Training

Zeichnen Sie Ihr Training mit der Kamera auf, um zu kontrollieren, ob Sie die Bewegungen richtig ausführen!

Wenn möglich, sollten Sie aus verschiedenen Blickwinkeln aufzeichnen. Oft ist man verblüfft, wenn man sich beim Training betrachtet, denn mitunter sind die Bewegungsabläufe alles andere als ideal. Mithilfe dieses Feedbacks kann man sich aber sofort korrigieren und somit besser werden. Oft werden solche Filme übrigens bei Hochleistungssportlern aufgenommen.

Techniken der Intensivierung

Überschwellige Reize setzen

Das Krafttraining beruht auf dem Setzen von überschwelligen Reizen. Dadurch wird der Muskel gezwungen, zu wachsen und Kraft zuzulegen. Angenommen, Sie schaffen mühelos 10 Liegestütze, dann bewirken Sie keine Veränderung, wenn Sie immer nur diese 10 Liegestütze machen.

Sobald Sie sich jedoch 11 oder 12 Liegestütze abverlangen, müssen Ihre Muskeln ihre Kraft und ihr Volumen erhöhen. In den nächsten Tagen werden Ihnen diese Liegestütze leichtfallen. Wenn Sie aber weitere Fortschritte machen wollen, müssen Sie die Intensität der Belastung erneut steigern. Die einfachste Methode besteht darin, mehr Wiederholungen mit zunehmender Belastung zu absolvieren. Indessen gibt es außer der Steigerung der Belastung und der Wiederholungen noch weitere Intensivierungsverfahren, die Sie weiterbringen können. Diese Techniken werden Sie im Folgenden kennenlernen.

Volumen oder Intensität?

Viele verwechseln Volumen und Intensität der Belastung. In Wirklichkeit handelt es sich aber um zwei widersprüchliche Begriffe. Je intensiver Sie bei jeder Serie belasten, desto weniger Serien werden Sie schaffen. Ziel der Steigerung der Intensität ist es, möglichst viele Muskelbelastungen bei möglichst wenigen Serien zu schaffen. Je geringer hingegen Ihre Belastungen sind, desto mehr Serien können Sie absolvieren. Bei bestimmten Trainings liegt die Betonung auf der Intensität. Bei anderen Trainingseinheiten steht das Volumen an erster Stelle. Doch bei ein und demselben Training geht das eine nicht ohne das andere, sonst kommt es sehr schnell zum Übertraining.

! Es gibt eine Fülle von Verfahren, um das Training zu intensivieren. Diese dürfen natürlich nicht alle gleichzeitig oder in jedem Training angewandt werden. Alle diese Verfahren haben Vor- und Nachteile. Das Hauptproblem dabei ist, dass Sie, je intensiver Sie trainieren, umso mehr Zeit brauchen, sich zu erholen. Daher müssen Sie die Verfahren zur Intensivierung entsprechend Ihren Zielen und Prioritäten mit Umsicht wählen. Und wie bei allem: nicht übertreiben!

Die Inroad-Theorie

Die *Inroad*-Theorie besagt, dass Fortschritte im Training nur erzielt werden, wenn jede Trainingseinheit eine möglichst umfassende momentane Schwächung eines Muskels herbeiführt.

Um diese Theorie zu veranschaulichen, stellen Sie sich einen Muskel vor, der maximal ein Gewicht von 100 kg heben kann. Wenn Sie diesen Muskel mit 70 kg bis zur Erschöpfung trainieren (siehe Seite 42), beträgt das *Inroad* etwa 30 kg (100 – 70 = 30 kg vorübergehend verlorene Kraft). Wenn das *Inroad* der Kraft 30 kg beträgt, dann hat der Muskel noch 70 kg Kraftreserve. Wenn Sie statt Ihre Serie zu beenden ein Gewicht von 50 kg aufnehmen und die Übung fortsetzen, haben Sie bei der nächsten Belastungsgrenze noch ein *Inroad* von 50 kg. Damit sind Sie der Erschöpfung des Muskels näher als mit dem Gewicht von 70 kg. Viele Intensivierungstechniken haben das Ziel, das *Inroad* am Ende der Serie zu erhöhen, das heißt, die Muskelkraft vollständig (wohlgemerkt vorübergehend) auf null zu fahren.

! Je ausgeprägter Ihr Inroad am Ende des Trainings ist, desto länger dauert es, bis sich ein Muskel zwischen zwei Trainingseinheiten erholt hat. Bei einem geringeren Inroad hingegen sind die nötigen Erholungszeiten kürzer. Wichtig ist es zu begreifen, dass man nicht bei jedem Training ein riesiges Inroad ansammeln muss. Manche Trainingseinheiten sind belastender als andere. Im Allgemeinen bemüht man sich bei einer Trainingseinheit um ein starkes Inroad und bei der nächsten um ein weniger starkes.

Theorie der Absolutkraft

Diese Theorie steht teilweise im Gegensatz zur Inroad-Theorie. Sie besagt, dass weniger die Größe der Gewichte als ihre Handhabung die Fortschritte beim Krafttraining auslöst.

Der Widerspruch zwischen Inroad und der Theorie der absoluten Kraft wird deutlich, wenn man allmählich die Belastung beim Pyramidentraining erhöht. Je mehr Serien Sie machen, ohne zu übertreiben, desto frischer bleiben Sie, bis Sie Ihr Maximum erreichen. Wenn Sie aber von der ersten Serie an das Äußerste von sich verlangen, werden Sie sehr schnell ermüden und sich nicht bis an Ihre maximale Belastung heranarbeiten können.

Ein Minderung der Intensität in jeder Serie (Inroad verringern) wird oft als Faulheit wahrgenommen. Sie ist jedoch eine Möglichkeit, mehr Serien zu schaffen. Der Nachteil einer sehr hohen Belastung ist, dass dieses Vorgehen Gelenke und Sehnen schädigt. Sie sollte daher nicht bei jedem Training angewandt werden. Dagegen gestattet das Inroad, relativ weit von Extrembelastungen entfernt zu bleiben. Für den Muskel sind beide Strategien traumatisierend. Sie müssen daher mit Trainingseinheiten kombiniert werden, die Gelenke und Muskeln schonen. Dies bedeutet: geringere Belastung sowie längere, aber weniger intensive Serien. Damit ergibt sich folgender Trainingszirkel:

Erstes Training: schwere Belastung nahe beim Maximum, wenig Wiederholungen.
Zweite Trainingseinheit für denselben Muskel: leichtes Gewicht mit langen Serien ohne das Ziel eines zu hohen Inroads. Es handelt sich um ein Ausgleichstraining.
Dritte Trainingseinheit: Inroad erreichen mit schweren, aber nicht extremen Gewichten.
Vierte Trainingseinheit: Ausgleichstraining
Fünfte Trainingseinheit: Zyklus am ersten Tag erneut aufnehmen… Dieser Zyklus hat den Vorteil, dass Wachstum und Kraft der Muskeln möglichst umfassend stimuliert werden.

Diese Zyklen können auf zwei Arten ausgeführt werden:
1. **Synchronisiert:** alle Muskeln, die an diesem Tag an der Reihe sind, werden mit der gleichen Phase des Zyklus trainiert: schwer oder leichter.
2. **Desynchronisiert:** An diesem Tag werden bestimmte Muskeln schwer belastet, andere leicht oder mit starkem Inroad. Bei den synchronisierten Zyklen sind die schweren Trainingseinheiten oder Inroads äußerst anstrengend. Die Tage geringerer Belastung sind leichter. Dagegen ermöglicht die Desynchronisation, sehr schmerzhafte Trainingseinheiten zu vermeiden. Anstelle sämtlicher werden in einer einzigen Trainingseinheit nur ein oder zwei Muskeln stark belastet. Die Dosierung der Belastung ist gleichmäßiger und weniger extrem, und das ist vorzuziehen.

Beispiel für ein Training im desynchronisierten Zyklus:
> Brustmuskeln: sehr schwer > Schultermuskeln: Inroad
> Rückenmuskeln: leicht > Bizeps: sehr schwer > Trizeps: leicht

Bei der folgenden Trainingseinheit werden die Rollen vertauscht:
> Rückenmuskeln: sehr schwer > Schultermuskeln: leicht
> Brustmuskeln: leicht > Trizeps: Inroad > Bizeps: leicht

Muss man bis zum Muskelversagen trainieren?

Von Muskelversagen spricht man, wenn der Muskel es während einer Serie nicht mehr schafft, die Last zu bewegen.

Manche Kraftsportler ziehen es vor, ihre Serie ein bis zwei Wiederholungen vor dem Limit zu beenden. Bei dieser Strategie wird der Muskel weniger ermüdet (geringeres Inroad) und schafft deshalb mehr Serien – und im Idealfall mehr Belastungen.
Diese Art des Vorgehens empfiehlt sich auch für Sportler, die ihre Muskulatur nicht dauerhaft erschöpfen wollen und zugleich intensiv in ihrer Disziplin trainieren müssen.

Eine weitere Strategie besteht darin, wenigstens die letzte Serie bis zum Muskelversagen zu treiben. So können Sie alle Serien bis zum Muskelversagen (konsequentes Inroad) treiben. Bei dieser Technik ermüdet der Muskel sehr schnell und Sie schaffen weniger Serien. Das Training ist intensiver, kürzer und weniger umfassend. Je näher Sie an die Grenze zum Muskelversagen kommen, desto länger werden für den einzelnen Muskel die nötigen Ruhezeiten.

Überschreiten der Grenze zum Muskelversagen

Sie können auch über das Limit hinausgehen. Hierfür gibt es 4 Möglichkeiten:

> gemogelte Wiederholungen
> erzwungene Wiederholungen
> gewichtsreduzierte Wiederholungen
> Ruhe / Pause

INROAD-TERMINOLOGIE

> Vor dem Muskelversagen: schwaches Inroad
> Beim Muskelversagen: deutliches Inroad
> Darüber hinaus: starkes Inroad

Gemogelte Wiederholungen (Cheatings)

Wenn Sie bis zum Muskelversagen gehen, bedeutet das nicht, dass der Muskel über keine Kraft mehr verfügt. Seine Kraft reicht bloß nicht mehr aus, um das fragliche Gewicht zu heben.

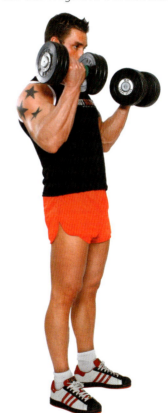

Bei Bizeps-Curls mit 10 kg Gewicht finden Sie die ersten Wiederholungen leicht, denn Ihr Bizeps kann ja deutlich mehr Gewicht bewegen. Während der Wiederholungen nimmt jedoch die Kontraktionsfähigkeit des Muskels ab, weil er ermüdet. Wenn der Bizeps nur noch 10 kg Kraft hat, können Sie zwar den Arm beugen, aber mit Mühe. Wenn Sie nur noch 9 kg Kraftreserve haben, ist es Ihnen unmöglich, die Serie fortzusetzen.

Wenn Sie jedoch dem Gewicht Schwung geben, indem Sie den Oberkörper leicht nach hinten balancieren, gelingt Ihnen die Wiederholung, die Sie bei exakter Ausführung nicht hätten zu Ende führen können.

!● Unsauberes Üben ist nur am Ende einer Serie erlaubt. Ziel ist es ja, die Übung schwieriger zu gestalten, indem man mehr Wiederholungen macht (und zwar ohne zu mogeln). Die Übung darf nicht dadurch erleichtert werden, dass man der Hantel Schwung gibt, den der Muskel nicht gebraucht hätte.

Es geht auch nicht darum, hin und her zu wackeln, um Gewichte zu stemmen, die über dem Maximum liegen. Da gemogelte Wiederholungen das Verletzungsrisiko erhöhen, sollten sie sparsam und mit Bedacht praktiziert werden.

Einarmiger Curl

Partner stützt Hantel ▼

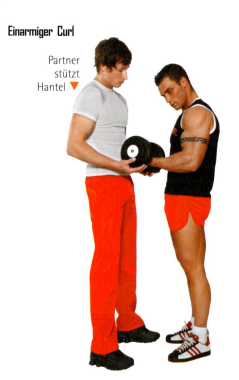

Liegestütz normal

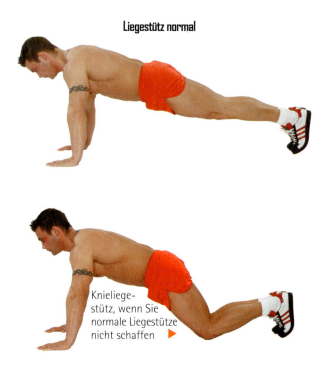

Knieliegestütz, wenn Sie normale Liegestütze nicht schaffen ▶

Bewegungen mit Gegendruck

Die Bewegungen mit Gegendruck haben den gleichen Zweck wie Cheatings. Sie gestatten, eine Übung mit einem bestimmten Gewicht noch zu Ende zu führen, wenn der Muskel nicht mehr die Kraft dazu hat.

Sie können beispielsweise bei Bizeps-Curls den freien Arm benutzen, um die Hantel ein bisschen zu stützen und dadurch die Belastung der Kraft des Bizeps anzupassen. Wenn die Kraftreserve des Arms nur noch 9 kg und das Gewicht 10 kg beträgt, kann der freie Arm die Kraft des anderen Arms mit ca. 1 kg unterstützen. Wenn Ihr Bizeps bei der anschließenden Wiederholung nur noch 7 kg Kraft aufbringt, kann ihm der freie Arm mit 3 kg helfen.

Die erzwungene Wiederholung zeigt dem Muskel, welchen Tonus er künftig generieren muss, um die zusätzliche Wiederholung allein zu schaffen.

Gegenüber den gemogelten haben die erzwungenen Wiederholungen zwei Vorteile:

1 Die Ausführung der Bewegung wird nicht eingeschränkt; der Tonus im Zielmuskel bleibt erhalten.

2 Das Verletzungsrisiko ist geringer.

Ideal für die erzwungenen Wiederholungen ist natürlich ein Partner beim Üben. Es wurde aber bereits gesagt, dass Sie Ihren freien Arm zu Hilfe nehmen können, falls Sie allein trainieren (siehe Anleitung Seite 50).

Gewichtsreduzierte Wiederholungen

Bei diesen Wiederholungen verringern Sie die Last und können dadurch die Übung fortsetzen.

Bei den beschriebenen Bizeps-Curls halten Sie die 10-kg-Hantel, nehmen 2 kg herunter und arbeiten sofort weiter. Sobald Sie die Belastungsgrenze erneut erreicht haben, nehmen Sie noch einmal 2 kg weg und setzen Ihre Serie fort.

Es gibt weitere Möglichkeiten gewichtsreduzierter Wiederholungen. Wenn Sie zum Beispiel beim Liegestütz Ihr Limit erreicht haben, gehen Sie auf die Knie. Beim Squat oder in der Hocke beginnen Sie die Übung mit einer Hantel in jeder Hand. Wenn Sie Ihr Limit erreicht haben, legen Sie eine Hantel ab. Beim nächsten Limit können Sie die Übung sogar ohne Gewichte beenden. Im Allgemeinen werden je Serie nicht mehr als zwei Gewichtsreduzierungen durchgeführt. Der Umfang der Reduzierungen hängt von Ihrem Inroad ab. Manche können bereits nach einer einfachen Serie ein sehr starkes Inroad erreichen. Sie müssen die Last sehr stark reduzieren. Eigentlich ist das eine gute Nachricht, denn bei einem starken Inroad sind Techniken, die ein Überwinden des Limits gestatten, selten erforderlich.

Squat oder Kniebeugen mit Kurzhanteln

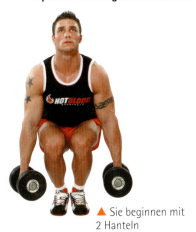

◂ Sie beginnen mit 2 Hanteln

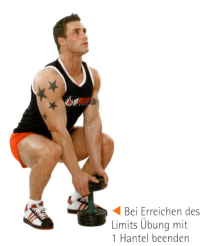

◂ Bei Erreichen des Limits Übung mit 1 Hantel beenden

Wenn Sie jedoch die Last wenig reduzieren und dabei Ihre Serie fortsetzen können, ist Ihr Inroad natürlich gering. Im Allgemeinen trifft dies auf Anfänger zu. Im Laufe des Trainings nimmt das Inroad zu. In diesem Fall ist es wichtig, dass Sie über Ihr Limit hinaus trainieren.

> **ANMERKUNG**
> Eine Serie mit Gewichtsreduzierung, die insgesamt auf 20 Wiederholungen kommt (zum Beispiel: 10 Wiederholungen, Limit, Gewichtsreduzierung: + 5 Wiederholungen – erneutes Limit, erneute Gewichtsreduzierung: + 5 Wiederholungen, erneutes Limit), ist etwas ganz anderes als eine normale Serie mit 20 Wiederholungen. Die gewichtsreduzierten Wiederholungen ermöglichen es,
> ▸ die Serie mit einer viel höheren Last zu beginnen;
> ▸ 3-mal bis an das Limit zu gehen anstatt nur einmal.
> Nun wird ja starkes Wachstum erzwungen, indem man den Muskel mit schweren Gewichten und über seine Leistungsgrenze hinaus belastet. Zu diesem Zweck sind die gewichtsreduzierten Wiederholungen besonders geeignet.

Beispiel für Erholung/Pause

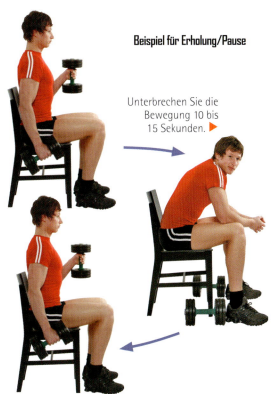

Unterbrechen Sie die Bewegung 10 bis 15 Sekunden. ▸

Erholung oder Pause

Wenn Sie Ihre Leistungsgrenze erreichen, unterbrechen Sie die Bewegung für 10 bis 15 Sekunden. Führen Sie die Serie nach dieser kurzen Pause fort.

Ihr Ziel ist es, ein oder zwei zusätzliche Wiederholungen zu schaffen. Die Pause wird oft bei schweren Gewichten angewandt. Sie machen eine maximale oder Superserie, bevor Sie kurz die Bewegung unterbrechen, um zu atmen. Danach versuchen Sie eine Wiederholung und eine weitere, bis Sie in der Pause nicht mehr genügend Kraft schöpfen, um eine weitere Wiederholung zu schaffen.

Diese Technik eignet sich auch für Anfänger, denen es schwerfällt, Klimmzüge an der Reckstange zu machen. Wenn Sie nach nur ein oder zwei Klimmzügen an Ihre Leistungsgrenze kommen, machen Sie 10 bis 20 Sekunden Pause und versuchen noch eine Wiederholung. Die Pause wird dann bald überflüssig und Sie werden mehr Wiederholungen schaffen.

Bei sehr langen Serien wird die Pause, ohne sich wirklich darüber klar zu sein, benutzt, um wieder zu Atem zu kommen und noch mehr Wiederholungen zu schaffen.

Die Erholung/Pause ähnelt ein bisschen dem Stop-and-Go (siehe Seite 48), hat aber einen völlig anderen Zweck. Der Abbruch der Bewegung dauert länger und erfolgt möglichst nicht unmittelbar vor der Kontraktionsphase.

Negativwiederholungen

Dabei handelt es sich um den Teil der Übung, bei dem die Last oder der Körper gebremst wird. Die »Negativ«wiederholung wirkt der »positiven« Kraft entgegen, die darin besteht, die Last oder das eigene Gewicht zu heben.

Wenn Sie Treppen steigen, arbeitet Ihre Oberschenkelmuskulatur im Wesentlichen »positiv«. Doch wenn Sie die Treppe hinabgehen, arbeiten Ihre Muskeln überwiegend »negativ«. Sie bremsen oder dämpfen den Körper nur. Denken Sie sich zwei Personen an einer langen Treppe. Die eine soll hinab-, die andere hinaufgehen. Das Hinaufgehen ist viel anstrengender. Das Hinabgehen ist gefährlicher, dabei werden Sie schneller. Ihre Muskeln, die im Negativmodus arbeiten, bremsen Sie aber und verhindern, dass Sie zu schnell werden und stürzen.

Erstaunlich bei der exzentrischen Arbeitsweise ist, dass die Person, die die Treppe hinabging, schlimmeren Muskelkater bekommt. Denn auch wenn die negative Kraft den Muskel weniger zu beanspruchen scheint, belastet sie gleichzeitig die Muskelfasern am stärksten. Die Summe der kleinen Zerrungen, die der Muskel erzeugt, um Sie zu bremsen, beschädigt die Muskelzellen. Der Körper ist gezwungen, darauf zu reagieren, indem er die Kraft und das Volumen (der Muskeln) vergrößert. Deswegen ist, wie wissenschaftliche Untersuchungen zweifelsfrei zeigen, die Negativarbeit für den Zuwachs an Masse und Kraft produktiver als die positive Arbeit. Um beim Beispiel der Treppe zu bleiben, wird die Person, die vier Wochen lang täglich die Treppe hinabgeht, kräftigere Beinmuskeln haben als die Person, die hinaufgeht.

Zusammenfassung

Der negative Teil einer Übung gewinnt eine ganz besondere Bedeutung für weitere Fortschritte. Auf ihn sollten Sie besonders achten, damit Ihr Krafttraining den bestmöglichen Erfolg hat.

Um das physiologische Potenzial des Muskels auszuschöpfen gibt es verschiedene Möglichkeiten, die einander ergänzen:

1 Wie lässt sich das Absenken des Gewichts bei jeder Wiederholung aufhalten?

Wenn Sie die negative Phase einer Übung beim Krafttraining überschreiten, haben Sie die Wahl:
> das Gewicht fallenzulassen
> oder mit der Kraft Ihrer Muskeln zu bremsen.

Typisches Beispiel für den ersten Fall ist das Gewichtheben.

Bei den Bewegungen des Gewichthebens gibt es praktisch keine negative Kraft. Die Gewichtheber stemmen die Langhantel hoch und lassen sie dann ungebremst zu Boden gehen.

Bei den meisten Sportarten gibt es jedoch eine negative Phase. Ein Beispiel hierfür ist der Ski-Abfahrtslauf. Im Gegensatz zur landläufigen Meinung arbeiten die Muskeln der Skiläufer nicht statisch. Ihre Oberschenkelmuskulatur muss ständig die Unebenheiten der Piste ausgleichen. In diesem Fall ist die Negativarbeit besonders wichtig.

Sportler müssen deshalb die Rolle der Negativkraft in ihrer Sportart kennen. Je wichtiger diese für ihre Leistung ist, desto mehr müssen sie beim Krafttraining daran arbeiten.

2 Bedeutung für den Aufbau von Muskelmasse

Für Personen, die Muskelmasse aufbauen wollen, ist die negative Phase wichtiger als die positive. Deswegen muss das Absetzen der Last systematisch gebremst werden. Dieses Bremsen der negativen Phase muss jedoch graduell geschehen. Bei einer Serie von acht Wiederholungen halten Sie die ersten drei Wiederholungen nur kurz zurück. Da ein Gewicht leichter zu bremsen als zu heben ist, wäre es zu einfach (und somit unwirksam), zu früh auf die Negativarbeit einzuwirken. Je mehr aber Ihr Muskel während der Wiederholungen ermüdet, desto mehr müssen Sie die Negativarbeit bremsen. Die letzten Wiederholungen müssen so langsam wie möglich gemacht werden.

> **ANMERKUNG**
> Die Bewegung muss stets in der negativen Phase enden. Beim Liegestütz besteht eine natürliche Neigung, ihn mit gestreckten Armen zu beenden. Sie müssen aber aufhören, während Sie am Boden liegen und sich nicht mehr hochstemmen können. Die negative Phase wird sehr langsam gewesen und mit all Ihren Kräften gebremst worden sein.

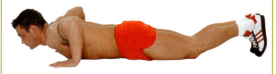

! Vermeiden Sie, das Gewicht auf der Höhe der Bewegung 5 oder 10 Sekunden zu blockieren, bevor Sie es fallen lassen, weil Sie keine Kraft mehr haben. Lassen Sie das Gewicht Ihren Muskel dehnen, indem Sie es im Lauf der Wiederholungen zunehmend ausbremsen.

3 Widerstand beim Absenken betonen

Die negative Kraft des Muskels ist größer als die positive. Wenn Sie mit einem Arm 20 kg heben können, werden Sie wahrscheinlich 30 kg halten können. Somit müsste die ideale Serie eine negative Phase enthalten, die mit mehr Gewicht als die positive Phase ausgeführt würde, um maximale Ergebnisse zu erhalten. Es gibt drei Möglichkeiten, um das Gewicht der negativen von dem der positiven Phase zu trennen. Nutzen Sie eine davon mindestens bei einem von zwei oder drei Trainings.

1. Mit Partner. Am einfachsten ist es, mit einem Partner zu üben, der gegen das Gewicht oder Ihren Körper drückt, um in der Phase der Gegenbewegung die Last zu erhöhen. Leider steht nur selten ein Partner zur Verfügung. Es geht aber auch ohne!

2. Mit einer freien Hand. Beim unilateralen Training (siehe Seite 50) bleibt eine Hand frei. Diese Hand kann oft benutzt werden, um das Gewicht des arbeitenden Arms in der negativen Phase zu verstärken. Bei den konzentrierten Bizeps-Curls zum Beispiel heben Sie normalerweise die Hantel. In dem Moment, da Sie die Hantel zurückführen, stoßen Sie sie, um ihr Gewicht um 5 bis 10 kg zu verstärken.

3. Mit Zugband. Im Abschnitt über die Ausrüstung wurde bereits auf den einzigartigen Widerstand von Zugbändern hingewiesen. Wenn Sie an einem solchen Band ziehen, entwickelt es elastischen Widerstand (Energie, Kraft). Sobald Sie loslassen, verkürzt es sich abrupt. Beim Krafttraining bewirkt das Zugband eine Beschleunigung der negativen Phase, wie sie kein anderes Gerät zustande bringt. Die Bänder haben den großen Vorteil, dass sie stufenweise eine enorme Kraft entwickeln. Diese Kraft wird in der negativen Phase schlagartig freigesetzt. Die Muskeln müssen eine viel größere Leistung erbringen als mit herkömmlichen Gewichten, um die Kraft des Physiobandes zu bremsen. Aus diesem Reiz erwächst ein schnellerer Zuwachs an Kraft, Energie und Muskelmasse als mit den herkömmlichen Gewichten.

Seit etwa zehn Jahren hängen in den USA immer mehr Sportler deswegen Zugbänder an die Gewichte, mit denen Sie trainieren. In Europa ist diese Methode leider noch wenig verbreitet.

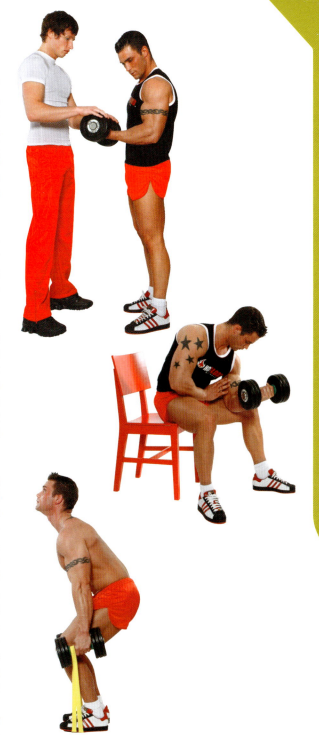

> **ANMERKUNG**
> Während der negativen Phase sammelt sich ein Teil der Kraft des Zugbandes in unseren Muskeln (die ebenfalls wie Zugbänder wirken). Diese von außen stammende Kraft wird von unseren Muskeln wieder genutzt, um das Gewicht zu heben. Mit anderen Worten: Nicht nur die Negativphase wird durch das Zugband verstärkt, sondern letzteres ermöglicht auch, dass die Muskeln sofort stärker werden, um das Gewicht zu heben. Dieser doppelte Nutzen ist es, der die Popularität dieser Methode bei den Kraftsportlern jenseits des Atlantiks erklärt.

4 Reine Negativwiederholungen

Um maximale Kraft in der Negativphase zu entwickeln, wird die Positivphase beseitigt. Die Bewegung besteht einfach darin, mit der größtmöglichen Last gegen die Schwerkraft zu kämpfen. Diese Technik ist besonders geeignet, wenn Sie zum Beispiel nicht genügend Kraft für Klimmzüge haben. In diesem Fall haben Sie aber immer die Kraft, um die Abwärtsbewegung zu bremsen. Ziel ist, diese Abwärtsbewegung so lange und so oft wie möglich zu verlangsamen. Die ganze Magie der Negativwiederholungen besteht darin, dass sie Ihnen ermöglichen, schnell genügend Kraft aufzubauen, um sich selbstständig erheben zu können. Im Allgemeinen kann eine Person nach zwei Wochen Negativwiederholungen an der Reckstange 1 bis 2 Klimmzüge schaffen.

Eine andere Methode besteht darin, das Gewicht mit beiden Armen zu heben, aber nur mit einem Arm zu senken. Beim Liegestütz zum Beispiel stemmen Sie sich auf beiden Armen hoch. Sind die Arme gestreckt, verlagern Sie Ihr Gewicht auf nur einen Arm und machen eine negative Wiederholung. Vergewissern Sie sich, bevor Sie diese Variation versuchen, dass Sie bereits ein gewisses Trainingsniveau erreicht haben. Falls Sie sich vor allem gegen Ende nicht bremsen können, machen Sie nur eine partielle Negativwiederholung, das heißt, Sie lassen sich nur 10 oder 20 cm sinken, bevor Sie sich auf beiden Armen wieder hochstemmen.

Viele Bewegungen (aber leider nicht alle) bieten sich für negative Wiederholungen an. Trainieren Sie diese Strategie mindestens einmal im Monat.

5 Negativphasen bei überschwelliger Belastung

Um über das Limit hinauszugehen, ist eine etwas andere Strategie anzuwenden. Machen Sie so viele Liegestütze wie möglich. Am Limit stemmen Sie sich mithilfe der Beine hoch, bis Ihre Arme gestreckt sind. Von da aus nähern Sie sich ganz langsam wieder dem Boden. Aus dieser Lage drücken Sie sich erneut hoch und machen dann noch eine reine Negativwiederholung.

Nach derselben Strategie können Sie auch an der Reckstange trainieren, wobei Sie sich vom Boden oder von einem Stuhl abstoßen.

Stop and Go

Bei dieser Methode machen Sie zwischen der Negativphase der Übung und der Kontraktion eine Pause von einer Sekunde.

Bei den Liegestützen zum Beispiel bleiben Sie eine Sekunde am Boden, bevor Sie einen Muskelimpuls geben, der die Kontraktion auslöst. Ziel dieser Pause ist es, die Ansammlung elastischer Energie zu beseitigen, die während der Negativphase der Bewegung eintritt.

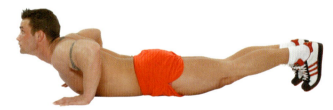

Für diese Technik gibt es drei praktische Anwendungen:

1 Sie eignet sich besonders für Sportarten, die eine starke Reaktivkraft erfordern. In diesem Fall müssen die Muskeln sich äußerst stark kontrahieren, ohne zuvor gedehnt worden zu sein. Sie sind also relativ schwach, während von ihnen augenblicklich volle Kraft verlangt wird. Diese physische Qualität wird durch Stop and Go gefördert.

2 Stop and Go verändert den Einsatz bestimmter Muskeln. Wenn Sie beispielsweise normale Liegestütze machen, können Sie Ihre Brustmuskeln deutlich spüren, nicht jedoch die Trizepsmuskeln. Diesen Zustand können Sie umkehren, indem Sie knapp vor der Kontraktionsphase eine Pause einlegen. Viele Trainierende spüren dann eine andere Muskelbelastung, die etwas stärker in Richtung Trizeps geht. Wenn also bei Ihnen eine Übung nicht genau den vorgesehenen Muskel trifft, geben Sie ihm eine weitere Chance und versuchen Sie Stop and Go.

3 Manche empfindlichen Gelenke vertragen den Druck auf der Sehne schlecht, der in dem Augenblick entsteht, wenn die Bewegung von der exzentrischen in die konzentrische Phase umschwenkt. Dieser Übergang lässt sich durch die Pause mildern, die das Stop and Go erfordert. Nach dem Stop-and-Go-Modus können alle Übungen ausgeführt werden. Bei manchen, allerdings nicht allen Bewegungen erzeugt die Variante günstige Wirkungen. Sie müssen es ausprobieren, um herauszufinden, welche Übungen in Ihrem Fall am besten für diese Technik geeignet sind.

Brennen

Wenn sich während einer Serie Milchsäure in Ihren Muskeln ansammelt, spricht man von Brennen (oder *Burns*).

Dieses Brennen besagt, dass es Ihrem Muskel schwerfällt, die Arbeit zu leisten, die ihm abverlangt wird. Es handelt sich um ein Zeichen muskulärer Überlastung. Weil das Brennen schmerzhaft ist, hemmt es die Leistung. Die *Burns* nun kann man nutzen, um aus diesem Hemmnis eine Kraft zu machen. Anstatt das Brennen zu vermeiden, wollen wir es herbeiführen, denn es stellt einen Wachstumsreiz für den Muskel dar. Wenn wir erst ein Brennen erzeugt haben, sollten wir es möglichst lange aushalten, bevor wir die Waffen strecken.

Gewöhnlich tritt das Brennen nach etwa 12 intensiven Wiederholungen auf. Ein Brennen herbeizuführen ist somit eine Strategie für »leichte« Tage. Gleichbleibender Muskeltonus, Superserien (siehe Seite 51) oder erzwungene Wiederholungen sind gute Möglichkeiten, sich zu bewähren.

Der gleichbleibende Muskeltonus

Die Schwierigkeit einer Übung lässt sich erhöhen, ohne die angewandte Belastung zu steigern, indem man im Muskel eine gleichbleibende Spannung aufrechterhält. Das bedeutet, dass dem Muskel während der Bewegung in keinem Moment gestattet wird, sich auszuruhen.

Wenn zum Beispiel beim Liegestütz die Arme gestreckt sind, tragen nicht die Muskeln das Gewicht des Körpers, sondern Ihr Knochengerüst. In dieser Stellung können sie sich ein wenig von ihren Anstrengungen erholen. Das Prinzip der gleichbleibenden Muskelspannung zwingt Sie dazu, die Phase auszulassen, in der die Arme (oder die Beine) gestreckt sind. In jedem Augenblick der Liegestütze hält man die Arme wenigstens ein bisschen gebeugt. Durch den intrazellulären Sauerstoffmangel entsteht schnell ein intensives Brennen im Muskel. Tatsächlich blockiert man bei Muskeln, die ständig unter Spannung gehalten werden, die Durchblutung. Infolge des Sauerstoffmangels setzen die Muskeln reichlich Stoffwechselprudukte (Milchsäure) frei, während sie Energie bereitstellen.

Das gleiche Prinzip gilt für die Muskeln der Schulter, des Rückens sowie für Bizeps und Trizeps: bei den Übungen niemals die Arme strecken. Ideal ist eine Mischung aus Dauerspannung und Ruhe/Pause. Sie beginnen die Übung mit gleichbleibender Spannung. Wenn der Schmerz unerträglich wird, machen Sie eine Pause (Arme oder Beine angespannt). Danach folgen noch ein oder zwei Wiederholungen.

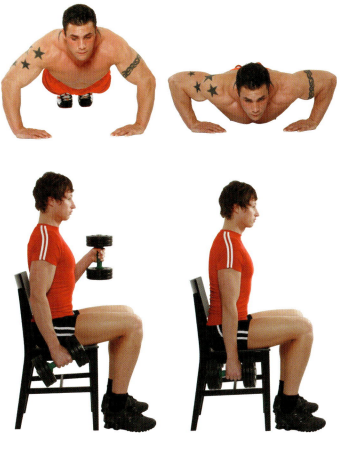

▲ Sie beginnen die Serie, ohne den Arm zu strecken.

▲ Am Ende der Serie ruhen Sie mit gestrecktem Arm, um noch einige Wiederholungen zu schaffen.

Unilaterales Training

Beim Krafttraining werden die meisten Übungen bilateral ausgeführt, das heißt, die Muskeln der rechten Körperhälfte werden parallel zu den entsprechenden der linken kontrahiert.

Diese Bewegungssymmetrie trifft aber nicht auf unsere Bewegungen im Alltag zu. Beim Gehen oder Laufen etwa bewegen wir uns überwiegend asymmetrisch, das heißt, wir kontrahieren jeweils nur die Muskeln einer Seite. Ein Hase bewegt sich vorwärts, indem er mit beiden Vorderpfoten bzw. Hinterläufen gleichzeitig springt. Der Mensch hingegen setzt ein Bein vor das andere, weil seine Muskeln unilateral arbeiten.

Unsere naturgegebene Halbseitigkeit erklärt, warum wir bei unilateralen Belastungen 10 % mehr Kraft aufbringen als bei bilateralen. Konkret: Wenn Sie bei Bizeps-Curls mit beiden Armen gleichzeitig maximal 50 kg heben, beträgt die Summe beider Arme (das Gewicht, das Sie nacheinander mit dem rechten und dann mit dem linken Arm heben könnten) nicht 50 kg, sondern circa 55 kg.

Bei der bilateralen Belastung kommt es zu einer Abnahme des Wirkungsgrades der Nerven. Das können Sie nachprüfen, indem Sie Curls mit Hanteln machen. Beginnen Sie die Übung, indem Sie beide Arme gleichzeitig anspannen. An der Leistungsgrenze schaffen Sie wahrscheinlich noch ein bis zwei zusätzliche Wiederholungen, wenn Sie den rechten Bizeps kontrahieren, während der linke Arm gestreckt bleibt. Dieser Zugewinn an Kraft beruht auf der verbesserten Funktion der Nerven bei nur einseitiger Muskelkontraktion.

Nun ist aber einseitige Muskelarbeit nicht immer leicht zu realisieren. Liegestütze etwa oder Klimmzüge mit nur einem Arm sind schwer. Doch lassen sich für jeden Muskel einseitig auszuführende Übungen finden. Im zweiten Teil dieses Buches werden wir bei den Übungen gegebenenfalls auf diese Besonderheit hinweisen.

Es gibt zwei Varianten des unilateralen Trainings:

1 Rechte und linke Seite im Wechsel

Bei den Curls beispielsweise kontrahieren wir den rechten Bizeps. Erst wenn der rechte Arm wieder in Grundstellung ist, wird der linke Arm trainiert.

Dieses Vorgehen hat den Vorteil, dass der rechte Arm pausiert, während der linke aktiv ist. Nachteil ist, dass der Nervenimpuls ständig zwischen der linken und rechten Körperseite wechselt, und das ist nicht ideal. Allerdings ist so ein Hin und Her bei manchen Sportarten zwingend erforderlich (zum Beispiel beim Laufen oder Schwimmen). Wenn Sie einen solchen Sport ausüben, muss diese Besonderheit in Ihrem Krafttraining berücksichtigt werden, damit das Nervensystem sich auf diese Hürde einstellt. Falls das auf Sie nicht zutrifft, können Sie nach der zweiten Variante trainieren.

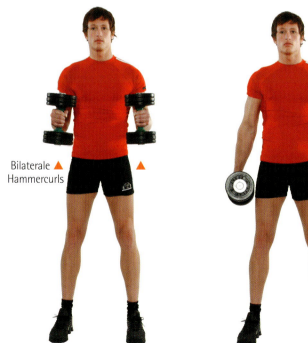

Bilaterale Hammercurls

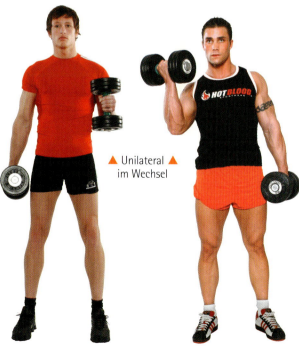

Unilateral im Wechsel

2 Ausschließlich unilateral

In diesem Fall trainieren Sie zunächst nur eine Seite, zum Beispiel die Muskeln der rechten Körperhälfte.

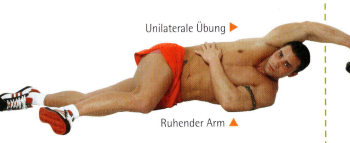

◀ Unilaterale Übung

▲ Ruhender Arm

Machen Sie eine kleine Verschnaufpause, bevor Sie die Serie mit den Muskeln der linken Seite absolvieren. Bevor Sie dann die rechte Seite trainieren, machen Sie eine weitere kleine Pause… Bei diesem Vorgehen kann das Nervensystem seine volle Leistung erbringen. Die Kontraktion wie auch die Konzentration auf die aktivierten Muskeln sind maximal. Sportler, deren Disziplin derartige Muskelarbeit erfordert (etwa Kugelstoßer) sollten von dieser Technik ausgiebig Gebrauch machen. Das rein unilaterale Training hat oft den Vorteil, dass Sie mit dem freien Arm betonte Negativwiederholungen und/oder Wiederholungen mit Gegendruck machen können. Nachteil dieser Technik ist, dass das Training länger dauert, denn Sie müssen ja jede Übung oder Serie zweimal ausführen.

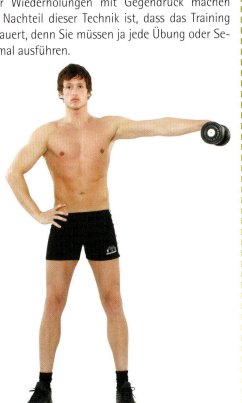

Superserien

Bei Superserien werden zwei verschiedene Übungen nacheinander ohne Pause ausgeführt.

Superserien:

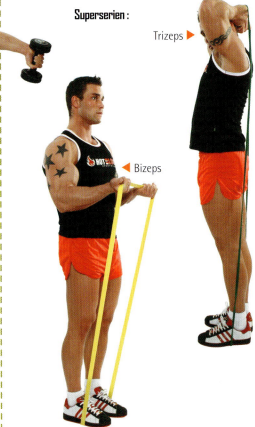

Trizeps ▶

◀ Bizeps

Es gibt zwei große Gruppen von Superserien:

1 Superserien für Antagonisten

Nach einer Übung für einen Muskel erfolgt eine andere Übung mit dem entsprechenden Antagonisten. Die bekannteste Superserie besteht darin, jeweils eine Übung für den Bizeps mit einer Übung für den Trizeps zu kombinieren.

Weitere antagonistische Superserien sind:
> Brust- und Rückenmuskeln,
> vordere und hintere Schultermuskeln,
> Bauch- und Lendenmuskeln,
> Muskeln der vorderen und der hinteren Oberschenkel.

Hauptvorteil dieses Vorgehens ist die Zeitersparnis. Zwischen den Serien ist keine Pause erforderlich. Der Bizeps erholt sich, während der Trizeps aktiv ist… Neben der Kraft nimmt auch die Ausdauer zu.

2 Superserien für ein und denselben Muskel

Es werden zum Beispiel nacheinander zwei Übungen mit dem Bizeps gemacht, um die Intensität der Belastung zu steigern. Diese Superserien ähneln den gewichtsreduzierten Wiederholungen, wobei jedoch die Übungen geändert werden. Bei der zweiten Bewegung wird mehr Gewicht gehandhabt als bei der ersten, und dadurch kann man die Serie über die Leistungsgrenze hinaus verlängern.

Es gibt drei Formen von derartigen Superserien:

1. Die klassische Form: Die Superserie besteht aus zwei Grundübungen oder zwei isolierten Übungen. Ziel ist es, durch zwei Übungen nacheinander über das Limit hinauszugelangen.

Die beiden anderen Varianten der Superserien, die nachfolgend vorgestellt werden, sind populärer als die klassische Form.

2. Vorermüdungsserie: Die Übungen werden auf eine besondere Art miteinander verknüpft. Auf eine isolierte Bewegung folgt eine Grundübung. Ziel ist die Vorermüdung des Zielmuskels durch die isolierte Übung. Während der Grundübung arbeitet der Zielmuskel trotz Ermüdung weiter, weil ihn die anderen Muskelgruppen unterstützen.

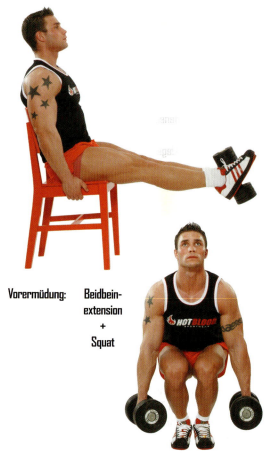

Vorermüdung: Beidbeinextension + Squat

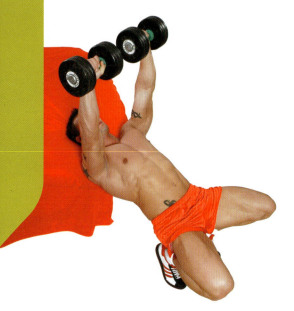

Klassische Superserie: Stemmen mit Kurzhanteln + Liegestütz

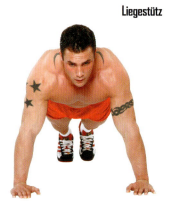

Die Vorermüdung wird theoretisch damit begründet, dass bei den meisten Grundbewegungen nicht als Erstes der Zielmuskel ermüdet, sondern vielmehr kleinere Nebenmuskeln. Bei Liegestützen etwa zwingt uns weniger die Ermüdung der Brustmuskeln aufzuhören, sondern die Erschöpfung der Trizeps. Wegen des Mangels an Kraft in den Armen hatten die Brustmuskeln zu wenig Zeit, um gründlich zu arbeiten. Indem die Trizepsmuskeln als Erste ermüden, schränken sie unsere Fähigkeit ein, die Brustmuskeln ausreichend zu stimulieren. Das ist der Grund, warum wir die Brustmuskeln vortrainieren, bevor wir Liegestütze machen.

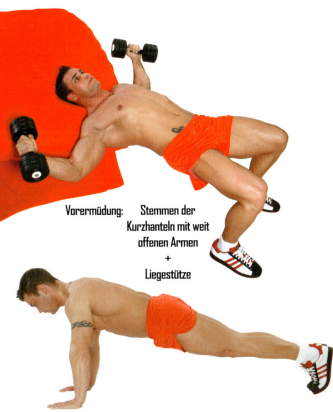

Vorermüdung: Stemmen der Kurzhanteln mit weit offenen Armen
+
Liegestütze

Dieses Prinzip lässt sich nicht nur auf die Brustmuskeln, sondern auf alle großen Muskelgruppen anwenden. Zum Beispiel muss für die Schultern das seitliche Heben mit Kurzhanteln vor dem Stemmen der Kurzhanteln im Sitzen erfolgen. Das Heben ermüdet die Deltamuskeln. Diese werden beim Stemmen von einem Teil des großen Brustmuskels und dem Trizeps unterstützt.

Die Vorermüdung kann dazu beitragen, einen Muskel, der schwer zu trainieren ist, besser zu spüren. Falls Sie beim Liegestütz Probleme haben, die Brustmuskeln zu spüren, machen Sie zuvor eine isolierte Übung, bei der die Brustmuskeln ein bisschen »brennen«. Das spüren Sie dann auch bei den Liegestützen.

! Leider kann sich die Vorermüdung auch als kontraproduktiv herausstellen. Bei den Schultern etwa geschieht es oft, dass der Trizeps beim Stemmen die ganze Arbeit leistet, weil die Deltamuskeln beim seitlichen Heben so ermüdet wurden, dass sie nicht mehr die Kraft haben, um bei der Grundübung mitzuwirken. Das erklärt auch, warum die Vorermüdung alles dem Trizeps überlässt, statt auch die Schulter einzubeziehen.

Weitere Beispiele von Vorermüdungsserien:

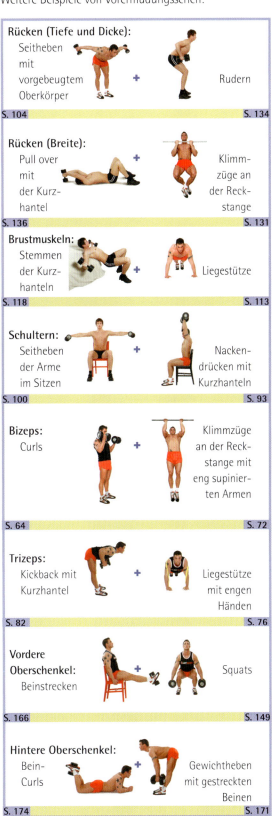

3. Nachermüdungsserie: Theoretisch ist die Nachermüdung genau das Gegenteil der Vorermüdung. Sie soll den Zielmuskel mittels einer Grundübung bestmöglich trainieren. An der Leistungsgrenze geht man zu einer leichteren isolierten Übung über, dadurch kann der Zielmuskel seine letzten Reserven mobilisieren. In unserem Beispiel für die Schultermuskeln drückt man die Hanteln mit aller Kraft hoch. Die Müdigkeit in den Trizepsmuskeln trägt dazu bei, dass wir in der Bewegung innehalten, während wir uns gänzlich auf die gezielte Übung des Deltamuskels konzentrieren.

Durch die Nachermüdung kann man sich vergewissern, dass der Zielmuskel wirklich erschöpft wurde. Die Nachermüdungsserien sind das genaue Gegenteil der Vorermüdungsserien:

Nachermüdung: Stemmen mit Kurzhanteln seitlich + Seitheben der Arme mit Kurzhantlen

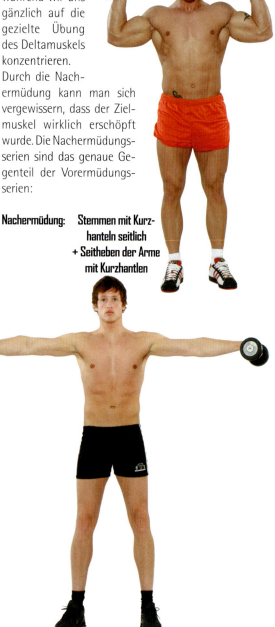

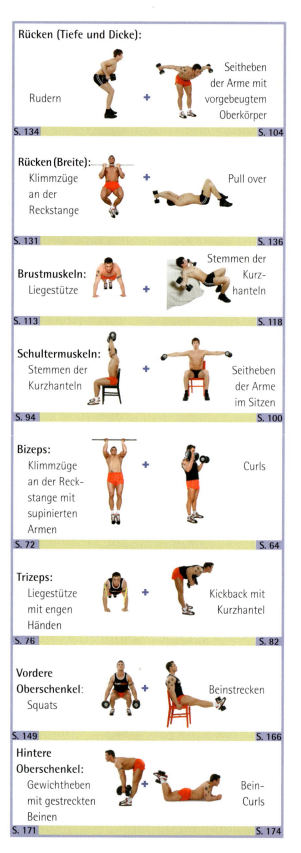

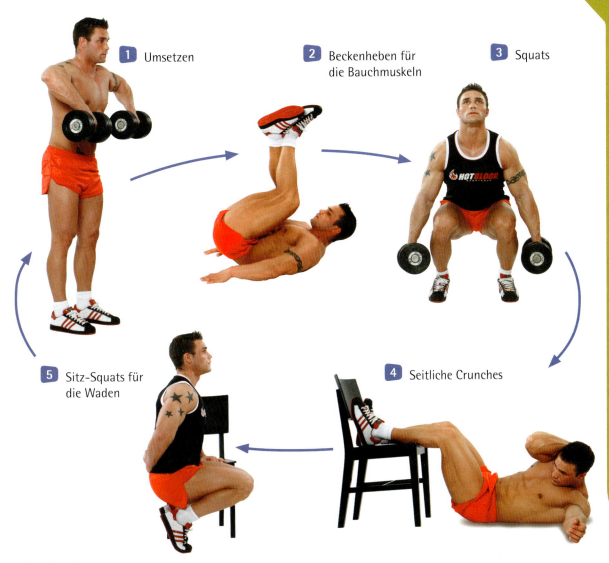

Zirkeltraining

Diese Form des Trainings nutzen überwiegend Sportler, die funktionelle Kraft aufbauen wollen, oder Menschen, die ihre Muskulatur und ihr Herz-Kreislauf-System kräftigen möchten. Zirkel ermöglichen ein kurzes Training, da keine Pausen eingelegt werden.

Beim klassischen Krafttraining werden die Muskeln sehr willkürlich eingeteilt. Bei einer Muskelgruppe (zum Beispiel den Brustmuskeln) absolviert man mehrere Serien einer Übung und geht dann zu einer anderen (zum Beispiel Rücken) über. Für diese Art Training ist unser Körper eigentlich nicht geschaffen. Bei den meisten Sportarten arbeiten alle unsere Muskeln zusammen.

In manchen Disziplinen wiederholt man immer die gleiche Bewegung (Laufen, Schwimmen), in anderen muss man verschiedene Bewegungen miteinander verknüpfen. Beim Rugby etwa rennt man nach vorne, nach hinten, zur Seite, stößt mit den Armen usw.

Für Sportarten, bei denen ständig andere Bewegungen gefordert sind, eignet sich das Zirkeltraining am besten. In der Tat werden die ständigen Veränderungen beim Zirkeltraining den dabei gestellten Anforderungen eher gerecht als das klassische Krafttraining.

Der Zirkel trainiert außerdem die Ausdauer und die Kraft viel stärker als die Serien beim Krafttraining. Die Zirkel sind daher sinnvoll für Sportarten, die Kraft sowie Ausdauer verlangen. Sie bieten aber keine echten Vorteile (außer Zeitersparnis), wenn der Aufbau von Muskelmasse das eigentliche Ziel ist. Über Möglichkeiten eines Zirkeltrainings informiert der dritte Teil dieses Buches.

Die richtige Atmung beim Krafttraining

Die Atmung beeinflusst die Leistung.

> Die Muskeln können ihre volle Kraft nur ausschöpfen, wenn die Atmung angehalten ist.
> Beim Ausatmen sind die Muskeln etwas schwächer.
> Am schwächsten sind sie beim Einatmen.

Diese physiologischen Reaktionen erkennt man am besten an der Strategie der Champions im Armdrücken. Sie warten, bis der Gegner einatmet, halten die Luft an und setzen dann ihre ganze Kraft ein, um zu siegen. Mit anderen Worten, sie mobilisieren ihre ganze Kraft, indem sie in dem Augenblick die Luft anhalten, in dem der Gegner am schwächsten ist, weil er gerade einatmet.

Diese Besonderheiten gilt es nach Möglichkeit auch beim Krafttraining zu nutzen. Im Allgemeinen empfehlen die Bücher für Krafttraining, die Atmung nicht anzuhalten. Die Verfasser dieser Bücher haben niemals intensiv trainiert. Dabei ist das Anhalten der Luft ein natürlicher Reflex. Die Kraft, die Reaktionszeit, die Genauigkeit der Bewegung und die Konzentration nehmen während der Atempause kurz zu. Ein weiterer Vorteil dabei ist, dass sie die Wirbelsäule anspannt. Damit leuchtet ein, dass die Atemblockierung den Rücken schützt, denn die Wirbelsäule unterliegt ja einem beachtlichen Druck.

Eine Studie an Spitzensprintern ergab, dass sämtliche Champions im Augenblick des Starts die Atmung blockieren. Auf Befragen gaben 91 % an, dass sie bewusst die Luft anhielten. Als die Wissenschaftler die restlichen 9 % nach ihrem Verhalten fragten, stellte sich heraus, dass diese Sprinter ebenfalls die Luft anhielten, sich dessen aber nicht bewusst waren.

Probleme beim Unterdrücken der Atmung

Mit zunehmender Muskelkraft treten beim Anhalten der Atmung zwei Probleme auf.

1. Das Herz-Kreislauf-Risiko

Wenn man die Luft anhält, entspricht das dem sogenannten Valsalva-Manöver: Die Atempause übt einen gewissen Druck auf das Herz aus. Bei Herzgesunden spielt das keine Rolle, doch bei Personen mit Herz-Kreislauf-Problemen kann es gefährlich sein.

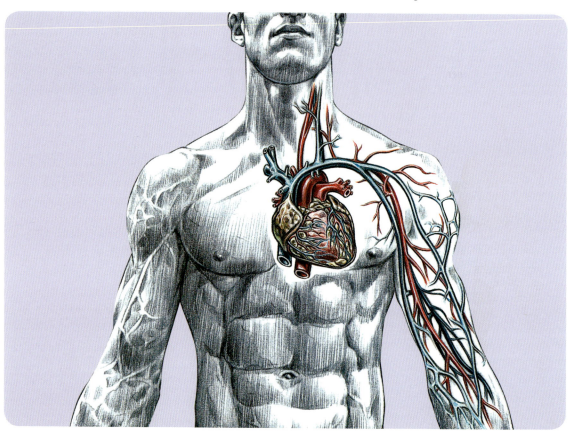

> **KRAFTTRAINING FÜR DAS ZWERCHFELL IST WICHTIG**
>
> Ein kräftiges Zwerchfell:
> > erhöht den Druck in der Bauchhöhle;
> > verhindert, dass der Druck in der Bauchhöhle auf den Brustkorb übergreift. Die Erhöhung des Drucks im Brustkorb erklärt manche der beschriebenen Probleme beim Anhalten der Luft. Die Kraft des Zwerchfells kann durch gezieltes Training dieser Muskelplatte verbessert werden (siehe Seite 217).

Konsultieren Sie einen Kardiologen oder Internisten, bevor Sie mit einem Krafttraining beginnen. Der Arzt kann Ihnen sagen, ob Sie beim Training die Luft anhalten dürfen.

2. Schnellere Ermüdung

Wenn Sie die Luft anhalten, werden Sie umso schneller Atemnot bekommen, wenn dies bei vollem Einsatz der Muskelkraft geschieht. Je länger Sie bei jeder Wiederholung den Atem unterdrücken, desto schneller stellt sich die Ermüdung ein.

Atmung während schwerer Belastung

Je schwerer die Gewichte sind, mit denen Sie trainieren, desto mehr müssen Sie die Möglichkeiten des Luftanhaltens nutzen, um Ihre Leistung zu optimieren. Um die in diesem Zusammenhang beschriebenen Probleme zu vermeiden, sollten Sie die Luft möglichst kurz anhalten. Und dies muss genau dann geschehen, wenn die Bewegung am schwierigsten ist. Wenn Sie zum Beispiel den Bizeps trainieren, indem Sie die Hände zu den Schultern heben, ist die Übung in dem Moment am anstrengendsten, in dem Sie die Unterarme parallel zum Boden halten. Innerhalb und außerhalb dieses Winkels ist die Bewegung leichter. Folglich wäre es kontraproduktiv, die Luft während des gesamten Hebevorgangs anzuhalten. Dies ist nur in dem Sekundenbruchteil angebracht, da die Unterarme parallel ausgerichtet sind. Auf keinen Fall dürfen Sie jedoch in genau diesem Augenblick einatmen. Atmen Sie aus, wenn es gar nicht anders geht!

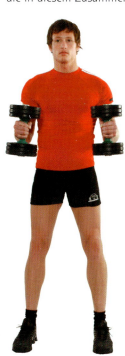

Atmen Sie nach Möglichkeit zwischen den Wiederholungen oder in der leichtesten Phase der Bewegung (abnehmende Belastung) ein. Während die Einatmung forciert sein soll, geschieht die Ausatmung in dem Moment, da der Muskeldruck etwas geringer ist. Die Schwierigkeit jedoch, während einer schweren Serie Luft zu bekommen, ist der Grund für die Atemlosigkeit nach so einem Kraftakt.

Die richtige Atmung beim Krafttraining kann man lernen. Sie ist tatsächlich einfacher, als es scheint. Nehmen Sie sich die Zeit, sie wirklich zu beherrschen. Dann wird sie klar zu Ihren Fortschritten beitragen.

Atmung bei leichtem Ausdauertraining

Bei leichter oder längerer Belastung müssen Sie gleichmäßig atmen, damit Ihnen nicht die Luft wegbleibt. Trotz der natürlichen Neigung dazu vermeiden Sie es in diesem Fall besser, die Luft anzuhalten. Atmen Sie während der schwierigsten Phase der Übung (Heben der Last oder des eigenen Körpers) aus und während der leichteren Phase (Absetzen der Last) wieder ein.

Atmung beim Schnellkrafttraining

Beim Schnellkrafttraining muss die Atempause im Augenblick des Kontakts mit dem Boden erfolgen, damit die Muskeln sich versteifen. Im Allgemeinen blockiert der Körper mehr oder weniger gut, ohne dass Sie eingreifen müssten. Das Training beschert Ihnen eine kürzere Blockierung mit weniger Atemnot und maximaler Muskelkraft.

Atmung während der Dehnungen

Bei den Dehnübungen verhält es sich mit der Atmung umgekehrt. Um sich zu dehnen, muss der Muskel entspannt sein. Wenn Sie während der Dehnung die Luft anhalten, versteift der Muskel. Sie müssen folglich einatmen, damit er sich maximal entspannt.

Atmung zwischen den Serien

Gewöhnen Sie sich an, während der Pausen tief ein- und auszuatmen. Hyperventilieren Sie nicht, sonst wird Ihnen leicht schwindlig. Ideal ist es, wenn Sie sich ans offene Fenster stellen und ruhig ein- und ausatmen.

Zusammenfassung

In puncto Atmung dürfen Sie nicht zu dogmatisch sein. An erster Stelle muss die Wirksamkeit der Atmung stehen.

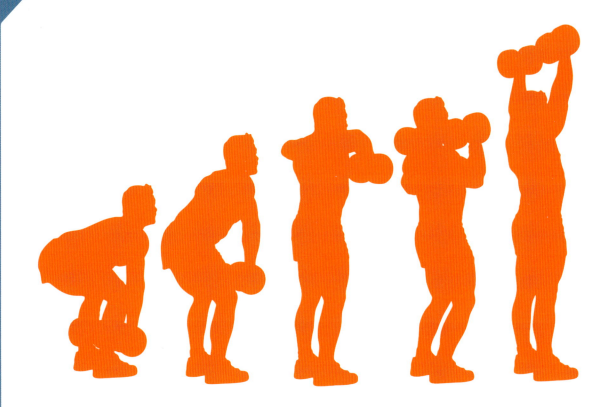

Starke Arme	60	Seitheben	100
Curls mit Obergriff	64	Seitheben, liegend	102
Hammer-Curls	66	Seitheben, vorgebeugt	104
Reverse Curls	68	Dehnübungen für die Schulter	106
Arm-Curls mit gestütztem Ellbogen	70	Rotationsübung mit Kurzhantel	110
Klimmzüge an der Reckstange	72	Untergrätenmuskel-Dehnung	110
Stretch-Curls	74	Rotationsübung mit Zugband	111
Dehnung des Bizeps	74	**Modellierung der Brustmuskeln**	112
Liegestütze, Arme schulterbreit	76	Liegestütze	113
Armstrecken über Kopf, sitzend oder stehend	78	Stemmen mit Kurzhanteln	116
Armstrecken über Kopf, liegend	80	Fliegende Bewegung mit Kurzhanteln	118
Kickbacks (Armstrecken vorgebeugt)	82	Pull over mit gestreckten Armen	120
Reverse Dips (Arnold-Dips)	84	Cross over (Kreuzheben) mit Zugband	122
Pushdown mit Zugband	86	Schnellkrafttraining	124
Schnellkrafttraining	87	Dehnen der Brustmuskeln	125
Trizepsdehnungen	87	Dehnung des Brustkorbs	125
Handgelenk-Curls	88	Nacken strecken	127
Handgelenke strecken	90	Nacken beugen	127
Dehnen der Unterarmmuskeln	91	Seitneigung	128
Breite Schultern	92	**Breiter Rücken**	130
Frontdrücken mit Kurzhanteln	93	Klimmzüge an der Reckstange	131
Frontheben	96	Rudern vorgebeugt	134
Rudern aufrecht	98	Pull over mit gebeugten Armen	136

TEIL 2

Die Übungen

Dehnen der Rückenmuskeln	137
Shrugs (Schulterheben)	140
Kniebeugen mit Kurzhanteln	143
Dehnen der Wirbelsäule	145
Umsetzen und Stoßen mit Kurzhanteln	146
Oberschenkel	148
Squat (tiefe Kniebeuge)	149
Squat einseitig	154
Squat + Stoßen	155
Sissy-Squats	156
Adduktion gegen Widerstand	158
Ausfallschritt	160
Die Adduktoren	164
Beinstrecken	166
Schnellkrafttraining	167
Quadrizeps dehnen	168
Starke Unterschenkel	170
Gewichtheben mit gestreckten Beinen	171
Bein-Curls im Sitzen	173
Bein-Curls im Liegen	174
Dehnübungen	176
Wadenstrecken im Stehen	178
Kamel-Übung	181
Sitz-Squats	182
Wadenstrecken im Sitzen	183
Schnellkrafttraining	184
Wadenmuskeln dehnen	184
Straffer Po	186
Hüftstrecken	188
Seitheben des Beins (Abduktion)	192
Beckenheben	196
Dehnübungen	198
Geschmeidige Hüftgelenksdreher	200
Funktionstest der Hüftgelenksdreher	201
Dehnübungen	201
Bauchmuskeln modellieren	202
Crunches (Bauchpressen)	206
Beinheben (Reverse Crunches)	208
Seitliche Crunches	212
Rotation mit Zugband	214
Übungen für Zwerchfell und Atemmuskeln	217
Kontraktion des Zwerchfells	218
Brustkorb weiten	218
Soll man die Bauchmuskeln dehnen?	219

STARKE ARME

An den Armen unterscheiden wir drei große Muskelgruppen: Bizeps, Trizeps und Unterarmmuskeln.

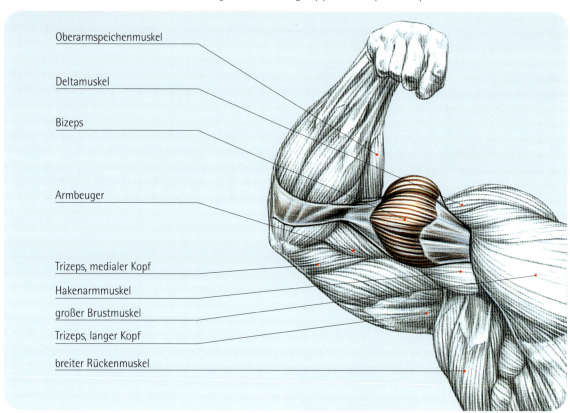

- Oberarmspeichenmuskel
- Deltamuskel
- Bizeps
- Armbeuger
- Trizeps, medialer Kopf
- Hakenarmmuskel
- großer Brustmuskel
- Trizeps, langer Kopf
- breiter Rückenmuskel

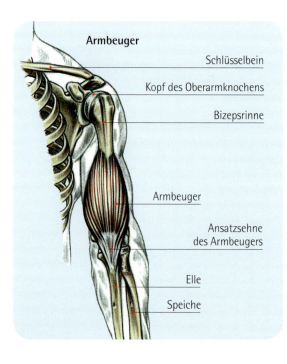

Armbeuger
- Schlüsselbein
- Kopf des Oberarmknochens
- Bizepsrinne
- Armbeuger
- Ansatzsehne des Armbeugers
- Elle
- Speiche

Der Bizeps

Funktion des Bizeps

Die Arme und besonders der Bizeps fallen bei einem muskulösen Körper zuerst ins Auge. Beim Krafttraining steht ein prachtvoller Bizeps ganz oben auf der Wunschliste. Abgesehen vom ästhetischen Aspekt hat der Bizeps die Aufgabe, den Unterarm zum Oberarm zu beugen.

Wer schnell kraftvolle Arme entwickeln will, sollte sich klarmachen, dass dazu außer dem Bizeps zwei weitere Muskeln nötig sind:

> **Der Armbeuger:** Er sitzt unter dem Bizeps und ist gewissermaßen ein Zweitbizeps. Theoretisch könnte er so dick wie der Bizeps werden, aber das geschieht nur selten! Allerdings kann man leicht ein paar Zentimeter zulegen, wenn man diesen Muskel gezielt trainiert. Der Armbeuger ist eher schwach ausgebildet, weil er im Alltag kaum belastet wird und beim Krafttraining nur schwer einzubeziehen ist.

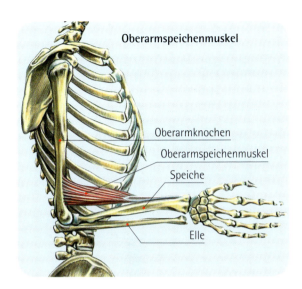

> **Der Oberarmspeichenmuskel:** Funktionell handelt es sich eigentlich um einen Unterarmmuskel. Doch verdankt der Arm diesem Muskel einen großen Teil seines Umfangs. Selbst wenn er keinen Zentimeter zum Armumfang beiträgt, erweckt ein straffer Oberarmspeichenmuskel den Eindruck eines kräftigen Arms.

Nur eine harmonische Entwicklung aller drei Muskeln lässt Ihre Bizepsmuskeln kraftvoll erscheinen.

Die drei Stellungen der Hand
Bei der Hand sind im Wesentlichen drei Stellungen zu unterscheiden.

1 Neutralstellung
Der Daumen weist nach oben. In dieser Haltung ist der Arm am stärksten. Für den Bizeps ist es jedoch nicht die ideale Haltung, um seine ganze Kraft zu entfalten. Vielmehr erhält der Arm seine Kraft vor allem vom Oberarmspeichenmuskel und vom Armbeuger.

2 Supination
Die kleinen Finger liegen nach innen, die Daumen nach außen. Dies ist die beste Position, um den Bizeps zu trainieren.

3 Pronation
Die Daumen weisen nach innen und die kleinen Finger nach außen. Für den Arm ist dies die schlechteste Position. Die Arbeit leistet im Wesentlichen der Oberarmspeichenmuskel, während der Beitrag des Bizeps eher gering ist.

Von den beiden Bizepsteilen ist der (außen liegende) lange Kopf deutlicher sichtbar. Der (innen liegende) kurze Kopf wird oft vom Rumpf verdeckt. Will man rasch den Eindruck sehr starker Bizepsmuskeln erwecken, muss der lange Kopf bevorzugt trainiert werden

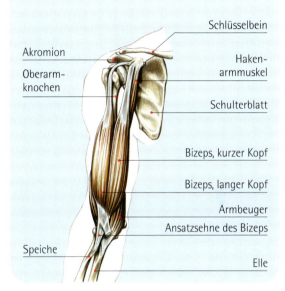

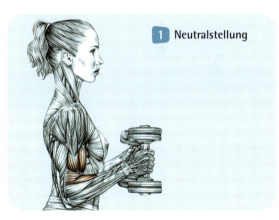

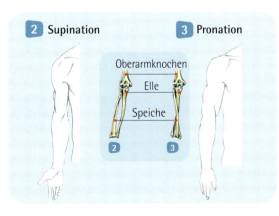

BESONDERHEITEN DER MEHRGELENKIGEN MUSKELN

Der Bizeps, ein Teil des Trizeps, die Muskeln der Waden und der Oberschenkelrückseite und der Quadrizeps sind mehrgelenkige Muskeln. Das heißt, sie erstrecken sich über zwei Gelenke. Brust-, Schulter- und Rückenmuskel sind eingelenkig, sie überspannen nur ein Gelenk. Mehrgelenkige Muskeln sind außerordentlich stark. Das beruht darauf, dass sie bei Bewegungen ihre Länge nicht sehr verändern. Anders als die eingelenkigen können die mehrgelenkigen Muskeln das Kraft-Länge-Verhältnis von Muskeln nutzen.

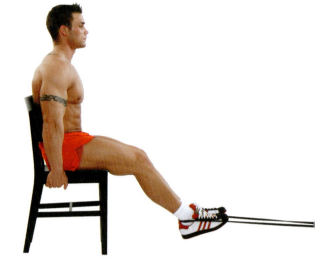

Beispiel für Beibehaltung der optimalen Länge während einer Übung: Bein-Curl sitzend für Muskeln der Oberschenkelrückseite.

▎Das Geheimnis der Kraft: das Kraft-Länge-Verhältnis

Abhängig von ihrer Länge ist die Kraft von Muskeln sehr unterschiedlich. Je mehr ein Muskel gedehnt (länger) wird, desto weniger Kraft kann er erzeugen. Und je kürzer (kontrahiert) der Muskel ist, desto größer ist die Einbuße an Kraft. Zwischen diesen beiden Extremen kann der Muskel maximale Kraft erzeugen. Das entspricht dann der optimalen Länge des Muskels. Diese Beziehung zwischen Länge des Muskels und seiner Fähigkeit, Kraft zu erzeugen, bezeichnet man als Kraft-Länge-Verhältnis.

Für die eingelenkigen Muskeln ist dieser Quotient nicht brauchbar: Wenn ein eingelenkiger Muskel kontrahiert wird, verkürzt er sich auf jeden Fall. Beim Training mehrgelenkiger Muskeln sieht das ganz anders aus. Diese Muskeln kann man nämlich:

> an beiden Enden verkürzen. Ein solcher Muskel ist dann relativ schwach;
> oder man kann sie an einem Ende verkürzen, während das andere Ende gedehnt wird. Dann können mehrgelenkige Muskeln ihre volle Kraft entfalten. Dabei behalten sie annähernd ihre optimale Länge, also die Länge, bei der sie die meiste Kraft erzeugen.

Das geschieht zum Beispiel beim Klimmzug mit dem Bizeps. Der Bizeps verkürzt sich an seinem Ansatz am Unterarm, dehnt sich jedoch an seinem Ursprung an der Schulter.

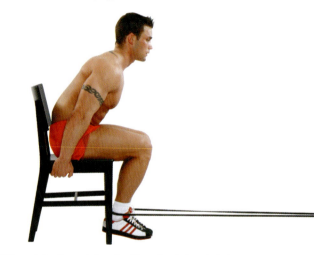

Während der Kontraktion der Oberschenkelmuskeln langsam vorbeugen, um die Pomuskeln zu dehnen.

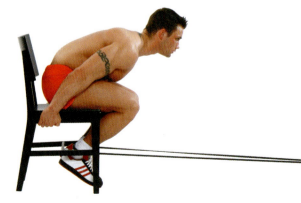

Weiteres Vorbeugen: Die Füße werden unter den Körper zurückgeführt, während sich die Länge der Muskeln an der Oberschenkelrückseite wenig geändert hat.

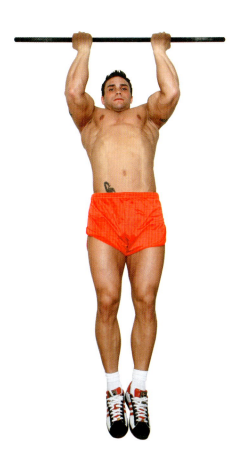

Die Grundübungen nutzen im Allgemeinen diese physiologische Eigenschaft der zweigelenkigen Muskeln und sind deshalb wirksamer als isolierte Übungen, die den Muskel nur verkürzen können. Tatsächlich entwickeln sich die Muskeln leichter, wenn man sie bei einer annähernd »optimalen Länge« trainiert.

▌Anwendung bei verschiedenen Sportarten

Die beim Laufsport aktiven Muskeln sind überwiegend mehrgelenkig (z. B. Rückseite der Oberschenkel und Wade). Wären sie eingelenkig, könnte man weder schnell noch besonders lange laufen. Die Natur hat das also sehr klug eingerichtet.

Die Ischiokruralmuskeln in Gesäßhöhe werden gedehnt und in Kniehöhe verkürzt, wenn der Oberschenkel nach vorne bewegt wird. Wird der Unterschenkel nach hinten gezogen, dann erfolgen die Kontraktion der Ischiokruralmuskeln in Höhe des Gesäßes und die Dehnung in Höhe des Knies. Wir können uns effizient bewegen, wenn die Länge der Muskeln ständig annähernd optimal ist.

Das Kraft-Länge-Verhältnis der mehrgelenkigen Muskeln muss genutzt werden, wenn man eine schnelle Zunahme an Kraft und Masse erreichen will. Deshalb sollte man sich bei jedem Muskel fragen, ob er ein- oder mehrgelenkig ist. Und man muss wissen, ob eine Grundübung (die dieses Verhältnis am besten nutzt) oder eine isolierte Übung (die davon wenig Nutzen hat) angebracht ist. Diese Hinweise sind wichtig, sie stehen immer am Anfang einer Übungsbeschreibung.

Der Bizeps ist ein treffendes Beispiel für diese physiologische Besonderheit.

 Meine Arme sind ungleich dick!
Kein Körper ist vollkommen symmetrisch. Kein Grund zur Sorge!
Messen Sie den Umfang
Ab 40 cm Durchmesser spricht man von starken Armen. Sehr kräftige Arme haben einen Durchmesser von 45 bis 47 cm; was darüber hinausgeht, ist wirklich prachtvoll, aber derart überdimensionale Werte sind sehr schwer zu erreichen.

/// Curls mit Obergriff

Diese Übung trainiert vor allem den Bizeps und mehr oder weniger auch den Armbeuger und den Oberarmspeichenmuskel. Es ist keine Grundübung, sondern eine isolierte Bewegung, da nur ein Gelenk (der Ellbogen) im Spiel ist. Wenn Ihr oberstes Ziel starke Bizepsmuskeln sind, sollten Sie jeweils einarmig üben.

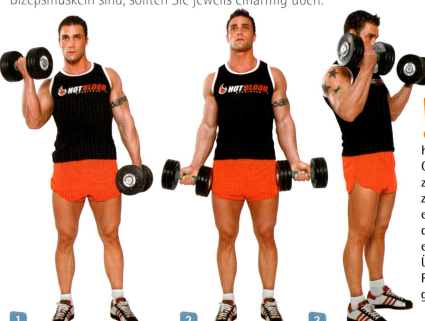

❗ Wenn Sie zu viel mogeln, indem Sie den Oberkörper nach hinten schieben, um mehr Gewicht oder um ein paar zusätzliche Wiederholungen zu schaffen, riskieren Sie eine Rückenverletzung. Um die Bewegung korrekt zu erlernen, können Sie die Übung zunächst mit dem Rücken gegen eine Wand gelehnt machen.

1 Fassen Sie die Hantel mit einer Hand im Neutralgriff. Drehen Sie das Handgelenk, sodass der Daumen nach außen zeigt, und beugen Sie den Arm mit der Kraft des Bizeps. Stemmen Sie die Hantel so hoch wie möglich. Damit das gelingt, dürfen Sie den Ellbogen leicht anheben, ohne jedoch zu übertreiben (in unserem Beispiel ist der Ellbogen etwas zu hoch, aber nur, damit Sie die Kontraktion des Bizeps deutlich sehen können). Halten Sie die Kontraktion eine Sekunde, indem Sie den Unterarm so fest wie möglich gegen den Bizeps drücken. Dann gehen Sie langsam in die Ausgangsstellung zurück.

2 3 Sie können mit beiden Hanteln gleichzeitig oder abwechselnd trainieren. Bei der letztgenannten Variante haben Sie mehr Kraft.

AUFGEPASST!
Bei jeder Wiederholung können Sie eine Drehung des Handgelenks ausführen. Üben Sie in der Haltung, die Ihnen für Ihren Arm die natürlichste scheint. Falls Sie den Arm proniert lassen wollen, dürfen Sie ihn nie ganz strecken, weil Sie dann, vor allem bei schweren Gewichten, einen Muskelriss des Bizeps riskieren. Dieses Problem stellt sich nicht, wenn Sie das Strecken in Neutralstellung vornehmen.

HINWEISE
Legen Sie die Gewichte bei Scheibenhanteln etwas dezentral auf die Stange, möglichst an den Enden der Hantel neben den kleinen Fingern. Auf diese Weise riskieren Sie nicht, sich mit den Oberschenkeln oder dem Rumpf an der Hantel zu stoßen.

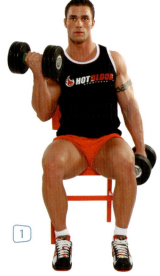

(Varianten)

1 Sie können diese Übung sitzend oder stehend machen. Einen exakten Bewegungsablauf erzielen Sie, wenn Sie sitzend beginnen. An der Belastungsgrenze stehen Sie auf, um mit ein bisschen Mogeln ein paar zusätzliche Wiederholungen zu schaffen.

DIE ARME

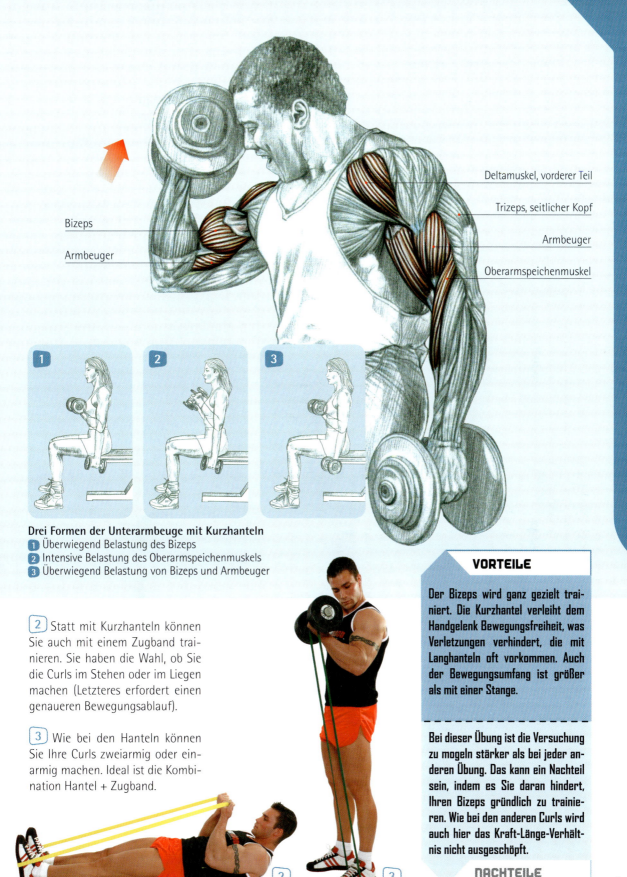

Drei Formen der Unterarmbeuge mit Kurzhanteln
1. Überwiegend Belastung des Bizeps
2. Intensive Belastung des Oberarmspeichenmuskels
3. Überwiegend Belastung von Bizeps und Armbeuger

2 Statt mit Kurzhanteln können Sie auch mit einem Zugband trainieren. Sie haben die Wahl, ob Sie die Curls im Stehen oder im Liegen machen (Letzteres erfordert einen genaueren Bewegungsablauf).

3 Wie bei den Hanteln können Sie Ihre Curls zweiarmig oder einarmig machen. Ideal ist die Kombination Hantel + Zugband.

VORTEILE

Der Bizeps wird ganz gezielt trainiert. Die Kurzhantel verleiht dem Handgelenk Bewegungsfreiheit, was Verletzungen verhindert, die mit Langhanteln oft vorkommen. Auch der Bewegungsumfang ist größer als mit einer Stange.

Bei dieser Übung ist die Versuchung zu mogeln stärker als bei jeder anderen Übung. Das kann ein Nachteil sein, indem es Sie daran hindert, Ihren Bizeps gründlich zu trainieren. Wie bei den anderen Curls wird auch hier das Kraft-Länge-Verhältnis nicht ausgeschöpft.

NACHTEILE

/// Hammer-Curls

Diese isolierte Übung trainiert vor allem den Armbeuger und den Oberarmspeichenmuskel, den Bizeps jedoch weniger als die Curls im Obergriff. Hammer-Curls können einarmig gemacht werden, vor allem, wenn Sie prachtvolle Armmuskeln entwickeln wollen.

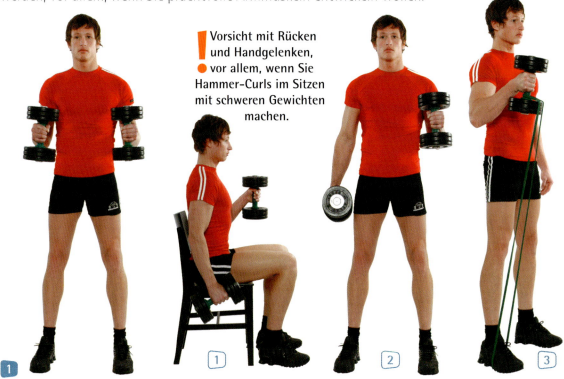

! Vorsicht mit Rücken und Handgelenken, vor allem, wenn Sie Hammer-Curls im Sitzen mit schweren Gewichten machen.

[1] Fassen Sie die Hantel mit einer Hand im Neutralgriff (Daumen nach oben, als ob Sie einen Hammer halten würden, daher der Name der Übung).

Beugen Sie den Arm – der Daumen bleibt nach oben gerichtet –, und heben Sie die Hantel so hoch wie möglich. Damit es gelingt, dürfen Sie den Ellbogen ganz leicht anheben, ohne jedoch seine Position zu sehr zu verändern. Halten Sie nun die Kontraktionsstellung eine Sekunde, indem Sie den Unterarm so stark wie möglich gegen Ihren Bizeps drücken. Dann nehmen Sie wieder langsam die Ausgangsposition ein.

ANMERKUNGEN

Wie notwendig diese Übung ist, richtet sich nach der Größe Ihres Armbeugers. Wenn dieser so groß wie Ihr Bizeps ist, bringt die Übung nichts. Falls jedoch, wie so oft, Ihr Armbeuger in Bezug auf den Bizeps sehr unterentwickelt ist, sind die Hammer-Curls sinnvoll. Sie können sogar die klassischen Curls ersetzen, bis der Armbeuger seinen Rückstand aufgeholt hat.

Varianten

[1] Sie können sitzend oder stehend üben. Eine Möglichkeit ist, sitzend zu beginnen. Wenn Sie Ihr Limit erreicht haben, stellen Sie sich hin, um noch einige zusätzliche Wiederholungen zu schaffen.

[2] Sie können auch gleichzeitig oder abwechselnd mit zwei Kurzhanteln trainieren. Mit der letzteren Version haben Sie mehr Kraft.

[3] Statt mit Kurzhanteln können Sie auch mit einem Zugband oder, besser noch, mit Kurzhantel und Zugband trainieren. Nur mit dem Band können Sie stehend oder liegend üben. Im Liegen wird der Rücken weniger belastet und die Bewegung ist genauer.

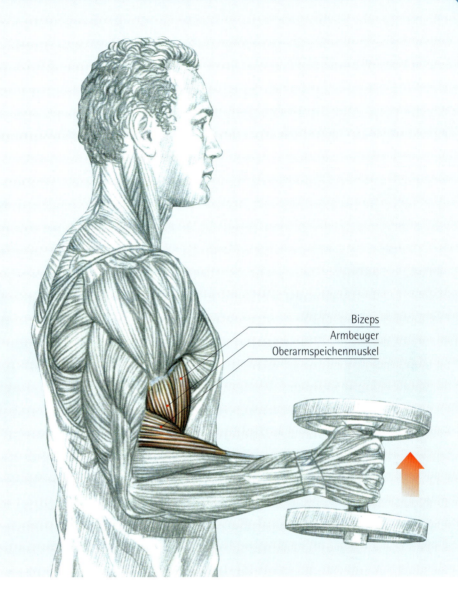

Bizeps
Armbeuger
Oberarmspeichenmuskel

AUFGEPASST!

Dank der Neutralstellung hat der Arm mehr Kraft als bei Pronation. Es ist daher normal, dass man Hammer-Curls mit etwas mehr Gewicht als bei den klassischen Curls machen kann. Zu beachten ist, dass man den Bewegungsumfang nicht zu sehr verringert, wenn man mit einem zu schweren Gewicht trainiert.

HINWEISE

Machen Sie als Anfänger entweder normale Curls oder Hammer-Curls, aber nicht beide in derselben Trainingseinheit. Ideal ist es, je Trainingseinheit entweder klassische oder Hammer-Curls zu machen. Wie oft das eine oder andere angebracht ist, richtet sich nach dem Zustand Ihres Bizeps bzw. Armbeugers. Eine weitere Alternative wäre, dass Sie klassische Curls bis an Ihr Limit üben und eine Superserie mit Hammer-Curls anschließen, mit oder ohne Gewichtsreduzierung.

VORTEILE

Durch Kräftigung des Unterarms mittels Hammer-Curls lässt sich den Schmerzen vorbeugen, die beim Krafttraining häufig infolge zu schwacher Unterarme auftreten. Wie bei allen einarmig praktizierten Curls können Sie mit der inaktiven Hand nachhelfen, um noch einige Wiederholungen mit Gegendruck zu schaffen.

Die Hammer-Curls sind nicht unbedingt bei einem Krafttraining notwendig, denn vermutlich bauen die klassischen Curls und die Übungen für den Rücken den Armbeuger bereits auf.

NACHTEILE

/// Reverse Curls

Diese isolierte Übung kräftigt vor allem den Oberarmspeichenmuskel, in geringerem Maß den Armbeuger und ein wenig den Bizeps. Einarmiges Üben ist möglich, aber nicht zwingend.

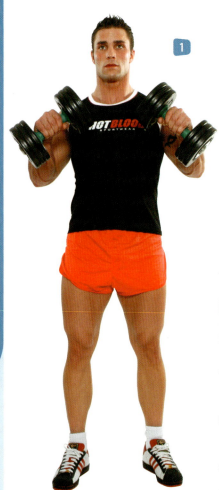

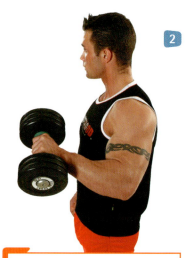

! Achten Sie auf Ihre Handgelenke. Der Daumen muss immer etwas höher positioniert sein als der kleine Finger, um eine zu starke Drehung des Unterarms zu vermeiden.

1 Fassen Sie die Hantel im Obergriff (Daumen zueinander). Beugen Sie den Arm und belassen Sie den Daumen immer etwas höher als den kleinen Finger. Heben Sie die Hantel so hoch wie möglich. Damit die Kontraktion des Oberarmspeichenmuskels anhält, dürfen Sie im Gegensatz zu den anderen Curls bei dieser Übung den Ellbogen nicht anheben.

2 Halten Sie die Kontraktion eine Sekunde, indem Sie den Unterarm so fest wie möglich gegen den Bizeps drücken. Gehen Sie langsam in die Ausgangsstellung zurück.

AUFGEPASST!
Der Arm befindet sich in einer relativ schwachen Position. Die Reverse Curls müssen daher mit leichteren Gewichten ausgeführt werden als andere Curls.

HINWEISE
Sie können die Reverse Curls zuerst machen. An Ihrer Belastungsgrenze drehen Sie das Handgelenk ein wenig und setzen die Übung mit Hammer-Curls fort.

ERKLÄRUNGEN
Die Notwendigkeit dieser Übung hängt von der Masse Ihres Oberarmspeichenmuskels ab. Ist dieser bereits gut entwickelt, dann besteht kein Anlass die Übung auszuführen.

DIE ARME

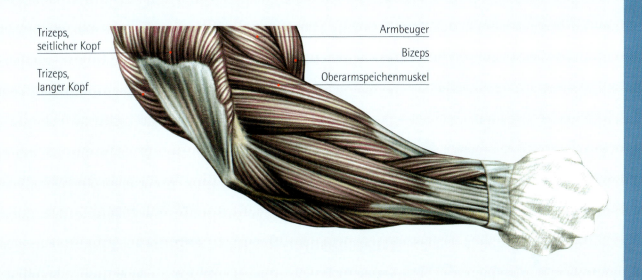

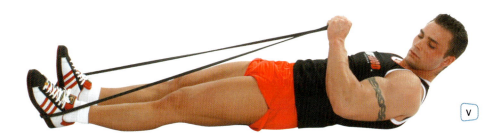

Varianten

v Diese Übung ist sitzend oder stehend möglich. Beginnen Sie im Sitzen. An Ihrer Belastungsgrenze stellen Sie sich hin, um mit ein bisschen Mogeln noch ein paar zusätzliche Wiederholungen zu bewältigen.

Sie können auch ein Zugband benutzen, es strapaziert die Handgelenke weniger als Hanteln. Mit dem Zugband ist die Übung stehend oder liegend, einarmig oder zweiarmig möglich.

VORTEILE

Mit Kurzhanteln ist die Drehung des Handgelenks schonender als mit einer Langhantel. Zudem schützen Kurzhanteln vor den Verletzungen, die man sich beim Üben mit der Langhantel-Stange zuziehen kann.

Im Idealfall ist die Übung überflüssig. Theoretisch muss das Training des Bizeps und der Rückenmuskeln dafür gesorgt haben, dass Sie einen starken Oberarmspeichenmuskel haben.

NACHTEILE

/// Arm-Curls mit gestütztem Ellbogen

Diese isolierte Übung trainiert den Armbeuger etwas mehr und den Bizeps etwas geringer als die klassischen Curls. Sie zielt vor allem ins Innere des Bizeps. Die Übung kann nur einseitig durchgeführt werden.

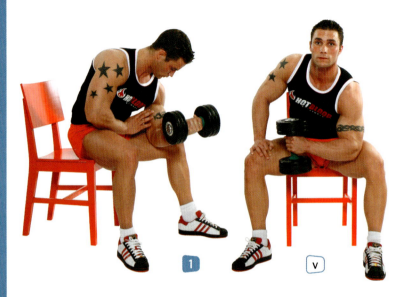

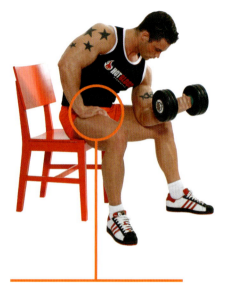

1 Im Sitzen fassen Sie die Kurzhantel mit Untergriff (Daumen nach außen). Den Trizeps legen Sie gegen die Innenseite des Oberschenkels. Drücken Sie die Hantel so hoch wie möglich, ohne den Ellbogen anzuheben. Halten Sie die Kontraktion eine Sekunde lang, indem Sie den Unterarm so fest wie möglich gegen den Bizeps drücken. Gehen Sie langsam in die Ausgangsstellung zurück.

Variante

v Sie können die Hantel auch supiniert oder wie einen Hammer (Daumen nach oben) halten. Bei der Hammerbewegung wird der Armbeuger stärker belastet.

AUFGEPASST!
Diese Übung verleiht dem Bizepsbauch eine prallere Wölbung, was der etwas stärkeren Beanspruchung von Fasern des Armbeugers zu verdanken ist. Stößt man den Bizeps nach oben, dann verändert der Armbeuger ein wenig die Form des Bizeps.

HINWEISE
Beginnen Sie Ihre Serie mit aufgestütztem Arm (in Supination oder Neutralstellung); am Limit gehen Sie zu normalen Curls über, um noch einige zusätzliche Wiederholungen zu schaffen.

! Um den Oberarm auf den Oberschenkel stützen zu können, müssen Sie den Oberkörper vorbeugen. Das macht den Rücken verletzlich. Sie schützen ihn und bewirken eine Druckentlastung Ihrer Wirbelsäule, wenn Sie die freie Hand auf den anderen Oberschenkel stützen.

VORTEILE
Die Arm-Curls mit gestütztem Ellbogen tragen dazu bei, ein Gleichgewicht zwischen der Entwicklung des Armbeugers und des Bizeps herzustellen.

Um Muskelmasse aufzubauen, ist diese Übung nicht optimal. Ihre Beliebtheit beruht vor allem darauf, dass sie relativ leicht auszuführen ist. Da sie nur zu einer Seite ausgeführt wird, kostet sie Zeit.

NACHTEILE

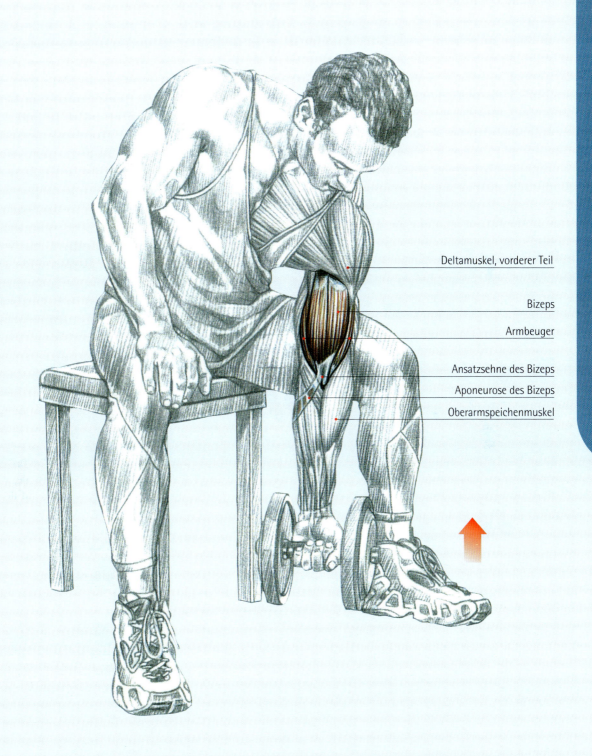

/// Klimmzüge an der Reckstange

Diese Übung baut nicht nur den Bizeps, sondern auch die Rückenmuskeln auf. Sie ist die einzige klassische Grundübung für den Bizeps. Einarmiges Üben ist praktisch unmöglich, außer bei sehr leichtgewichtigen Personen.

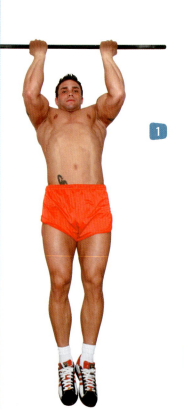

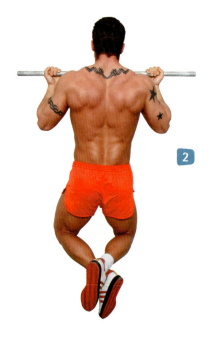

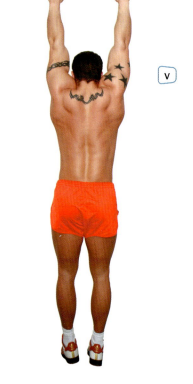

> **AUFGEPASST!**
> Anders als die Rückenübungen, bei denen man versucht, den Bizeps möglichst wenig zu belasten, sollen hier möglichst viele Fasern dieses Muskels aktiviert werden, weniger dagegen die Rückenmuskeln. Kippen Sie den Rumpf leicht nach hinten und ziehen die Reckstange möglichst dicht an Ihren Hals.

1 Fassen Sie die Reckstange mit Untergriff (die kleinen Finger einander zugekehrt). Der Abstand zwischen den Daumen soll etwa dem der äußeren Enden der Schlüsselbeine entsprechen. Je enger der Griff ist, desto stärker wird der Bizeps belastet.

2 Ziehen Sie sich mit der Kraft Ihrer Bizepsmuskeln hoch. Sie müssen die Stange nicht berühren. Der Gipfel der Bewegung ist erreicht, wenn die Bizeps stark kontrahiert sind. Halten Sie die Position eine Sekunde lang und lassen Sie sich dann langsam sinken.

(Variante)

v Um den Oberarmspeichenmuskel zu trainieren, können Sie die Reckstange im Obergriff fassen (Daumen einander zugekehrt). Der Bizeps ist dann weniger belastet und Ihre Kraft geringer.

DIE ARME

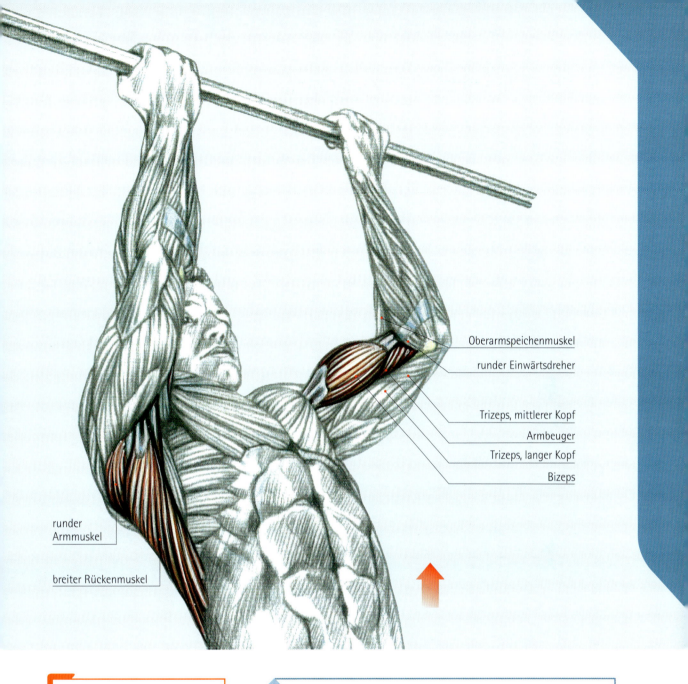

Oberarmspeichenmuskel
runder Einwärtsdreher
Trizeps, mittlerer Kopf
Armbeuger
Trizeps, langer Kopf
Bizeps

runder Armmuskel
breiter Rückenmuskel

HINWEISE
Mit Klimmzügen können die Rücken- und Armmuskeln gleichzeitig trainiert werden, Sie sparen also Zeit.

! Bei Klimmzügen in Supination (kleine Finger zueinander gekehrt) dürfen Sie die Arme nicht ganz strecken, weil dann die Gefahr eines Muskel(faser)risses besteht.

VORTEILE

Der Klimmzug ist die einzige klassische Grundübung für den Bizeps. Der Bizeps wird in Schulterhöhe gedehnt und im Bereich des Ellbogens kontrahiert. Klimmzüge nutzen optimal das Kraft-Länge-Verhältnis und sind daher ausgezeichnet geeignet, um raschen Muskelzuwachs an den Armen zu erreichen.

Leider hat nicht jeder die Kraft für Klimmzüge. Wenn das auch für Sie gilt, stoßen Sie sich vom Boden ab, um sich leichter zu machen, oder Sie üben nur die zweite Hälfte der Bewegungsfolge (negativer Bewegungsanteil), indem Sie einen Stuhl zu Hilfe nehmen.

NACHTEILE

/// Stretch-Curls

Bei diesen Curls handelt es sich um eine isolierte Übung, die durch Dehnen des Arms vor allem den langen Bizepskopf trainiert. Diesen Muskelteil sieht man am deutlichsten. Er muss daher am ehesten entwickelt werden. Die Übung kann nur einarmig gemacht werden.

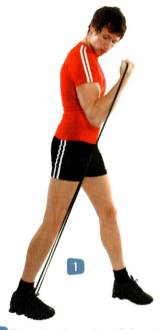

AUFGEPASST!
Die Bizepsdehnung bei dieser Übung löst rasches und heftiges Brennen aus. Um das zu nutzen, machen Sie mindestens 12 Wiederholungen. Versuchen Sie, dieses Brennen möglichst lange zu erhalten.

HINWEISE
Um die Wirkung noch zu verstärken, können Sie das Zugband mit einer Hantel kombinieren.
Wenn Sie das Zugband an einem festen Punkt in mittlerer Höhe befestigen, wird die Dehnung des Bizeps noch verstärkt.

VORTEILE
Die Dehnung in Schulterhöhe durch diese Übung ist einzigartig. Bei der Dehnung im oberen Teil des Bizeps mit gleichzeitiger Kontraktion im unteren wird das Kraft-Länge-Verhältnis besser genutzt als bei allen anderen Curls. Daraus erklärt sich die außerordentliche Wirksamkeit dieser Übung.

Da die Übung nur einarmig gemacht werden kann, kostet sie insgesamt etwas mehr Zeit – vielleicht ein Problem für Eilige.

NACHTEILE

1 Sie stellen den rechten Fuß nach hinten auf das Zugband, das Sie ganz nach Ihrem Bedarf auseinanderziehen. Fassen Sie das Band mit der rechten Hand. Mit der Kraft des Bizeps führen Sie den Unterarm zum Oberarm. Die Hand bleibt dabei in Supination (der kleine Finger ist zum Körper gewandt).

Heben Sie den Ellbogen nur ganz leicht, um eine möglichst starke Kontraktion zu erzielen. Halten Sie die Kontraktion eine Sekunde, bevor Sie in die Ausgangsstellung zurückgehen. Nach dem Üben mit dem rechten trainieren Sie den linken Arm und so weiter, mit minimalen Pausen.

! Wie bei allen Bizepsübungen dürfen Sie den Arm ● in der Dehnungshaltung nicht durchstrecken, sonst könnte es zu einem Muskelfaserriss kommen. Üben Sie genau, damit die Schulter nicht extrem gedehnt wird.

/// Dehnung des Bizeps

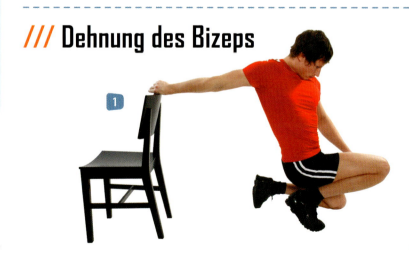
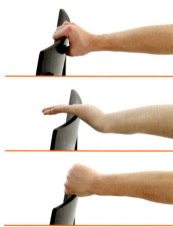

Der Trizeps

Die Funktion des Trizeps

Der Trizeps ist der Antagonist von Bizeps und Armbeuger. Er streckt den Arm und verleiht ihm Masse. Im Idealfall sollte er etwas dicker sein als Bizeps und Armbeuger zusammen. Leider ist er oft unterentwickelt. Durch regelmäßiges Training des Trizeps können Sie aber den Umfang Ihres Arms um etliche Zentimeter vergrößern.

Von den drei Trizepsköpfen ist der seitliche (außen liegende) am deutlichsten zu erkennen. Die beiden anderen Köpfe werden oft vom Rumpf verdeckt. Folglich sollte der seitliche Kopf bevorzugt trainiert werden, damit recht bald der Eindruck sehr starker Arme entsteht.

! Etwas unerwartet ist der lange Trizepskopf an allen Übungen für den Rücken beteiligt. Als einziger von den drei Trizepsköpfen ist er mehrgelenkig. Er streckt also nicht einfach den Arm, sondern führt ihn gemeinsam mit den Rückenmuskeln an den Körper zurück. Bevor Sie die Rückenmuskeln trainieren, müssen Sie die Ellbogenregion aufwärmen, um Verletzungen zu vermeiden.

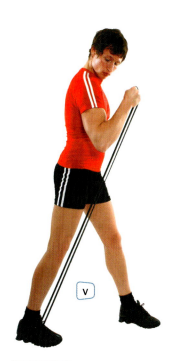

Variante

[v] Um den Armbeuger etwas stärker zu fordern, können Sie statt in Supination mit der Hand in Neutralstellung (Daumen nach oben) üben. Oder Sie beginnen Ihre Serie mit Untergriff. An der Belastungsgrenze drehen Sie das Handgelenk dann in Neutralstellung. Setzen Sie die Übung fort und lassen Sie das Zugband mit dem Fuß etwas locker, um den Widerstand zu verringern und noch möglichst viele zusätzliche Wiederholungen zu schaffen.

[1] Um den Bizeps stark zu dehnen, legen Sie eine Hand auf eine Stuhllehne. Wenden Sie Ihren Rücken ganz langsam dem Stuhl zu. Drehen Sie das Handgelenk von oben nach unten und wieder zurück, um beide Bizepsköpfe zu dehnen. Machen Sie keine ruckartigen Bewegungen, denn in dieser Position ist der Bizeps sehr verletzungsanfällig.

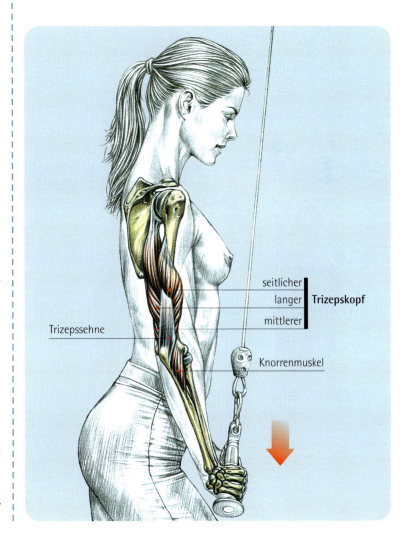

Trizepssehne

seitlicher
langer | **Trizepskopf**
mittlerer

Knorrenmuskel

/// Liegestütze, Arme schulterbreit

Diese Grundübung trainiert Trizeps sowie Schulter- und Brustmuskeln. Nur sehr leichtgewichtige Personen können sie einarmig machen.

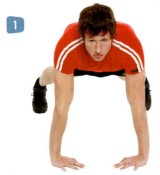
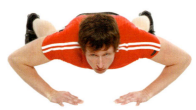

1 Gehen Sie in den Liegestütz, die Hände zeigen nach innen und sind schulterbreit auseinander. Wenn Sie in den Handgelenken kein Ziehen spüren, können Sie die Hände dichter zueinander schieben.

2 Neigen Sie sich langsam dem Boden entgegen und stemmen Sie sich unter maximalem Einsatz der Trizepsmuskeln wieder hoch.

AUFGEPASST!
Um den äußeren Trizepskopf besser zu trainieren, schieben Sie beide Hände leicht aufeinander zu. Sie können auch den Winkel zwischen Oberkörper und Armen verändern. Nehmen Sie die Haltung ein, in der Sie den Trizeps am deutlichsten spüren (Hände in der Achse der Schultern oder der Brustmuskeln).

HINWEISE
Je enger Sie die Hände zueinander rücken, desto intensiver wird der Trizeps trainiert. Dagegen erklärt eine wenn auch nur geringe Beteiligung der Brustmuskeln, warum Sie bei eng liegenden Handflächen schwächer sind.

Varianten

Um den Widerstand noch zu vergrößern, legen Sie sich ein Zugband über den Rücken und halten es mit den Händen fest.

1 Sie beginnen die Übung, indem Sie das Band am Rücken mit beiden Händen spannen.

2 Wenn Sie Kraft aufgebaut haben, ziehen Sie das Band hinter Ihrem Rücken auseinander.

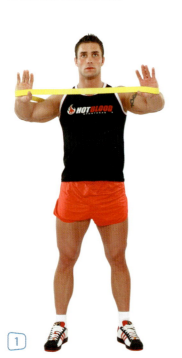
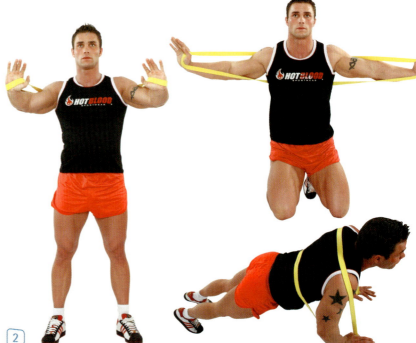

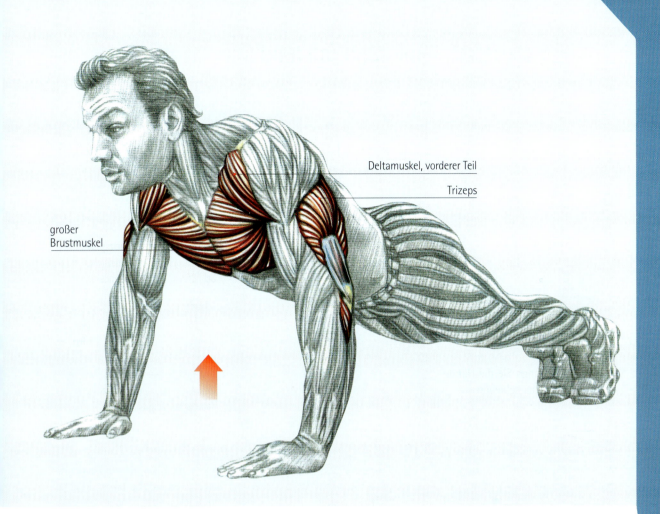

großer Brustmuskel

Deltamuskel, vorderer Teil

Trizeps

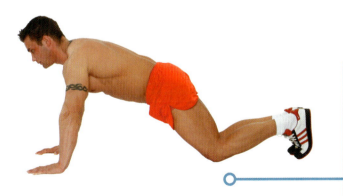

! Manche Handgelenke sind zu schwach für Liegestütze. Um sie nicht zu sehr zu quälen, können Sie für besseren Halt dicke Telefonbücher unterlegen. In Sportgeschäften gibt es auch Spezialgriffe für Liegestütze. Sie verhindern eine zu große, unnatürliche Drehung der Handgelenke.

VORTEILE

Der Widerstand lässt sich leicht verändern. Falls Sie eher schwergewichtig sind, beginnen Sie mit Knieliegestützen, um allmählich Kraft aufzubauen. Und wenn Sie beim klassischen Liegestütz am Ende der Serie keine Kraft mehr haben, setzen Sie die Übung auf den Knien fort, um noch ein paar Wiederholungen zu schaffen. Liegestütze sind eine der wenigen Übungen, bei denen das Kraft-Länge-Verhältnis des langen Trizepskopfes ausgeschöpft wird.

Gezieltes Trizepstraining ist nicht ganz einfach. Überdies sind Liegestütze nicht für jeden Körperbau geeignet. Wenn Sie lange Arme haben, müssen Sie sich ziemlich quälen und haben keine Gewähr, dass es etwas nützt.

NACHTEILE

/// Armstrecken über Kopf, sitzend oder stehend

Diese isolierte Übung trainiert den Trizeps.
Das Üben mit nur einem Arm ist möglich.

! Beim zweiarmigen Üben könnten Sie leicht ein Hohlkreuz machen oder sich mit dem Kopf an der Hantel stoßen.

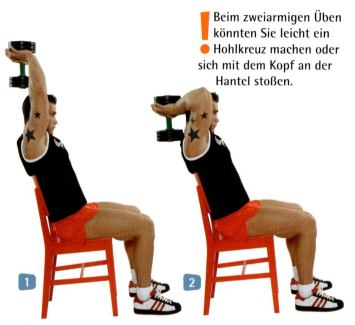

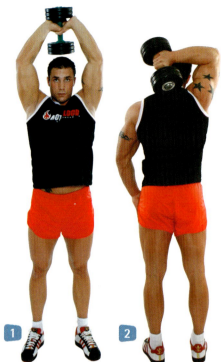

[1] Fassen Sie die Hantel sitzend oder stehend mit beiden Händen (zweiarmiges Üben) oder mit einer Hand (einarmiges Üben).

[2] Heben Sie die Hantel hinter den Kopf, sodass die Ellbogen und die kleinen Finger zur Decke zeigen. Mit der Kraft der Trizeps strecken Sie die Arme in Richtung Decke und lassen sie wieder sinken.

AUFGEPASST!
Beim einarmigen Üben ist der Bewegungsumfang deutlich größer als beim beidarmigen, denn Dehnung und Kontraktion sind ausgeprägter.

HINWEISE
Verwechseln Sie diese Übung nicht mit einem Pull over. Die Arme bleiben durchgehend mehr oder weniger im rechten Winkel zum Boden.

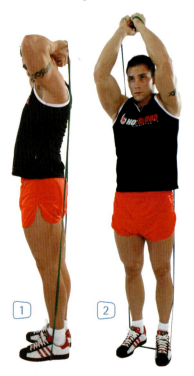

Varianten

[1] Sie können die Übung auch mit einem Zugband machen, das Sie am Boden mit den Füßen und oben mit beiden Händen festhalten. Das Zugband kann wahlweise supiniert oder proniert, dazwischen im Neutralgriff gehalten werden.

[2] Wenn Sie beidarmig üben, dürfen die Arme nicht vollständig gestreckt werden. Beim einarmigen Üben hingegen darf der Arm gestreckt werden, um den Trizeps stark zu kontrahieren.

VORTEILE
Diese Übung bewirkt eine gute Dehnung, was für Trizepsübungen ziemlich ungewöhnlich ist.

Die Ellbogen werden stark belastet. Daher muss die Bewegung sehr sorgfältig ausgeführt werden, um Verletzungen zu verhüten.
Die Bewegung nutzt das Kraft-Länge-Verhältnis des Trizeps nur schlecht.

NACHTEILE

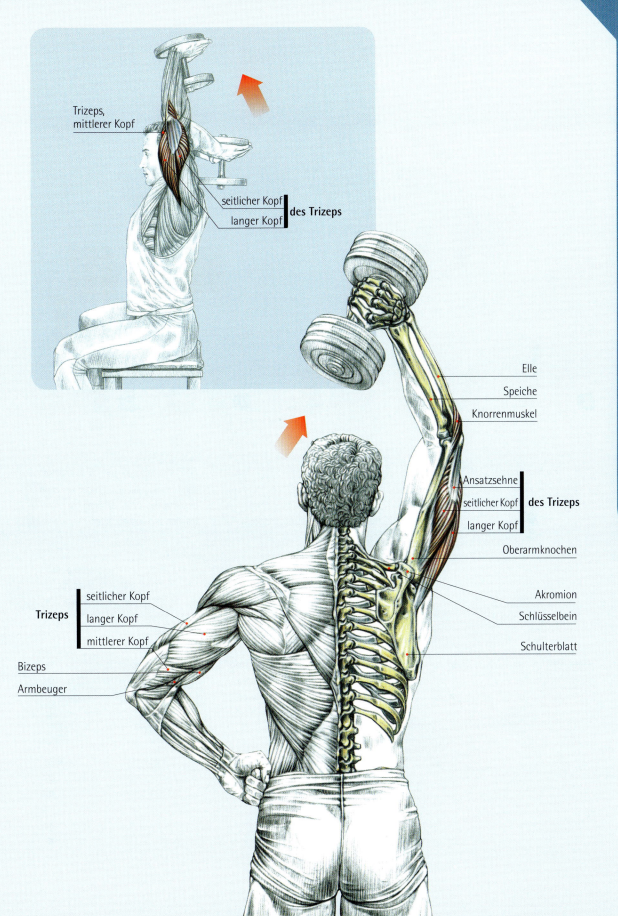

/// Armstrecken über Kopf, liegend

Diese isolierte Übung trainiert den Trizeps. Sie kann einarmig ausgeführt werden.

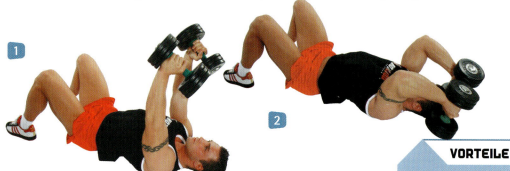

1 Legen Sie sich auf den Boden, umfassen Sie die Kurzhanteln.

> **!** Passen Sie auf, dass Sie sich nicht mit der Hantel gegen den Kopf stoßen, vor allem, wenn die Ermüdung das kontrollierte Üben erschwert.

2 Heben Sie die Hanteln langsam hinter den Kopf. Die Hände sind im Neutralgriff (die kleinen Finger weisen zur Decke). Dehnen Sie die Trizepsmuskeln maximal, aber ohne die Arme zu sehr zu bewegen. Der Ellbogen muss ständig zur Decke zeigen. Kontrahieren Sie den Muskel eine Sekunde, bevor Sie die Bewegung zurückführen.

VORTEILE

Im Liegen ist der Rücken besser geschützt. Die Bewegung wird darüber hinaus auch genauer ausgeführt als im Stehen.

NACHTEILE

Die Ellbogen werden stark belastet. Um sie nicht zu schädigen, muss die Bewegung genau ausgeführt werden. Das Kraft-Länge-Verhältnis des Muskels wird nicht ausgeschöpft, wie es für optimale Wirksamkeit nötig wäre.

AUFGEPASST!
Sie können die Hantel hinter den Kopf oder bis in Ohrhöhe führen, je nachdem, was Ihnen für die Ellbogen natürlicher erscheint.

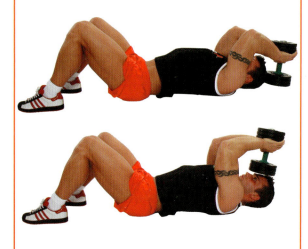

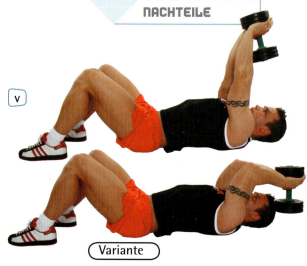

Variante

v Auch wenn Sie zweiarmig üben, können Sie eine oder zwei Hanteln benutzen. Um die Bewegung einzuüben, sollten Sie nur eine Hantel verwenden, die Sie wie bei der vorigen Übung mit beiden Händen fassen. Auf diese Weise haben Sie das Gewicht sicherer im Griff.

HINWEIS
Verwechseln Sie diese Übung nicht mit einem Pull over. Die Arme bleiben mehr oder weniger im rechten Winkel zum Boden.

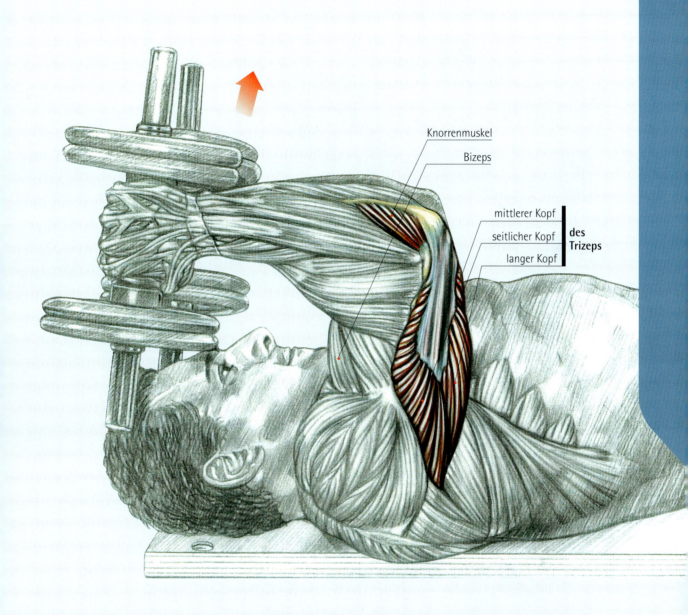

/// Kickback (Armstrecken vorgebeugt)

Diese isolierte Übung trainiert den Trizeps. Sie kann einarmig gemacht werden.

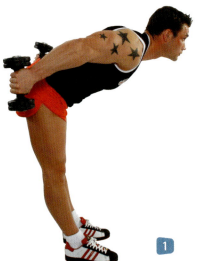

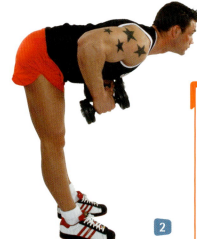

1 Sie stehen vorgebeugt und fassen die Hanteln im Neutralgriff (Daumen Richtung Boden). Die Arme liegen am Körper und parallel zum Boden.

2 Führen Sie die Hanteln abwärts, sodass Ihre Unterarme eine senkrechte Linie zum Boden bilden. Strecken Sie die Arme, indem Sie den Trizeps kontrahieren. Halten Sie die Kontraktion eine Sekunde mit gestreckten Armen und nehmen Sie wieder die Ausgangsposition ein.

AUFGEPASST!
Halten Sie den Trizeps bei gestreckten Armen möglichst maximal kontrahiert. Im Gegensatz zu anderen Trizepsübungen muss bei dieser Übung starke Muskelkraft entwickelt werden, um den Arm gestreckt zu halten. Nutzen Sie diese Besonderheit!

HINWEISE
Wenn Sie in der Kontraktionshaltung den kleinen Finger leicht nach außen drehen, können Sie den äußeren Trizepskopf intensiver trainieren.

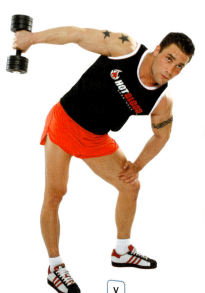

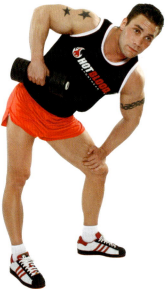

(Variante)

v Sie können den Ellbogen nach hinten ausrichten oder etwas zur Decke heben. Manche Personen können den Trizeps bei der zweiten Variante besser spüren. Um eine größere Stabilität zu erreichen, ist es ratsam, die Übung einarmig zu machen.

! Bei einarmigem Üben stützt sich der inaktive ● Arm auf den Oberschenkel und entlastet dadurch die Wirbelsäule.

DIE ARME

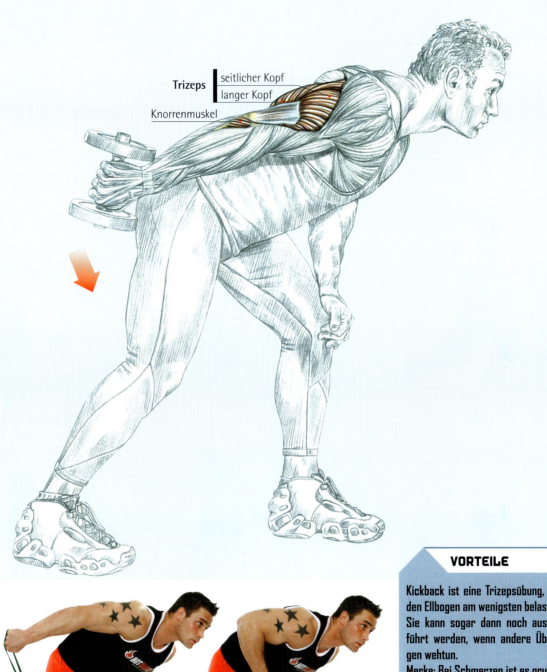

VORTEILE

Kickback ist eine Trizepsübung, die den Ellbogen am wenigsten belastet. Sie kann sogar dann noch ausgeführt werden, wenn andere Übungen wehtun.
Merke: Bei Schmerzen ist es grundsätzlich vernünftiger, das Gelenk zu schonen!

Wenn Sie die Dehnung nicht spüren, nehmen Sie ein Zugband zu Hilfe. Das Kraft-Länge-Verhältnis des Muskels wird bei dieser Übung nicht genutzt.

NACHTEILE

/// Reverse Dips (Arnold-Dips)

Diese Grundübung trainiert den Trizeps, die Brustmuskeln und die Schultermuskeln. Sie kann nicht einarmig durchgeführt werden.

> **AUFGEPASST!**
> Sie halten den Kopf aufrecht, die Augen blicken leicht nach oben, während Sie sich mit den Trizepsmuskeln hochstemmen.

HINWEISE
Sollte Ihnen die Übung mit einem Stuhl zu einfach sein, stellen Sie einen zweiten Stuhl gegenüber, auf dem Sie Ihre Füße ablegen können. Auf diese Weise lastet ein größerer Teil Ihres Körpergewichts auf den Trizepsmuskeln. Eine mögliche Abfolge ist es, mit den Füßen auf dem Stuhl zu beginnen. An der Belastungsgrenze beenden Sie die Übung, stellen die Füße auf den Boden und machen so noch möglichst viele Wiederholungen.

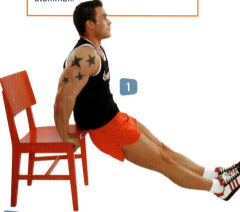

1 Stellen Sie sich mit dem Rücken vor Ihr Bett oder vor einen Stuhl. Legen Sie die Hände im Obergriff (Daumen einander zugewandt) auf die Kante. Strecken Sie die Beine vor.

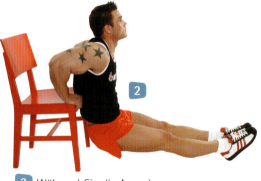

2 Während Sie die Arme beugen, lassen Sie sich in Richtung Boden sinken und stemmen sich mit der Kraft der Trizepsmuskeln empor. Als Bewegungsumfang genügen etwa 50 cm.

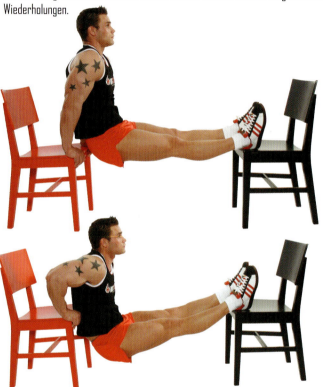

Um den Widerstand zusätzlich zu erhöhen, legen Sie ein Gewicht auf Ihre Oberschenkel.

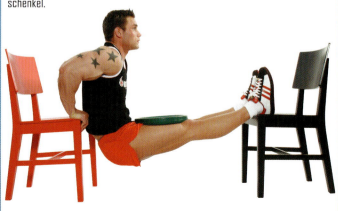

! Halten Sie sich gut fest, vor allem wenn Sie auch die Füße hochgelegt haben. Falls Sie loslassen, könnten Sie sich verletzen.

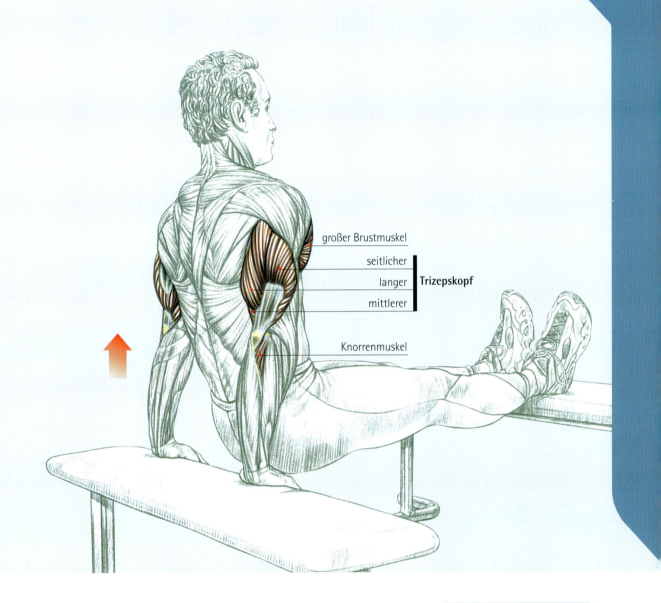

Variante

[v] Probieren Sie aus, welcher Handabstand für Ihr Trizepstraining am besten ist. Mit gebeugten Knien ist die Übung deutlich leichter. Eine mögliche Reihenfolge für Anfänger ist, mit gestreckten Beinen zu beginnen.
Am Belastungslimit beugen Sie die Knie, um noch zusätzliche Wiederholungen zu bewältigen.

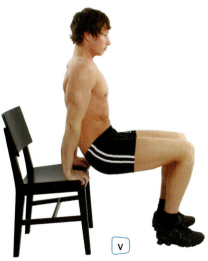

VORTEILE

Zwar haben die Arnold-Dips eine gewisse Ähnlichkeit mit Liegestützen, sie sind aber einfacher, weil die Trizepsmuskeln weniger belastet werden. Sie zählen zu den wenigen Übungen für den Trizeps, bei denen das Kraft-Länge-Verhältnis ausgeschöpft wird.

Es ist nicht einfach, die Trizepsmuskeln gezielt zu trainieren, denn es können Anteile der Schulter- und Brustmuskeln mitmischen.

NACHTEILE

/// Pushdown mit Zugband

Diese isolierte Übung trainiert den Trizeps. Sie kann einarmig gemacht werden.

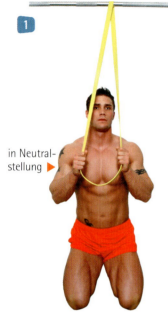

in Neutralstellung ▶

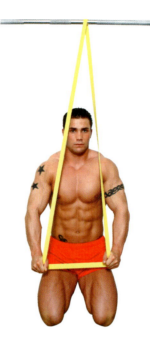

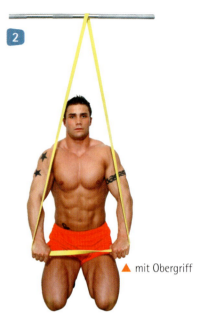

▲ mit Obergriff

DIE ARME

1 Befestigen Sie das Zugband an der Reckstange. Sie können es auch mit einer Schlinge über einer Tür anbringen. Gehen Sie in die Knie, die Arme im rechten Winkel gebeugt, und fassen Sie das Band in Neutralstellung (Daumen nach oben) oder Obergriff (Daumen zueinander). Auch eine Mittelstellung zwischen Pronation und Neutralstellung ist möglich. Am besten ist der Griff, mit dem Sie die stärkste Kontraktion des Trizeps erzielen.

2 Ziehen Sie am Band, um die Arme zu strecken. Halten Sie die Kontraktion eine Sekunde lang und nehmen Sie wieder die Ausgangsstellung ein.

VORTEILE

Das Training mit dem Zugband beansprucht die Ellbogen weniger als Übungen ohne Geräte oder mit Kurzhanteln.

Es ist schwierig, den Widerstand beim Zugband exakt zu bestimmen. Die Nutzung des Kraft-Länge-Verhältnisses ist gering, wenn Sie beim Üben das Zugband vor sich halten. Etwas besser ist die untenstehend beschriebene Variante.

NACHTEILE

Variante

v Wenn Sie das Zugband an einer Reckstange befestigen, können Sie mit dem Rücken zum Band trainieren. Beugen Sie sich vor, sodass die Bizepsmuskeln sich längs an Ihrem Kopf befinden. Auf diese Weise wird der Trizeps stärker gedehnt.

AUFGEPASST!

Zumindest in der ersten Zeit ist eine langsame Bewegung, bei der Sie deutlich spüren, wie der Trizeps arbeitet, vorzuziehen. Weil der Trizeps im Alltag relativ wenig belastet wird, fällt es Anfängern oft schwer zu spüren, wie dieser Muskel arbeitet.

HINWEISE

Bei der Kontraktionshaltung können Sie Ihre Hände mehr oder weniger einander annähern. Dabei sollen Sie aber nicht ständig eine andere Haltung einnehmen, sondern nur ausprobieren, was für Sie am besten ist; nur selten sind alle Griffe gleich wirksam.

/// Schnellkrafttraining

1 Beim Schnellkrafttraining sind Liegestütze gegen eine Wand oder am Boden die wichtigste Übung. Um sich an die Übung zu gewöhnen, beginnen Sie mit Liegestützen gegen eine Wand. Der Abstand zwischen den Handkanten sollte so groß sein wie der zwischen den äußeren Enden der Schlüsselbeine.

2 Lassen Sie sich gegen die Wand sinken. Nehmen Sie im letzten Moment die Arme hoch, um sich zurückzustoßen.
Je größer der Abstand von der Wand, desto schwieriger ist die Übung.

> **VORTEILE**
>
> Diese Übung gibt Kraft bei allen Situationen, in denen man einen Gegenspieler oder Gegenstand zurückstoßen muss, z. B. Rugby, Kampfsportarten, Wurfsport.
>
> Schlagen Sie sich nicht den Kopf am Boden auf, weil Sie Ihre Kraft überschätzt haben.
>
> **NACHTEILE**

! Ellbogen- und Schultergelenk werden bei dieser Übung stark belastet.

AUFGEPASST!
Je stärker Sie die Arme beugen, desto schwieriger ist die Übung. Am einfachsten wäre es natürlich, die Arme gestreckt zu halten, doch wäre die Übung dann nutzlos und gefährlich. Sie müssen die Arme stets ein bisschen gebeugt halten.

HINWEISE
Wie bei allen Schnellkraftübungen darf der Kontakt nur ganz kurz erfolgen. Darum müssen die Hände, sobald sie die Wand berühren, sofort zurückgenommen werden.

(Varianten)

Sobald Sie sich problemlos aus einer Distanz gegen die Wand sinken lassen können, entfernen Sie sich nach und nach noch von ihr. Wenn Sie sich bereit dazu fühlen, machen Sie die Liegestütze am Boden – erst im Knien, später klassisch.

/// Trizepsdehnungen

1 Heben Sie den rechten Arm, sodass der Bizeps den Kopf seitlich berührt. Die rechte Hand hält die Schlinge eines Zugbandes. Ziehen Sie mit der linken Hand so an dem Band, dass der rechte Arm maximal gebeugt wird.

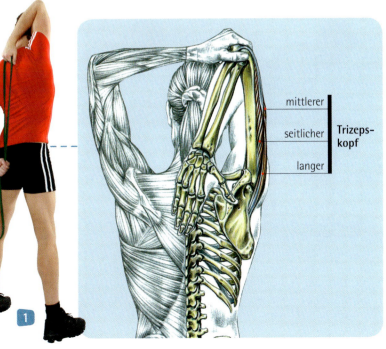

mittlerer
seitlicher
langer
} Trizepskopf

Der Unterarm

Funktion des Unterarms

Die Muskeln des Unterarms sind vielfach mehrgelenkig. Sie wirken gleichzeitig
> auf die Hand: ballen sie zur Faust und öffnen sie,
> auf das Handgelenk: heben und senken es,
> auf den Ellbogen: beugen und strecken den Unterarm.

Beim Krafttraining sind die Unterarme an allen Bewegungen der Arme und des Rumpfes (ausgenommen die Bauchmuskeln) beteiligt. Ihre Kraft kann sich bei vielen Übungen als limitierender Faktor erweisen. Schwache Unterarme müssen gekräftigt werden. Im Gegensatz zu ihrer Omnipräsenz im Fitnesscenter sind dicke Unterarme bei zahlreichen Sportarten nutzlos. Der Trainingsumfang muss sich daher nach Ihren Bedürfnissen richten, wobei ein gezieltes Training des Unterarms nicht unbedingt erforderlich ist.

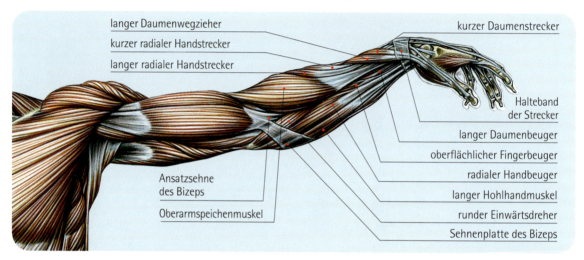

/// Handgelenk-Curls

Diese isolierte Übung trainiert die Innenseite des Unterarms. Einarmiges Üben ist möglich, aber wegen des unnötigen Zeitaufwands nicht unbedingt ratsam.

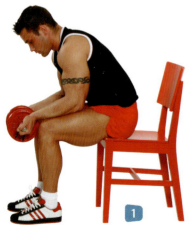
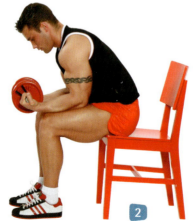
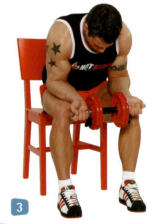

1 Im Sitzen umfassen Sie die Enden der Kurzhantel mit Untergriff (Daumen nach außen). Legen Sie die Unterarme auf die Oberschenkel, die Hände mit der Hantel hängen ins Leere.

2 Mit der Kraft der Unterarme drücken Sie die Hantel so hoch wie möglich. Halten Sie die Kontraktion eine Sekunde und gehen Sie dann langsam in die Ausgangsposition zurück.

3 Je stärker Sie die Arme beugen, desto wirksamer ist diese Übung.

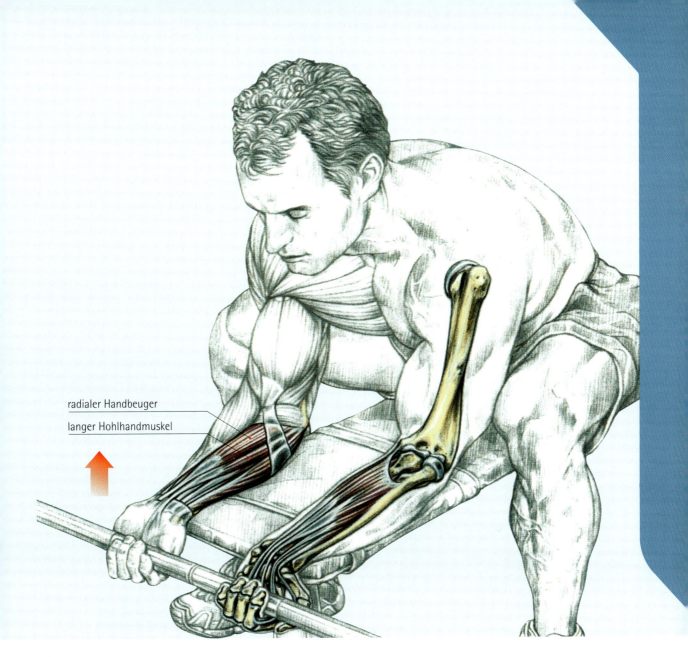

radialer Handbeuger
langer Hohlhandmuskel

! Die Handgelenke sind zwar empfindlich, aber dennoch sehr belastbar. Deshalb sollten Sie lieber mehr Wiederholungen
• (15 bis 25) mit einem leichten Gewicht als wenige Wiederholungen mit sehr schwerem Gewicht machen.

Variante

Einarmiges Training ist möglich, aber etwas riskanter, weil das Handgelenk dabei überdehnt werden kann. In der Dehnung ist das Gelenk gefährdet. Machen Sie nach unten keinen zu großen Bewegungsbogen.

VORTEILE

Die Handgelenk-Curls können Ihnen mehr Kraft für das Training des Bizeps und der Rückenmuskeln geben.

Wenn Sie Bizeps und Rückenmuskeln trainieren, können die Handgelenk-Curls überflüssig sein.

NACHTEILE

AUFGEPASST!

Diese Curls sind keine Kraftübung, die explosiv trainiert werden müsste. Die Unterarmmuskeln sollen ausdauernd arbeiten. Machen Sie diese Übung langsam.

HINWEISE

Handgelenk-Curls zählen nicht unbedingt zu den nützlichen Übungen. Für die meisten Anfänger sind sie entbehrlich, es sei denn, ihre Sportart erfordert starke Unterarme oder ihre Unterarme sind sehr schwach.

/// Handgelenke strecken

Diese isolierte Übung trainiert die Außenseite des Unterarms.
Einarmiges Üben ist möglich, aber nicht unbedingt anzuraten.

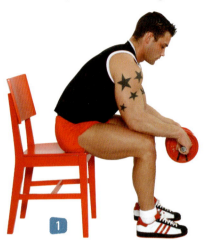

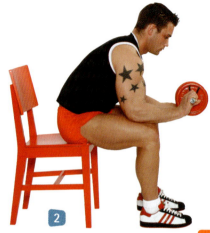

1 Sie sitzen und fassen die Kurzhantel mit Obergriff (Daumen weisen zueinander). Legen Sie die Unterarme auf die Oberschenkel, die Hände mit der Hantel hängen frei herab.

2 Mit der Kraft der Unterarme heben Sie die Hantel so hoch wie möglich, halten die Kontraktion eine Sekunde und lassen die Hantel langsam sinken.

AUFGEPASST!
Die Haltung der Hände an der Hantelstange sollte möglichst natürlich sein. Falls Sie ein Ziehen im Handgelenk spüren, verändern Sie Ihre Handstellung: Richten Sie die Daumen etwas mehr zu sich als gegeneinander.

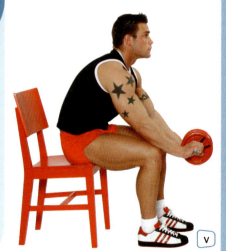

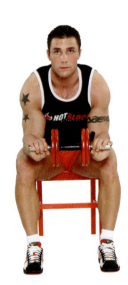

VORTEILE
Die Übungen für Bizeps, Trizeps und Rückenmuskeln belasten die Handgelenkbeuger, die bei den Handgelenk-Curls trainiert werden, stark. Die Extensoren hingegen (die das Handgelenk strecken) werden deutlich weniger belastet. Somit kann es zu einem Ungleichgewicht zwischen Beugern und Streckern kommen. Dieses Ungleichgewicht zwischen Agonisten und Antagonisten kann zu Verletzungen führen. Insofern sind die Handgelenk-Extensionen nützlicher als die Handgelenk-Curls, denn sie tragen dazu bei, das Gleichgewicht wiederherzustellen.

NACHTEILE
Die Handgelenk-Curls können bei Anfängern einen Verlust an Zeit und Energie bedeuten. Sie sind eher eine unnütze Parallele zu den Reverse Curls.

Variante

v Beginnen Sie die Übung mit gebeugten Armen (Winkel 90°). An der Belastungsgrenze strecken Sie die Arme, um noch ein paar Wiederholungen zu schaffen.

HINWEIS
Eine Vorermüdungs-Superserie kann Ihnen Zeit sparen. Dazu beginnen Sie mit Handgelenk-Curls im Sitzen. An der Belastungsgrenze stehen Sie auf und machen mit Reverse Curls weiter.

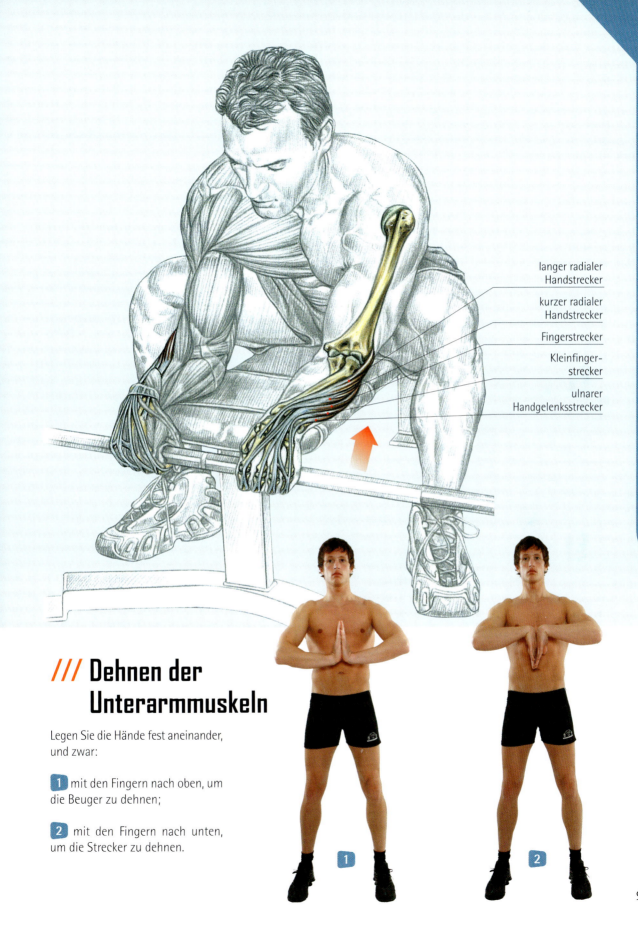

- langer radialer Handstrecker
- kurzer radialer Handstrecker
- Fingerstrecker
- Kleinfingerstrecker
- ulnarer Handgelenksstrecker

/// Dehnen der Unterarmmuskeln

Legen Sie die Hände fest aneinander, und zwar:

1 mit den Fingern nach oben, um die Beuger zu dehnen;

2 mit den Fingern nach unten, um die Strecker zu dehnen.

BREITE SCHULTERN

Die Funktion des Deltamuskels

Der eingelenkige Deltamuskel sorgt dafür, dass sich der Arm im Schultergelenk in alle Richtungen bewegen kann. Unter ästhetischen Gesichtspunkten bestimmen die Schultern unseren Körperumriss, deshalb ist es sehr wichtig, sie zu entwickeln. Etwas willkürlich kann man beim Deltamuskel drei Bereiche unterscheiden:

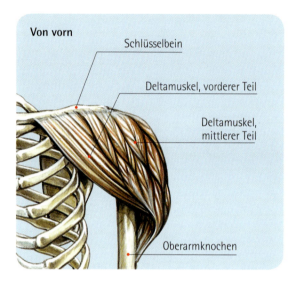

Von vorn
- Schlüsselbein
- Deltamuskel, vorderer Teil
- Deltamuskel, mittlerer Teil
- Oberarmknochen

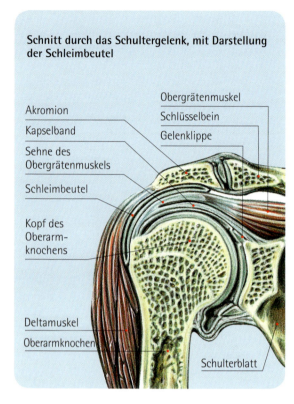

Schnitt durch das Schultergelenk, mit Darstellung der Schleimbeutel
- Akromion
- Kapselband
- Sehne des Obergrätenmuskels
- Schleimbeutel
- Kopf des Oberarmknochens
- Deltamuskel
- Oberarmknochen
- Obergrätenmuskel
- Schlüsselbein
- Gelenkklippe
- Schulterblatt

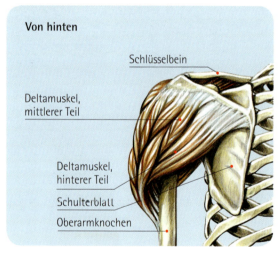

Von hinten
- Schlüsselbein
- Deltamuskel, mittlerer Teil
- Deltamuskel, hinterer Teil
- Schulterblatt
- Oberarmknochen

1. Vorderer Schultermuskel. Er arbeitet mit den Brustmuskeln zusammen und hebt den Arm nach vorn. Es ist nicht nötig, die vorderen Schultermuskeln speziell aufzubauen, wenn Sie den Brustbereich intensiv trainieren, denn gerade dieser Teil des Deltamuskels entwickelt sich besonders leicht. Verzichten Sie auf ein derartiges Training – damit sparen Sie nicht nur Zeit, sondern vermeiden auch Verletzungen des Schultergelenks und des Ellbogens.

2. Seitliche Schultermuskeln. Sie dienen dazu, den Arm seitlich zu heben – eine Bewegung, die weder im Alltag noch im Sport sehr häufig vorkommt. Die Schultermitte spielt vor allem für die Ästhetik eine Rolle: Sie gibt dem Oberkörper die Breite und rundet ihn ab. Aus diesem Grund ist der seitliche Teil des Deltamuskels so wichtig.

3. Hinterer Schultermuskel. Er bewegt den Arm nach hinten. Dieser Bereich wird am häufigsten vernachlässigt und ist daher meist unterentwickelt. Die Folge ist ein Ungleichgewicht zwischen den vorderen (übertrainierten) und den hinteren (untertrainierten) Teilen des Deltamuskels. Sportler haben im Vergleich zu Menschen mit überwiegend sitzender Lebensweise

> 250 % mehr Muskelmasse im Bereich der vorderen Schultermuskeln;
> 150 % mehr bei den seitlichen Schultermuskeln;
> aber nur 10 bis 15 % mehr im Bereich der hinteren Schultermuskeln.

Wenn der vordere Deltamuskel kräftig nach vorn zieht und der Zug nicht durch einen ebenso kräftigen hinteren Muskel ausgeglichen wird, verschiebt sich das Schultergelenk nach vorn – es entsteht der Eindruck eines krummen Rückens. Unabhängig vom Aussehen können Fehlstellungen des Schultergelenks zu Beschwerden führen.

In diesem Buch bemühen wir uns darum, diesem Ungleichgewicht vorzubeugen,
> indem wir darauf achten, die vordere Schultermuskulatur nicht übermäßig zu trainieren;
> indem wir die Betonung auf die Entwicklung der hinteren Schultermuskulatur legen.

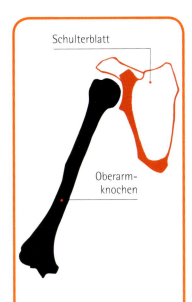

! Verglichen mit dem großen Bewegungsspielraum des Arms ist das Schultergelenk ziemlich instabil und damit vergleichsweise verletzungsanfällig. Eine Vielzahl von Verletzungen geht auf Kosten dieses Gelenks. Das sollte man sich immer in Erinnerung rufen, wenn man die Schultern trainiert. Dies umso mehr, als die Übungen für die Brustmuskulatur, den Rücken und die Arme das Schultergelenk ebenfalls außerordentlich stark beanspruchen.

/// Frontdrücken mit Kurzhanteln

Diese Grundübung zielt vor allem auf den vorderen Deltamuskel, den Trizeps und den oberen Teil des Brustmuskels ab.
Einarmiges Training ist möglich.

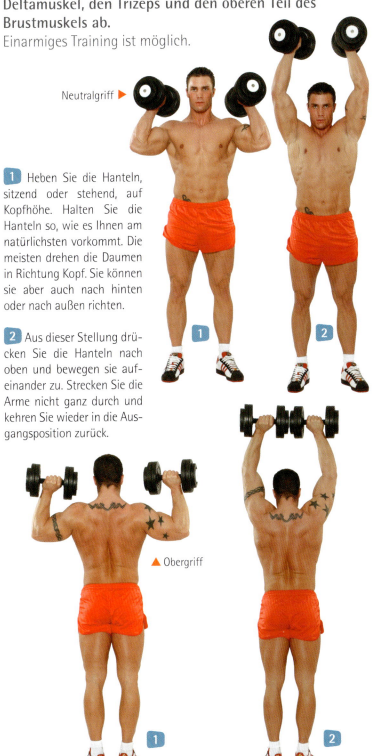

1 Heben Sie die Hanteln, sitzend oder stehend, auf Kopfhöhe. Halten Sie die Hanteln so, wie es Ihnen am natürlichsten vorkommt. Die meisten drehen die Daumen in Richtung Kopf. Sie können sie aber auch nach hinten oder nach außen richten.

2 Aus dieser Stellung drücken Sie die Hanteln nach oben und bewegen sie aufeinander zu. Strecken Sie die Arme nicht ganz durch und kehren Sie wieder in die Ausgangsposition zurück.

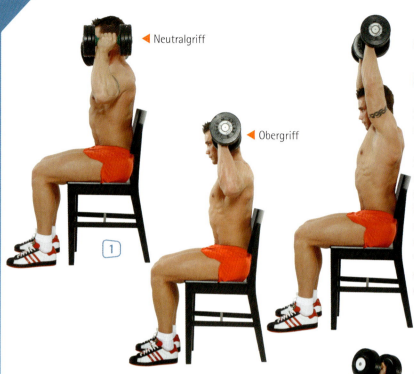

◀ Neutralgriff

◀ Obergriff

Varianten

1 Sie können diese Übung im Stehen oder im Sitzen ausführen. Wenn Sie das Krafttraining aus ästhetischen Gründen betreiben, ist die sitzende Position vorzuziehen, da sie mehr Stabilität bietet. In vielen Sportarten (vor allem in den Kontaktsportarten) sind die Schultern und Arme zur selben Zeit im Einsatz wie die Beine. In diesen Fällen sollten die Übungen für die Schultern im Stehen ausgeführt werden, um die Oberkörpermuskeln daran zu gewöhnen, synchron mit den Beinmuskeln zu arbeiten.

◀ Zwei Hanteln im Wechsel

◀ Einarmig mit einer Hantel

! Seien Sie besonders vorsichtig, solange sich die Arme mit dem Gewicht noch unterhalb des Kopfes befinden. Wenn das Gewicht den Arm nach hinten reißt, kann es zu Verletzungen kommen. Achten Sie auf eine stabile Haltung und darauf, das Gewicht jederzeit unter Kontrolle zu haben.
Man neigt bei dieser Übung dazu, ein Hohlkreuz zu machen, vor allem im Stehen. Wenn Sie den Oberkörper nach hinten kippen, können Sie einen Teil der Übung mit den oberen Brustmuskeln ausführen. So kommt es ebenfalls zu einem Kraftzuwachs, aber die Gefahr für den Rücken ist geringer.

AUFGEPASST!

Sie müssen die Hanteln nicht ganz herunternehmen. Halten Sie bspw. auf Höhe der Ohren an. Wenn Sie mit den Händen tiefer gehen, kann es im Schultergelenk zu Schmerzen kommen. Wie weit Sie die Hanteln herunternehmen können, hängt von der Geschmeidigkeit Ihrer Muskeln und von der Breite des Schlüsselbeins ab. Wenn die Muskeln nicht sehr gut entwickelt sind, können Sie die Hanteln nicht so weit absenken.

HINWEISE

Bei den meisten Scheibenhanteln kann man die Scheiben dezentral befestigen, sodass die Stange nicht an den Kopf stößt. Verschieben Sie dazu das Gewicht so weit wie möglich ans Ende der Hantel.

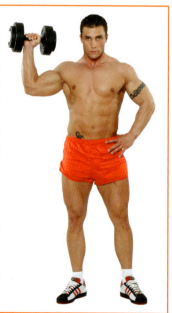

2 Für Sportarten wie Kugelstoßen ist das einarmige Training vorzuziehen. In allen anderen Fällen sollten beide Arme trainiert werden.

DIE SCHULTERN

VORTEILE

Bei dieser Übung werden viele Muskeln gleichzeitig beansprucht, besonders wenn man sie stehend ausführt.

Wenn Sie viel Brustmuskeltraining machen, sind die Übungen für die vorderen Schultermuskeln nicht unbedingt nötig (es sei denn, Sie hätten hier eine Schwachstelle). Konzentrieren Sie sich besser auf die seitlichen und vor allem auf die hinteren Teile des Deltamuskels.

NACHTEILE

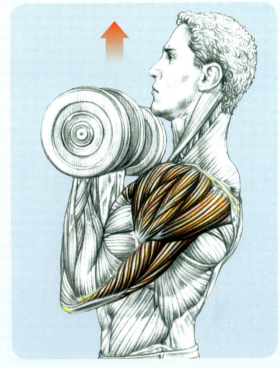

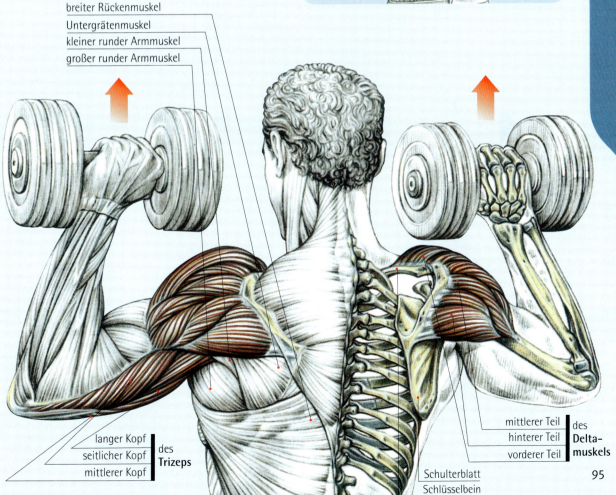

/// Frontheben

Diese isolierte Übung zielt auf den vorderen Bereich des Deltamuskels und die obere Brustmuskulatur. Einarmiges Training ist möglich.

1 Sie stehen, mit einer oder zwei Hanteln in der Hand. Je nachdem, was Ihnen angenehmer ist, können Sie den klassischen Obergriff wählen (die Daumen stehen sich gegenüber) oder den Neutralgriff (die Daumen zeigen nach oben).

2 Heben Sie die Arme mit der Kraft der Deltamuskeln und führen Sie sie zumindest bis in Augenhöhe.

3 Wenn Sie können, heben Sie die Arme noch etwas höher (bis kurz oberhalb des Kopfes). Je höher Sie die Hanteln heben, desto weniger Gewicht werden Sie auflegen können. Das Gefühl, wie sich die Muskeln zusammenziehen, sagt Ihnen, wie hoch Sie die Arme heben können. Es gibt keine allgemeingültige Regel.

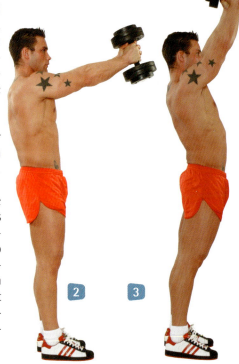

AUFGEPASST!
Mit einer Bewegung des Oberkörpers von hinten nach vorn könnten Sie Schwung holen. Aber es ist sinnvoller, ganz gerade zu stehen, wenn man die vorderen Schultermuskeln isoliert trainieren will. Mit dem Rücken gegen eine Wand ausgeführt, fällt das Schummeln schwerer.

HINWEISE
Wie alle isolierten Übungen für die Schultern sind Serien mit abnehmenden Gewichten besonders geeignet. Beginnen Sie bspw. mit zwei Hanteln. Am Limit arbeiten Sie nur noch mit einer.

! Man neigt dazu, ein Hohlkreuz zu machen, um mehr Gewicht aufnehmen zu können. Besser ist es, sich leicht nach vorn zu neigen und den Rücken gerade zu halten. Sie könnten auch leichtere Gewichte verwenden, aber so ist die Übung gezielter und das Verletzungsrisiko geringer.

Varianten

1 Sie können beide Arme gleichzeitig oder für jede Wiederholung abwechselnd den linken und den rechten Arm heben. Die letztgenannte Variante erlaubt es, etwas mehr Gewicht aufzulegen. Sie können auch nur mit einer Hantel arbeiten, die Sie mit beiden Händen im Neutralgriff halten. Diese Variante ist besonders für Anfänger geeignet, da sie leichter auszuführen ist.

2 Ein Zugband kann für sich allein oder zusammen mit einer Hantel in den verschiedenen Handhaltungen verwendet werden.

VORTEILE

Das Frontheben ist eine gute isolierte Übung für den vorderen Schultermuskelbereich, ohne eine Beeinflussung durch den Trizeps.

Wenn Sie Stemmen (oder Liegestütze) für die Brustmuskeln und Drücken für die Schultern machen, können Sie das Frontheben aus Ihrem Programm streichen. Wenn Sie jedoch wegen Beschwerden im Ellbogen kein Schulterdrücken ausführen können, machen Sie Frontheben statt der Grundübungen.

NACHTEILE

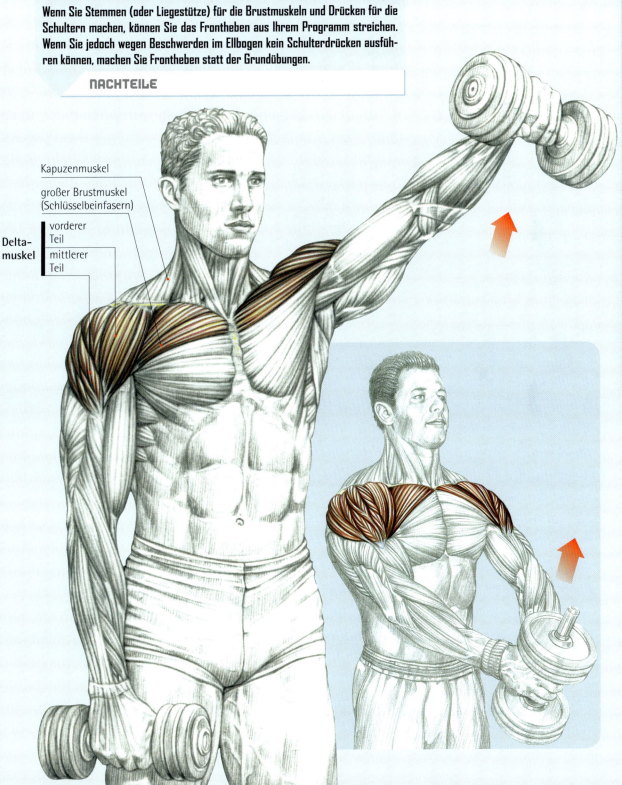

/// Rudern aufrecht

Diese Übung trainiert den vorderen und den äußeren Teil des Deltamuskels.
Bizeps und Trizeps sind ebenfalls gefordert. Einarmiges Training ist möglich, aber nicht unbedingt sinnvoll.

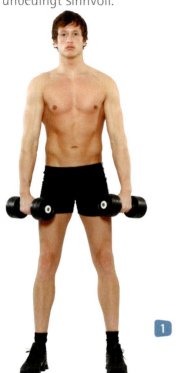
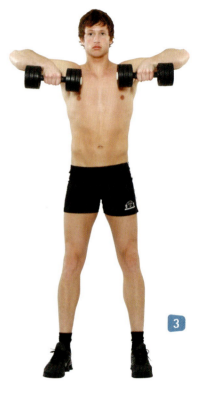

1 Stellen Sie sich hin, mit den Hanteln im Obergriff (Daumen zueinander gedreht).

2 3 Heben Sie die Arme und beugen Sie sie. Die Gewichte sollten sich immer so dicht wie möglich am Körper befinden.

! Um das Verdrehen der Handgelenke so gering wie möglich zu halten, lassen Sie die Hanteln eine beliebige Position einnehmen. Machen Sie diese Übung nicht, wenn Sie sich dabei unwohl fühlen.

AUFGEPASST!
Sie müssen die Hanteln nicht unbedingt bis in Kopfhöhe heben. Die meisten Trainierenden belassen es beim Anheben bis zum Brustmuskel.

HINWEISE
Sie können die Hände mehr oder weniger eng zusammenführen. Je weiter sie auseinanderliegen, desto stärker sind die Deltamuskeln gefordert. Wenn sie dicht nebeneinander gehalten werden, müssen die Kapuzenmuskeln mehr arbeiten.

VORTEILE
Dies ist die einzige Grundübung für die Schultermuskeln, die nicht vom Trizeps abhängt. Wenn Sie das Gefühl haben, dass Ihre Trizepsmuskeln Ihre Kraft für die Schulterübungen mindern, kann das aufrechte Rudern für Sie vorteilhaft sein. Eine mögliche Superserie wäre eine Kombination aus Frontdrücken und Rudern (wobei die Reihenfolge egal ist).

Diese Übung ist für manche Menschen nicht ganz ungefährlich. Es gibt Schulter- und Handgelenke, die das nicht mitmachen. Erzwingen Sie nichts, wenn Sie zu diesem Personenkreis gehören!

NACHTEILE

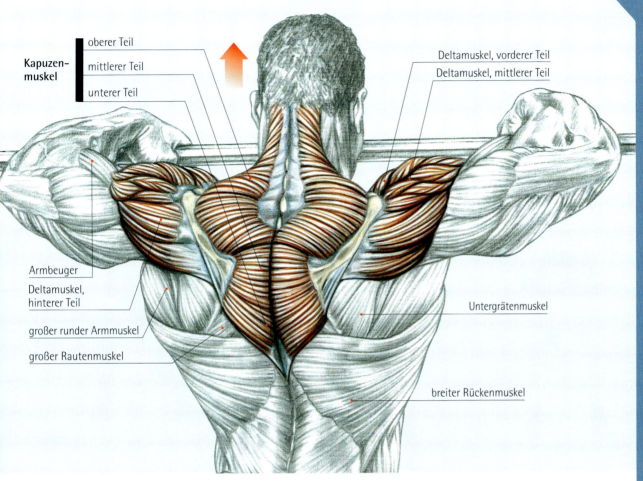

Kapuzen-muskel	oberer Teil
	mittlerer Teil
	unterer Teil

Deltamuskel, vorderer Teil
Deltamuskel, mittlerer Teil

Armbeuger
Deltamuskel, hinterer Teil
großer runder Armmuskel
großer Rautenmuskel

Untergrätenmuskel

breiter Rückenmuskel

Varianten

1 Ein Zugband unter den Füßen kann die Hanteln ersetzen. Noch besser ist es, Hanteln und Zugband kombiniert zu verwenden.

2 Mit dem Zugband allein lässt sich die Übung auch im Liegen ausführen. Das verringert den Druck auf die Wirbelsäule.

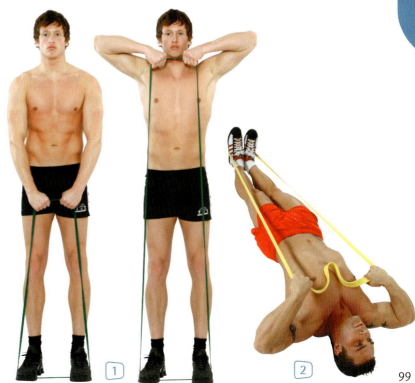

99

/// Seitheben

Diese Übung trainiert vor allem die seitlichen Schultermuskeln. Die beste Übung, um die Schultern optisch zu verbreitern.

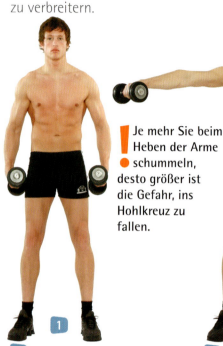

! Je mehr Sie beim Heben der Arme schummeln, desto größer ist die Gefahr, ins Hohlkreuz zu fallen.

1 Wenn Sie die Übung gut bewältigen, können Sie sie auch mit beiden Armen gleichzeitig ausführen. Nehmen Sie die Hanteln oder das Zugband im Neutralgriff und bringen Sie die Hände an den Außenseiten der Oberschenkel in Position.

2 Lassen Sie die Arme beim Heben so gerade wie möglich. Je stärker Sie die Arme beugen, desto weniger Wirkung hat sie auf die Breite Ihrer Schultern. Während der Übung sollten die Daumen tiefer liegen als die kleinen Finger. Dadurch konzentriert sich die Anstrengung auf den seitlichen Teil des Deltamuskels.

AUFGEPASST!
Sie können diese Übung sitzend oder stehend durchführen. Im Sitzen ist die Bewegung präziser als im Stehen. Sie können im Sitzen beginnen, und wenn Sie ans Limit kommen, stehen Sie auf und machen ein paar Wiederholungen zusätzlich, für die Sie auch etwas Schwung holen dürfen.

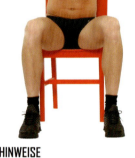

HINWEISE
Zumindest bei den ersten Wiederholungen sollten Sie in der Lage sein, die Bewegung sauber in der Waagrechten zu beenden. Gelingt das nicht, haben Sie die Bewegung mit zu viel Schwung ausgeführt und zu viel Gewicht aufgelegt.

VORTEILE
Da der Deltamuskel fast perfekt isoliert ist, können Sie Serien mit abnehmenden Gewichten durchführen, um den Muskel intensivst zu bearbeiten. Weder Trizeps noch ein anderer Muskel, der vor dem Deltamuskel ermüdet, macht sich störend bemerkbar.

Die Schummelgefahr ist groß, da sich die Schwerkraft so unangenehm bemerkbar macht. Das ist aber kontraproduktiv. Weil es sich um eine isolierte Übung handelt, kann man nicht mit großen Gewichten arbeiten.

NACHTEILE

TIPP
Wenn die Schultermuskeln brennen, verlängert der schlichte Fakt, dass Sie die Arme zwischen den Serien am Körper herunterhängen lassen, den Schmerz. Am schnellsten bekommen Sie die Milchsäure aus den Schultermuskeln, wenn Sie sich an eine Reckstange hängen. Die Schwerkraft »zieht« die unerwünschten Stoffwechselprodukte aus den Muskeln. Sie können das Seitheben auch mit Klimmzügen für den Rücken kombinieren. Diese Superserie für antagonistische Muskeln fördert die Erholung des Deltamuskels.

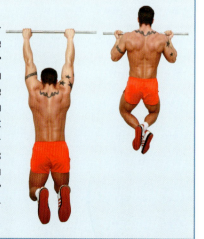

Delta-muskel
- vorderer Teil
- mittlerer Teil
- hinterer Teil

Kapuzen-muskel
- oberer Teil
- mittlerer Teil
- unterer Teil

breiter Rückenmuskel

Verschiedene Ausgangspositionen

Hanteln an der Seite | hinter dem Rücken | vor den Oberschenkeln

Varianten

1 Einarmiges Training ist nur dann zu empfehlen, wenn Sie das Gefühl haben, mit den beidseitigen Bewegungen mehr den Kapuzen- als den Deltamuskel zu bearbeiten. Bei Menschen mit langen Schlüsselbeinen kann das vorkommen.

2 Statt die Bewegung in der Waagrechten zu beenden, können Sie die Arme über den Kopf heben. Dann ist aber weniger der seitliche Teil der Schultermuskeln gefragt; diese Aufgabe wird vom Kapuzenmuskel und von den vorderen Schultermuskeln übernommen. Der größere Bewegungsumfang zwingt dazu, kleinere Gewichte zu verwenden, sorgt jedoch für ein intensiveres Brennen. Lassen Sie sich von Ihrem Muskelgefühl leiten, um herauszufinden, wie hoch Sie die Arme heben sollen.

3 Wenn Sie anstelle einer Hantel ein Zugband verwenden, erzielen Sie anhaltende Spannung und größeren Bewegungsumfang.

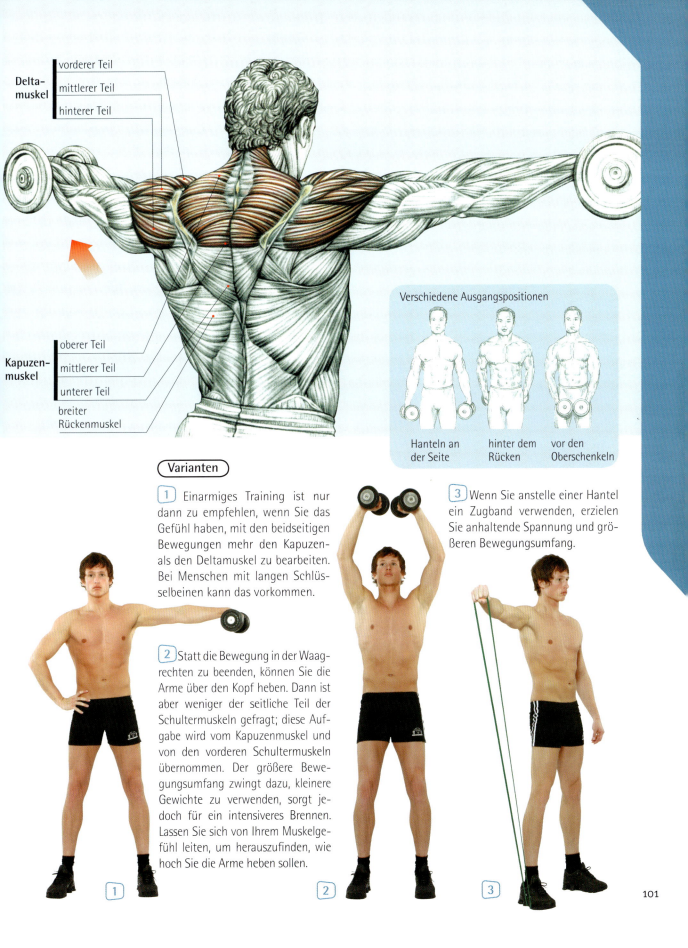

/// Seitheben, liegend

Diese isolierte Übung trainiert den seitlichen oder den hinteren Teil des Deltamuskels. Die Übung kann nur einarmig ausgeführt werden.

Für die seitlichen Schultermuskeln

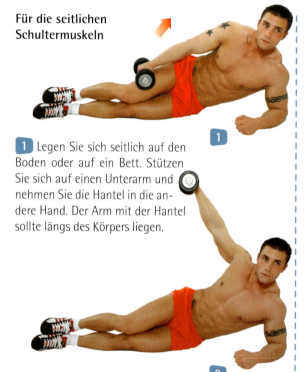

1 Legen Sie sich seitlich auf den Boden oder auf ein Bett. Stützen Sie sich auf einen Unterarm und nehmen Sie die Hantel in die andere Hand. Der Arm mit der Hantel sollte längs des Körpers liegen.

2 Heben Sie das Gewicht mit der Hand im Neutralgriff (Daumen zueinander) und halten Sie den Arm gestreckt. Beenden Sie die Bewegung so, dass der Arm nicht zum Boden herunterhängt. Diese Übung ist schwieriger als die Variante im Stehen.

Für die hinteren Schultermuskeln

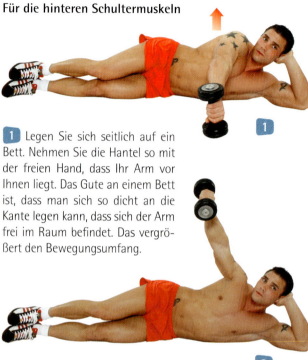

1 Legen Sie sich seitlich auf ein Bett. Nehmen Sie die Hantel so mit der freien Hand, dass Ihr Arm vor Ihnen liegt. Das Gute an einem Bett ist, dass man sich so dicht an die Kante legen kann, dass sich der Arm frei im Raum befindet. Das vergrößert den Bewegungsumfang.

2 Heben Sie das Gewicht mit der Hand im Neutralgriff und halten Sie den Arm gestreckt. Beenden Sie die Bewegung so, dass der Arm nicht zum Boden herunterhängt. Diese Übung isoliert den hinteren Teil der Schultermuskeln besser als das vorgebeugte Seitheben (siehe S. 104), weil Sie nicht schummeln können, indem Sie den Oberkörper hin- und herbewegen. Auch die Dehnung ist viel stärker.

VORTEILE

Wenn Sie Schwierigkeiten haben, Ihre Schultermuskeln zu spüren (vor allem die hinteren), sollten Sie diese Übung probieren. Nach ein paar Wochen werden Sie merken, wie sehr sie hilft, diese Teile des Deltamuskels besser zu spüren.

NACHTEILE

Sie verlieren Zeit, weil Sie nur einarmig trainieren können.

AUFGEPASST!

Hier geht es nicht darum, möglichst viel Gewicht aufzulegen. Die liegende Position ermöglicht eine gezielte Bewegung des seitlichen Schultermuskels. Dabei muss der Arm während des größten Teils der Übung unbedingt gestreckt gehalten werden. Am Limit können Sie ihn dann ein klein wenig beugen, um noch ein paar weitere Wiederholungen herauszukitzeln.

HINWEISE

Serien mit abnehmenden Gewichten eignen sich gut.

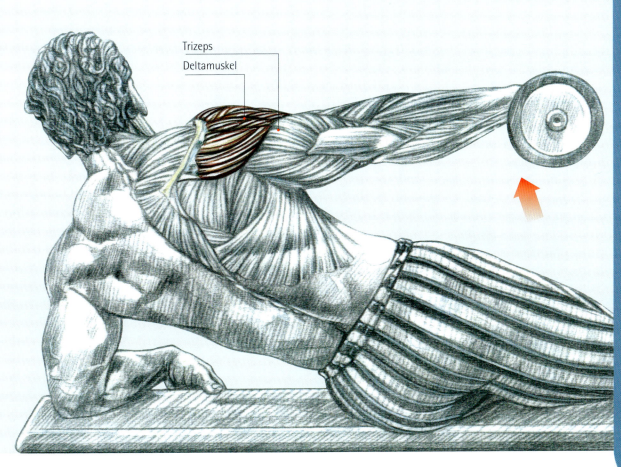

Varianten

[1] Ideal ist die folgende Superserie. Beginnen Sie im Liegen.

[2] Am Limit stehen Sie auf und machen aufrecht oder vorgebeugt weiter. Das ermöglicht Ihnen noch mehr Wiederholungen, um den Muskel maximal zu ermüden.

! Wenn Sie ein Bett als Unterlage verwenden, darf die Matratze nicht zu weich sein, denn der Rücken soll gerade bleiben.

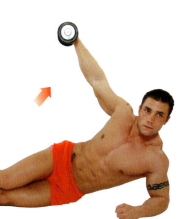

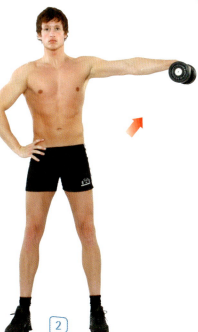

/// Seitheben, vorgebeugt

Diese Übung trainiert die hinteren Schultermuskeln, aber sie wirkt auch auf den Kapuzenmuskel und Teile der Rückenmuskulatur. Einarmiges Training ist möglich, aber nicht unbedingt sinnvoll.

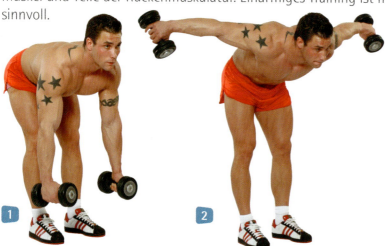

! Die vorgebeugte Haltung ist gefährlich für den Rücken.
● Drücken Sie den Brustkorb in Richtung Oberschenkel, um die Lendenwirbelsäule zu entlasten. Halten Sie den Rücken während der gesamten Übung möglichst gerade.

1 Beugen Sie sich nach vorn. Der Oberkörper soll mit den Beinen einen 90°-Winkel bilden. Nehmen Sie die Hanteln im Obergriff (Daumen zueinander).

2 Heben Sie die Arme so hoch Sie können zur Seite, und halten Sie sie dabei möglichst gerade. Ein bis zwei Sekunden in der Kontraktionshaltung verharren, dann die Arme wieder senken.

VORTEILE

Dies ist die Schlüsselübung für die hinteren Schultermuskeln. Absolvieren Sie möglichst viele Serien mit abnehmender Belastung.

Die vorgebeugte Haltung erschwert das Training, besonders bei starker Belastung; man sollte nicht mit vollem Magen trainieren.

NACHTEILE

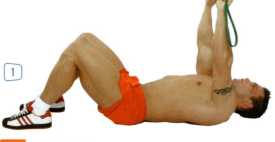

AUFGEPASST!
Achten Sie darauf, die Arme waagrecht zu halten. Es ist leichter, sie noch höher bzw. weiter nach hinten zu bewegen. In dieser Position kann man mehr Gewicht aufnehmen, aber die hinteren Schultermuskeln werden weniger gezielt trainiert. Halten Sie den Kopf gerade, indem Sie nach vorne und nach oben schauen, damit auch der Rücken gerade bleibt.

HINWEISE
Wie bereits erwähnt, werden die hinteren Schultermuskeln oft vernachlässigt. Es ist nicht nötig, die vorderen Schultermuskeln in jedem Training zu bearbeiten, für die hinteren ist es jedoch unerlässlich. Wenn Sie den Rücken an einem anderen Tag trainieren als die Schultern, könnten Sie ein paar Serien vorgebeugtes Seitheben direkt an das Training der Rückenmuskeln anschließen – für ein besseres Muskel»gedächtnis«.

Varianten

1 Legen Sie sich auf den Rücken, nehmen Sie ein Zugband und halten Sie es leicht gespannt vor sich (Obergriff: Daumen zueinander).

2 Breiten Sie die Arme mit der Kraft der hinteren Schultermuskeln aus, bis sie den Boden erreichen. Diese Variante übt keinen Druck auf die Wirbelsäule aus.

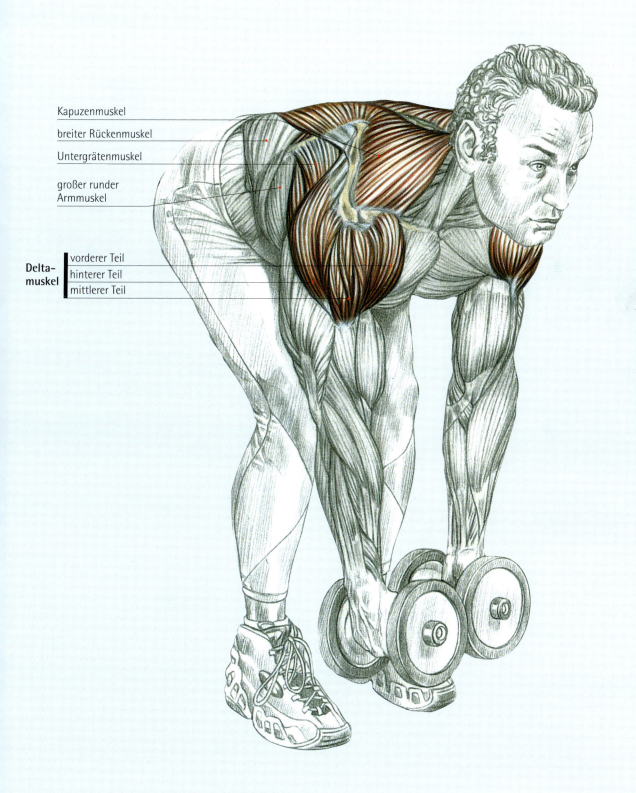

/// Dehnübungen für die Schulter

Für die vorderen Schultermuskeln

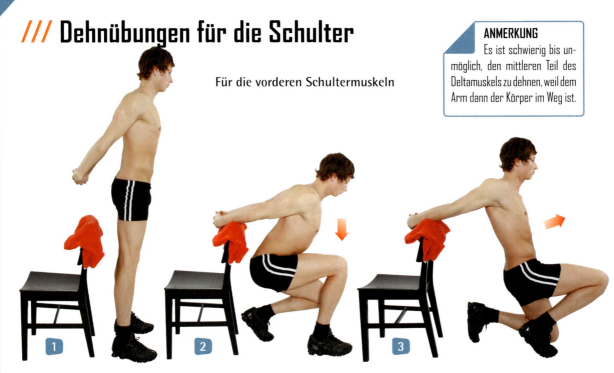

> **ANMERKUNG**
> Es ist schwierig bis unmöglich, den mittleren Teil des Deltamuskels zu dehnen, weil dem Arm dann der Körper im Weg ist.

1 Stellen Sie sich aufrecht hin, die Hände hinter dem Rücken ineinandergelegt. Legen Sie die Hände auf die Lehne eines hinter Ihnen stehenden Stuhls. Sie können den Stuhl mit einem Fuß festhalten, damit er nicht umkippt.

2 Nach vorn beugen und in die Knie gehen. Dadurch werden Ihre Arme nach hinten hochgehoben.

3 Je mehr Sie den Oberkörper nach vorn bewegen, desto stärker wird die Dehnung. Legen Sie ein Handtuch über die Stuhllehne, damit Sie sich die Gelenke nicht aufschürfen.

Für die hinteren Schultermuskeln

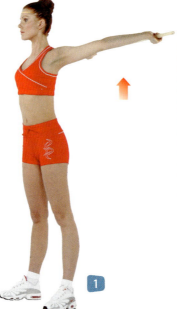

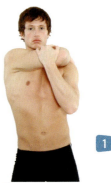

1 Mit gestreckten Beinen und parallel ausgerichteten Füßen stehen. Hände hinter dem Rücken verschränken und Oberkörper nach vorn beugen. Gestreckte Arme bis über die Schultern heben. Knie leicht beugen und aufrichten.

1 Sie stehen aufrecht, die Füße leicht seitwärts gedreht, und halten mit ausgebreiteten Armen einen Stab hinter Ihrem Rücken. Bewegen Sie den Stab, mit gestreckten Armen, unterhalb des Kopfes von unten nach oben und wieder zurück.

1 Heben Sie den rechten Arm im Stehen und legen die rechte Hand auf die linke Schulter. Ergreifen Sie den rechten Ellbogen mit der linken Hand. Ziehen Sie den rechten Arm so nah wie möglich an den Hals heran. Position einen Moment halten, dann die Seite wechseln. Sie können den Ellbogen auch auf eine Wand setzen und durch Dagegenlehnen die Dehnung herbeiführen.

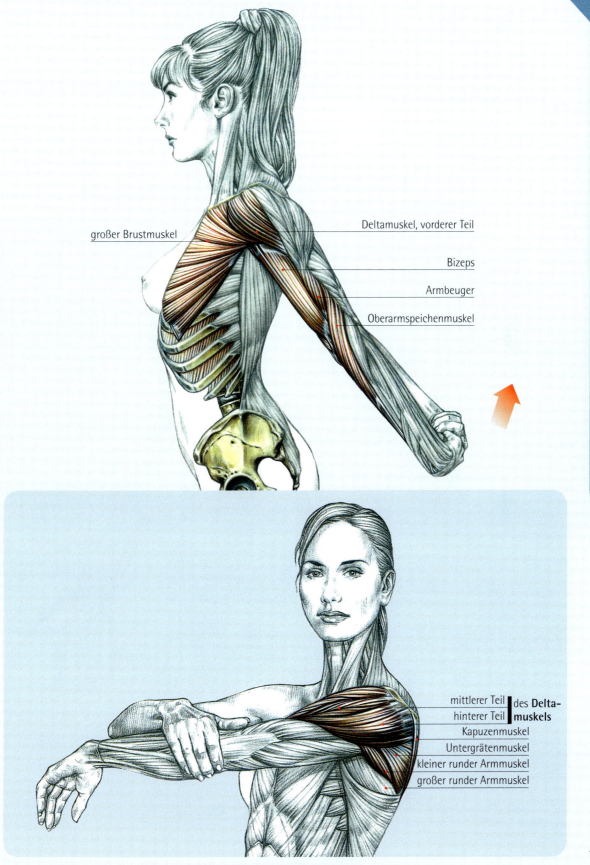

Untergrätenmuskel

Die Funktion

Der Untergrätenmuskel ist einer der vier Muskeln, die die Rotatorenmanschette bilden. Diese vier Muskeln (Unter- und Obergrätenmuskel, kleiner runder Armmuskel und Unterschulterblattmuskel) setzen am Schultergelenk an, um den Gelenkkopf an seinem Platz zu halten. Sobald man die Schulter bewegt, »versucht« der Gelenkkopf, aus der Gelenkpfanne zu springen.

Die Muskeln der Rotatorenmanschette werden bei fast allen Kraftübungen für den Oberkörper einem Härtetest unterzogen. Dasselbe gilt für Sportarten, bei denen es auf die Arme ankommt, wie Schwimmen oder Wurfsportarten.

Extreme Beanspruchung führt leicht zu Verletzungen dieser die Schulter stabilisierenden Muskeln. Verletzungen der Rotatorenmanschette sind auch deshalb so häufig, weil es sich um relativ kleine Muskeln handelt. Von den vier Muskeln wird der Untergrätenmuskel am stärksten beansprucht, gleichzeitig ist er der verletzlichste. Deshalb sollte man ihn mit einem speziellen Trainingsprogramm kräftigen. Es gibt zwei Trainingsmöglichkeiten:

1. Beim Aufwärmen. Alle Trainingseinheiten für den Oberkörper beginnen mit 2 bis 3 leichten Serien für den Untergrätenmuskel. Das Aufwärmen sorgt dafür, dass er nicht mehr ganz kalt ist, wenn es an die schwereren Übungen geht. Das regelmäßige Training führt mit der Zeit außerdem zu einer grundlegenden Kräftigung, die Verletzungen vorbeugt.

2. Am Ende der Trainingseinheit. Falls das Aufwärmtraining nicht ausreicht oder wenn Sie das Gefühl haben, dass Ihre Schulter instabil ist, sollten Sie ein intensiveres Training ins Auge fassen. Häufig bemerkt man erst, wenn die Schulter schon schmerzt, dass der Untergrätenmuskel ein Extratraining bräuchte. In diesem Fall schließen Sie Ihre Trainingseinheiten für die Oberkörpermuskulatur mit 3 bis 5 Serien für den Untergrätenmuskel ab. Die Aufwärmübungen für den Untergrätenmuskel lassen Sie aber nicht weg.

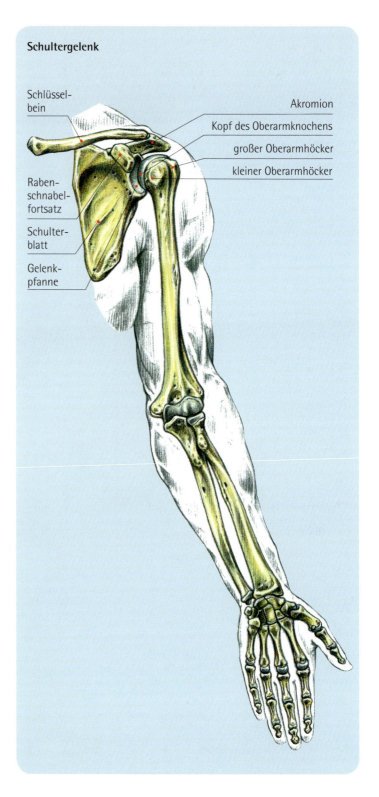

Schultergelenk

- Schlüsselbein
- Akromion
- Kopf des Oberarmknochens
- großer Oberarmhöcker
- kleiner Oberarmhöcker
- Rabenschnabelfortsatz
- Schulterblatt
- Gelenkpfanne

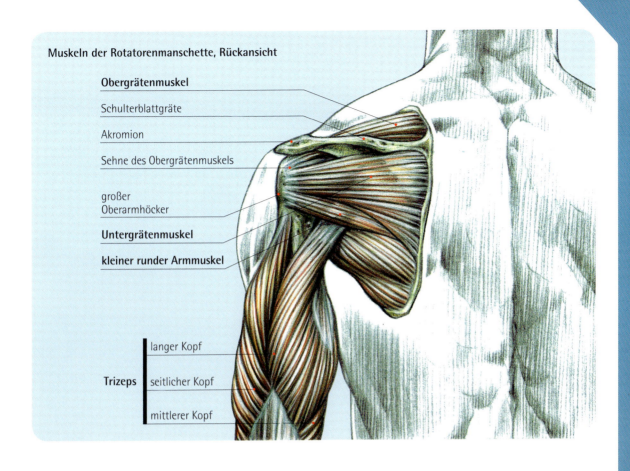

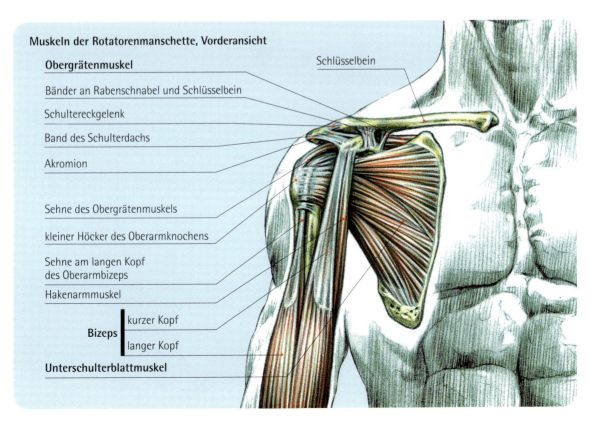

/// Rotationsübung mit Kurzhantel

Diese isolierten einarmigen Übungen trainieren den Untergrätenmuskel.

TIPP
Machen Sie mindestens 20 Wiederholungen. Das bei langen Serien entstehende Brennen hilft Ihnen, den Untergrätenmuskel besser zu spüren.

! Wenn Sie den Arm zu schnell aus der gedehnten Stellung herunterfallen lassen, riskieren Sie einen (Faser-)Riss des Untergrätenmuskels. Führen Sie diese Übung langsam und kontrolliert durch, um Verletzungen zu vermeiden.

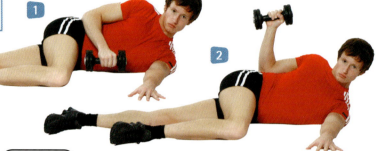

1 Legen Sie sich seitlich ausgestreckt auf den Boden oder aufs Bett. Beugen Sie den rechten Arm so, dass der Unterarm einen rechten Winkel mit dem Oberarm bildet.

2 Nehmen Sie die Hantel im Neutralgriff (Daumen zum Kopf) und führen Sie mit dem Unterarm eine Drehbewegung aus. Beenden Sie die Bewegung, kurz bevor Ihr Unterarm senkrecht zum Boden steht. Lassen Sie ihn langsam wieder sinken.

(Variante)

v Ändern Sie den Griff. Probieren Sie aus, ob Sie die Übung eventuell besser mit dem Untergriff (kleiner Finger zum Kopf) oder mit dem Obergriff (Daumen zum Oberkörper) durchführen können.

AUFGEPASST!
Es geht nicht darum, viel Gewicht aufzulegen. Achten Sie vielmehr darauf, die Übung richtig durchzuführen und den Untergrätenmuskel gut zu spüren. Das ist nicht einfach.

HINWEISE
Ein hohes Trainingspensum (Zahl der Serien und Trainingseinheiten) muss die niedrige Intensität dieser Übung ausgleichen.

VORTEILE
Diese Übung ist zwar nicht ideal, aber besser als nichts. Das Gefühl der Kontraktion im anhaltenden Spannungszustand spüren zu lernen ist wichtiger, als eine große Leistung zu erbringen.

NACHTEILE
Für das Training des Untergrätenmuskels ist der Widerstand, den eine Hantel darstellt, nicht besonders geeignet. Die Spannweite ist relativ gering und die Spannung schwer zu lokalisieren (Verletzungsgefahr).

/// Untergrätenmuskel-Dehnung

Um den Untergrätenmuskel geschmeidig zu machen, führen Sie die Dehnübungen im Sitzen aus, die auf S. 137 für den Rücken beschrieben sind.

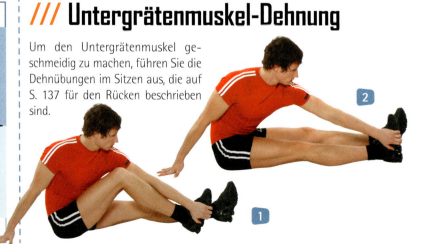

/// Rotationsübung mit Zugband

AUFGEPASST!
Sie können eine Serie mit abnehmender Belastung durchführen, wenn Sie nach und nach die Spannung des Zugbands vermindern (indem Sie immer näher an die Stelle heranrücken, wo es befestigt ist).

HINWEISE
Das Zugband sorgt für eine anhaltende Spannung im Muskel. Die Arbeit mit dem Zugband erleichtert es, den Untergrätenmuskel zu spüren.

1 Sie stehen aufrecht, die Füße zeigen leicht auswärts. Der Unterarm bildet einen rechten Winkel mit dem Oberarm, der Bizeps hat Kontakt zum Oberkörper. Das Zugband ist in halber Höhe auf der der Greifhand gegenüberliegenden Körperseite befestigt. Nehmen Sie das Zugband im Neutralgriff (Daumen nach oben).

2 Führen Sie mit dem Unterarm eine Drehbewegung aus. Atmen Sie tief ein, der Brustkorb soll sich möglichst weit dehnen. Dieses »Aufblasen« führt zu einer besseren Kontraktion des Untergrätenmuskels. Bleiben Sie 1 bis 2 Sekunden in der Kontraktionsstellung, dann atmen Sie aus und führen den Unterarm zur Körpermitte zurück. Beenden Sie die Dehnbewegung, wenn Sie merken, dass sich der Ellbogen nach oben zu bewegen beginnt. Machen Sie mindestens 12 Wiederholungen.

! Ein elastischer Widerstand wie ein Zugband ist in jedem Fall weniger belastend als eine Hantel. Das Verletzungsrisiko ist geringer. Vermeiden Sie dennoch allzu kräftige und abrupte Dehnbewegungen.

▼ Obergriff

▼ Untergriff

VORTEILE

Dies ist die beste Übung zum Aufwärmen und zum Kräftigen des Untergrätenmuskels.

Es ist schwierig, den Widerstand des Zugbands in Einheiten anzugeben. Das erschwert die Beurteilung der Fortschritte.

NACHTEILE

Varianten

(v) Probieren Sie aus, ob Sie die Übung eventuell besser mit dem Untergriff (kleiner Finger zum Kopf) oder mit dem Obergriff (Daumen zum Oberkörper) durchführen können.

Oft wird diese Übung mit einer Hantel absolviert. Das ist völlig unsinnig, weil der Widerstand zur Seite gehen muss und nicht von oben nach unten wirken soll, wie es bei einem Gewicht der Fall ist.

MODELLIERUNG DER BRUSTMUSKELN

Die Funktion der Brustmuskeln

In den Brustmuskeln steckt die Kraft für die Vorwärtsbewegung der Arme, wenn diese einen Widerstand überwinden müssen. Etwa, wenn Sie einen Angreifer, der sich auf Sie stürzt, wegstoßen wollen.

Die Brustmuskeln kommen daher vor allem in den Kampf-, den Kontakt- und den Wurfsportarten zum Einsatz. Da sie auch als »Panzerung« dienen, wirken diese Muskeln immer ein bisschen herausfordernd.

Unter ästhetischen Gesichtspunkten sind sie sehr gefragt, weil sie, wenn sie gut entwickelt sind, als Zeichen von Potenz und Männlichkeit gelten.

Im Alltag werden die Brustmuskeln wenig gebraucht. Aus diesem Grund sind sie oft unterentwickelt, und man hat anfangs Probleme, sie beim Krafttraining zu spüren.

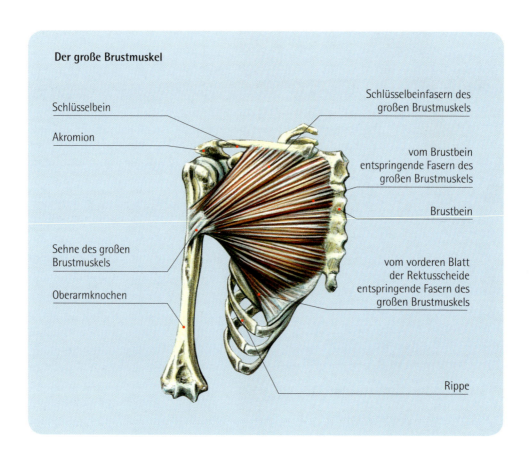

Der große Brustmuskel

- Schlüsselbein
- Akromion
- Sehne des großen Brustmuskels
- Oberarmknochen
- Schlüsselbeinfasern des großen Brustmuskels
- vom Brustbein entspringende Fasern des großen Brustmuskels
- Brustbein
- vom vorderen Blatt der Rektusscheide entspringende Fasern des großen Brustmuskels
- Rippe

/// Liegestütze

Diese Grundübung trainiert Brust- und Schultermuskeln sowie Trizeps.
Einarmiges Training ist möglich, sollte aber nur von sehr leichtgewichtigen Menschen durchgeführt werden.

1 Legen Sie sich bäuchlings auf den Boden, die Hände mindestens schulterbreit auseinander.

2 Strecken Sie die Arme, um den Körper hochzudrücken, und setzen Sie dabei die Brustmuskeln ein. Dann wieder langsam absinken lassen.

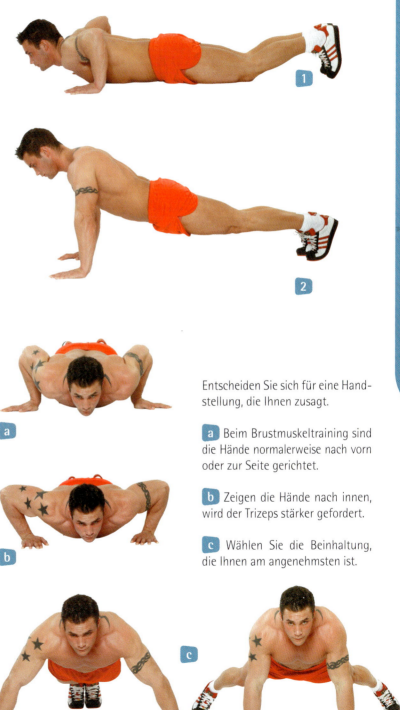

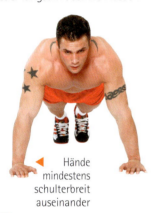

◀ Hände mindestens schulterbreit auseinander

> **AUFGEPASST!**
> **1. Weite Stellung:** Je weiter auseinander Sie die Hände aufsetzen, desto stärker werden die Brustmuskeln gedehnt. Den Bändern behagt diese Dehnung nicht unbedingt, besonders, wenn Sie lange Unterarme haben. Wenn die Arme gestreckt sind, werden die Brustmuskeln durch die Kontraktion weniger verkürzt.
> **2. Enge Stellung:** Umgekehrt ist die Dehnung umso weniger ausgeprägt, je enger Sie die Handstellung wählen. Dadurch sinkt die Gefahr für die Sehne des großen Brustmuskels. Dafür werden die Brustmuskeln nach dem Strecken der Arme stärker verkürzt. Das einzige »Risiko« bei dieser Stellung ist, dass der Trizeps dem Brustmuskel einen Teil der Arbeit abnimmt.

Entscheiden Sie sich für eine Handstellung, die Ihnen zusagt.

a Beim Brustmuskeltraining sind die Hände normalerweise nach vorn oder zur Seite gerichtet.

b Zeigen die Hände nach innen, wird der Trizeps stärker gefordert.

c Wählen Sie die Beinhaltung, die Ihnen am angenehmsten ist.

Hände weit, ◀ Füße eng

◀ Hände eng, Füße weit

DIE BRUSTMUSKELN

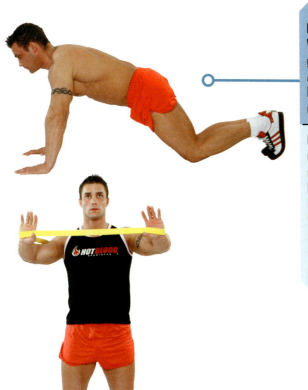

VORTEILE

Bei dieser Übung kann man die Belastung leicht variieren. Wenn Sie relativ schwer sind, machen Sie statt der Liegestütze zunächst Kniestütze, bis Sie mehr Kraft haben. Auch dann, wenn Sie am Ende einer Serie keine Kraft mehr haben, können Sie die Übung auf den Knien fortsetzen, um noch mehr Wiederholungen herauszuholen.

Um die Brustmuskeln gut zu trainieren, muss man nicht unbedingt Liegestütze machen. Zumal Liegestütze auch nicht für jeden Körperbau ideal sind. Wenn Sie lange Arme haben, plagen Sie sich unendlich, ohne Erfolgsgarantie. Liegestütze sind kein Selbstzweck. Sie sollten nicht zur heiligen Kuh des Krafttrainings erhoben werden. Und Sie sollten die Variationsmöglichkeiten auch nicht wie Zirkusnummern sammeln, von denen eine verdrehter ist als die andere. Ein wirksames Training sollte das einzige Ziel sein.

NACHTEILE

Varianten

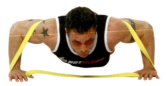
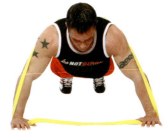

[1] Sie können die Belastung erhöhen, indem Sie sich ein Zugband über den Rücken legen und mit den Händen hineingreifen. Legen Sie das Physioband am Anfang nicht übereinander.

Der Winkel zwischen Brustkorb und Armen kann variieren. Suchen Sie sich eine Handstellung, die Ihnen angenehm ist: irgendwo in dem Bereich zwischen einer Achse mit den Schulter- oder mit den Brustmuskeln.

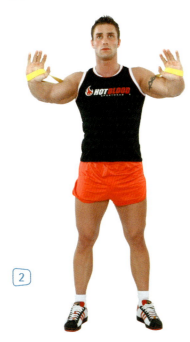
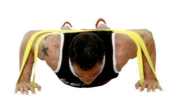
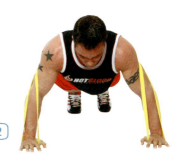

[2] Wenn Sie mehr Kraft haben, können Sie sich das Physioband doppelt über den Rücken legen.

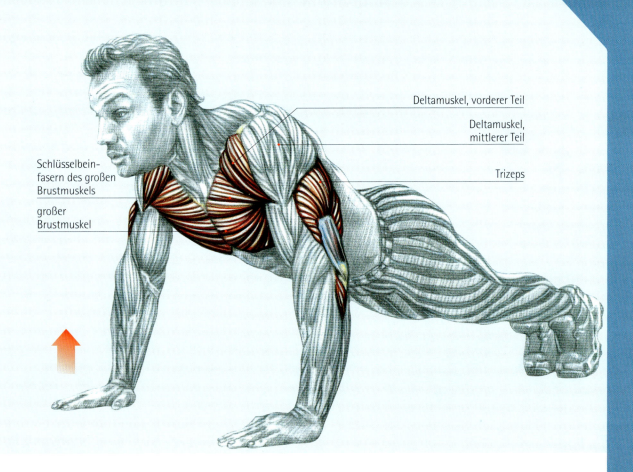

Deltamuskel, vorderer Teil
Deltamuskel, mittlerer Teil
Trizeps
Schlüsselbeinfasern des großen Brustmuskels
großer Brustmuskel

HINWEISE

Bei den Liegestützen soll der Körper einen Kreisbogen beschreiben, er wird nicht parallel zum Boden hochgedrückt. Der Kopf bewegt sich viel weiter als die Beine. Wenn Ihnen diese kreisende Bewegung nicht zusagt, legen Sie sich einige Telefonbücher unter die Oberschenkel oder die Knie. Das macht die Übung einfacher (je näher die Telefonbücher am Rumpf liegen, desto einfacher wird es) und entspricht auch mehr der Anatomie von Gelenken und Muskeln. Wenn Sie die Arbeit der Muskeln mit den klassischen Liegestützen nicht gut spüren können, wird Ihnen diese Variante sicher helfen.

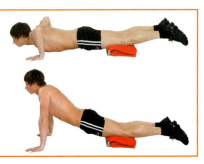

! Handgelenke sind nicht für Beugewinkel über 90° gebaut. Um sie nicht unnötig zu strapazieren, können Sie Telefonbücher unterlegen. In Sportgeschäften gibt es auch spezielle Handgelenkschoner für Liegestütze. Sie vergrößern den Bewegungsumfang der Übung und sorgen gleichzeitig dafür, dass das Handgelenk keine zu starke Torsion erfährt.
Ins Hohlkreuz zu gehen erleichtert diese Übung, doch leider wird dadurch auch die Wirbelsäule gestaucht.

TIPP

So legen Sie mit den Grundübungen für die Brustmuskeln schnell an Kraft zu: Führen Sie zwischen zwei Serien Liegestütz oder Stemmen mit Kurzhanteln eine Bizeps-Serie durch, ohne sich zu verausgaben. Ein moderates Bizepstraining beschleunigt die Erholung des Trizeps und verhindert dessen vorzeitige Ermüdung.

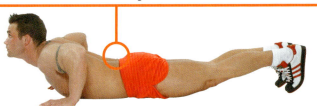

/// Stemmen mit Kurzhanteln

Diese Übung trainiert Brust- und Schultermuskeln sowie Trizeps. Einarmiges Training ist möglich, Anfängern aber nicht zu empfehlen, da die Haltung dann instabil wird.

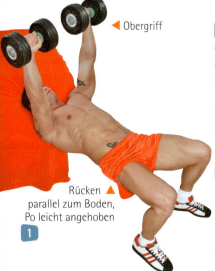

◀ Obergriff

▲ Rücken parallel zum Boden, Po leicht angehoben
1

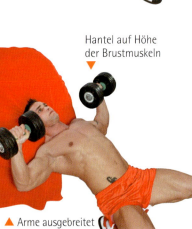

Hantel auf Höhe der Brustmuskeln ▼

▲ Arme ausgebreitet
2

! Seien Sie vorsichtig, wenn Sie die Hanteln vom Boden aufheben, um sie in die Ausgangsposition zu bringen. Legen Sie sie mit gebeugten Armen auf die Schenkel, dann können Sie sich gefahrlos zurücklehnen. Dasselbe gilt für das Ablegen der Hanteln auf den Boden: Strecken Sie die Arme nicht durch, wenn Sie die Gewichte ablegen wollen. Ihr Bizeps könnte reißen.

1 Rücklings auf den Boden oder die Bettkante legen. Nehmen Sie die Hanteln im Obergriff und bringen Sie sie auf Schulterhöhe. Arme mit der Kraft Ihrer Brustmuskeln emporstrecken. Die Hanteln sollten sich am höchsten Punkt der Bewegung berühren.

2 Gewicht herunternehmen, indem Sie die Arme beugen. Der Endpunkt der Bewegung sollte irgendwo zwischen den oberen (Schulterhöhe) oder den unteren Brustmuskeln (auf Höhe der Brustwarzen) liegen. Anfangs sollten Sie die Bewegung dort enden lassen, wo es Ihnen am natürlichsten vorkommt. Später wählen Sie den Endpunkt danach aus, was Sie erreichen wollen. Wenn Sie die Bewegung im oberen Brustbereich beginnen lassen, wird der obere Teil des großen Brustmuskels stärker beansprucht. Wenn Sie im unteren Brustbereich beginnen, trainieren Sie mehr den unteren Teil des Muskels.

(Varianten)

1 Die Ausrichtung von Händen und Ellbogen kann variieren. Wenn die Ellbogen neben dem Körper liegen und Sie die Hanteln im Neutralgriff halten, wird der große Brustmuskel weniger gedehnt und die Schultermuskeln arbeiten mehr. Wenn die Ellbogen möglichst weit außen liegen und Sie die Hanteln im Obergriff halten, werden die Brustmuskeln im unteren Segment stark gedehnt. Die Gefahr eines Muskel(faser)risses ist hier zwar groß, aber die Arbeit am großen Brustmuskel ist wichtig. Probieren Sie alles aus, bis Sie eine entsprechende Position gefunden haben.

Stemmen nach hinten

Neutralgriff ▶

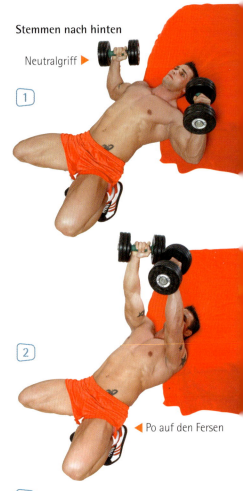

1

2

◀ Po auf den Fersen

2 Statt den Oberkörper parallel zum Boden zu halten, können Sie sich auch auf Ihre Fersen setzen und zur Bettkante zurücklehnen. In dieser zurückgelehnten Haltung werden die oberen Brustmuskeln stärker beansprucht.

3 Das Stemmen lässt sich auch stehend mit einem Zugband durchführen. Legen Sie sich das Band über den Rücken und greifen Sie mit den Händen in die Schlaufen. Dann drücken Sie das Band abwechselnd oder mit beiden Händen gleichzeitig nach vorn. Diese Variante eignet sich besonders für Boxsportler.

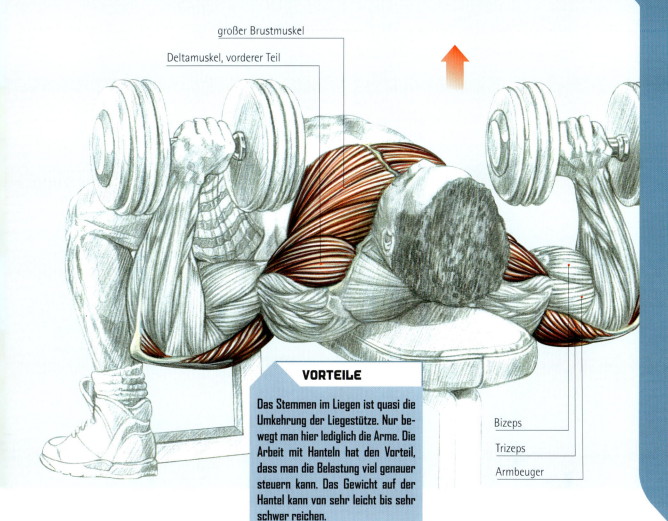

großer Brustmuskel
Deltamuskel, vorderer Teil
Bizeps
Trizeps
Armbeuger

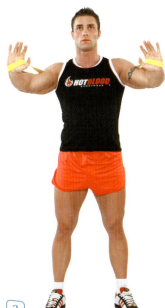

VORTEILE

Das Stemmen im Liegen ist quasi die Umkehrung der Liegestütze. Nur bewegt man hier lediglich die Arme. Die Arbeit mit Hanteln hat den Vorteil, dass man die Belastung viel genauer steuern kann. Das Gewicht auf der Hantel kann von sehr leicht bis sehr schwer reichen.

NACHTEILE

Da die Arme in viele Richtungen beweglich sind, erfordert diese Übung eine größere muskuläre Kontrolle. Diese Kontrolle muss erst erworben werden, was manchen Anfängern zunächst schwerfällt. Bei den Liegestützen gibt es dieses Problem nicht. In der ersten Zeit sind Liegestütze auf jeden Fall einfacher durchzuführen als Stemmen im Liegen. Im Übrigen wird die vielseitige Beweglichkeit der Arme in vielen Sportarten verlangt. Weil es so schwierig ist, eine gute muskuläre Kontrolle über die Bewegungen zu erlangen, bringt das Stemmen im Liegen Sportlern viel mehr als Liegestütze.

AUFGEPASST!

Wenn man sie auf dem Boden absolviert, ist der Bewegungsumfang dieser Übung gering. Auf der Bettkante liegen Sie nicht nur bequemer, sondern Sie können auch einen vollständigen Bewegungsablauf durchführen. Üben Sie zunächst mit kleinen Gewichten, damit Sie sich an die Bewegung gewöhnen.

HINWEISE

Stützen Sie sich gut mit den Beinen ab, wenn Sie auf der Bettkante liegen. Das Stemmen aus den Schenkeln heraus gibt Ihnen Kraft. Stellen Sie sicher, dass Ihr Bett weder wegrutscht noch kippt, wenn Sie daran trainieren.

/// Fliegende Bewegung mit Kurzhanteln

Diese isolierte Übung hat Brust- und Schultermuskeln im Visier. Einarmiges Training ist möglich, aber nicht zu empfehlen.

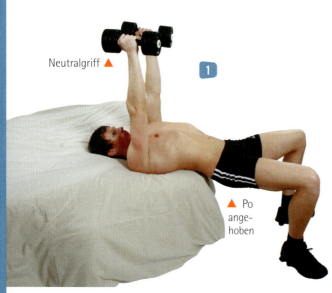

Neutralgriff ▲

1

Po angehoben ▲

> **AUFGEPASST!**
> Die Hanteln müssen sich im höchsten Punkt der Bewegung nicht zwangsläufig berühren. An diesem Punkt ist auch nur relativ wenig Widerstand zu spüren. Wenn Sie die Brustmuskeln auf der Höhe der Bewegung nicht spüren, dann halten Sie lieber die Spannung, nachdem Sie drei Viertel der Bewegung absolviert haben, statt sie bis zum Ende durchzuführen.
>
> **HINWEISE**
> Wenn Sie an der Belastungsgrenze angekommen sind, beugen Sie die Arme mehr und mehr. Sie erhalten so einen fließenden Übergang zum Stemmen mit Kurzhanteln und können mehr Wiederholungen absolvieren.

! Strecken Sie die Arme nicht durch, um die Hanteln auf den Boden zu legen. Der Bizeps könnte reißen. Auch während der Übung sollten Sie die Arme nie ganz durchstrecken.

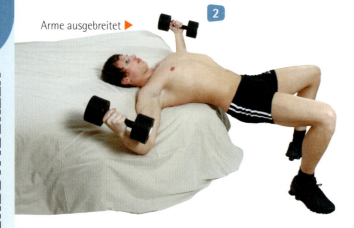

Arme ausgebreitet ▶

2

1 Legen Sie sich rücklings auf den Boden oder die Bettkante. Nehmen Sie die Hanteln im Neutralgriff (Daumen nach oben) und bringen Sie sie auf Schulterhöhe. Strecken Sie die Arme, als ob Sie das Stemmen mit Kurzhanteln machen wollten.

2 Aus dieser Position heraus lassen Sie die Arme halb gebeugt zur Seite sinken. Wenn die Arme ausgebreitet sind, führen Sie die Hanteln mit der Kraft Ihrer Brustmuskeln wieder nach oben. Beim Absetzen die Arme mit den Hanteln ausbreiten, dabei möglichst wenig beugen.

> **VORTEILE**
> Die fliegende Bewegung führt zu einer starken Dehnung der Brustmuskeln. Anders als beim Stemmen ist der Trizeps an dieser Übung nicht beteiligt. Das verhindert, dass er vor den Brustmuskeln ermüdet.
>
> Es ist manchmal schwierig, die Brustmuskeln anzusprechen. Der Widerstand auf der Höhe der Bewegung tendiert gegen null – Sie haben eventuell Probleme, die Kontraktion der Brustmuskeln zu spüren.
>
> **NACHTEILE**

DIE BRUSTMUSKELN

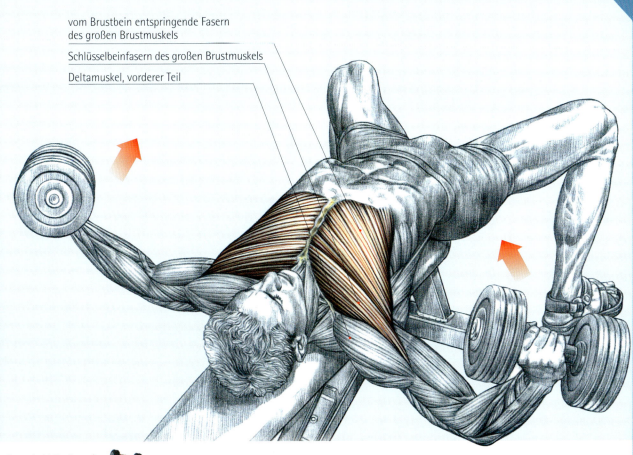

vom Brustbein entspringende Fasern des großen Brustmuskels

Schlüsselbeinfasern des großen Brustmuskels

Deltamuskel, vorderer Teil

◀ Arme in V-Stellung

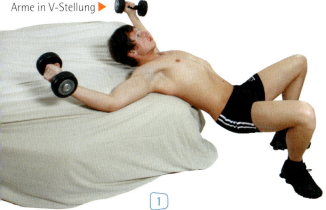

1

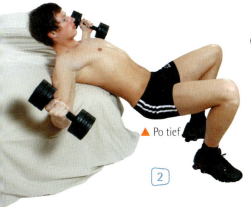

▲ Po tief

2

Varianten

Um die Brustmuskelkontraktion zu erhöhen, können Sie das Handgelenk drehen. Während Sie die Hände aufeinander zu bewegen, drehen Sie die Handgelenke so, dass die kleinen Finger zueinander zeigen. Das führt zu einer stärkeren Kontraktion im unteren Teil der Brustmuskeln.

Oder: Während Sie die Hände aufeinander zu bewegen, drehen Sie die Handgelenke so, dass die Daumen zueinander zeigen. Das führt zu einer stärkeren Kontraktion im oberen Teil der Brust- und Schultermuskeln.

[1] Statt die Arme waagrecht auszubreiten, kann man sie in V-Form, mehr über dem Kopf, ablegen. Die Übung ist ein Mittelding zwischen fliegender Bewegung und Pull over. Manche Kraftsportler spüren die Übung so besser. Andererseits müssen Sie viel leichtere Gewichte verwenden, da die Übung wesentlich schwieriger und das Risiko eines Muskel(faser)risses viel größer ist.

[2] Wenn Sie die Übung an der Bettkante statt auf dem Boden machen, können Sie den Po in Richtung Boden absenken. In dieser Haltung wird der obere Teil der Brustmuskeln stärker beansprucht.

/// Pull over mit gestreckten Armen

Diese isolierte Übung wirkt vor allem auf die Brustmuskulatur und, in geringerem Umfang, auf die Rückenmuskeln und den Trizeps. Einarmiges Training ist möglich, aber nicht zu empfehlen.

◀ Neutralgriff

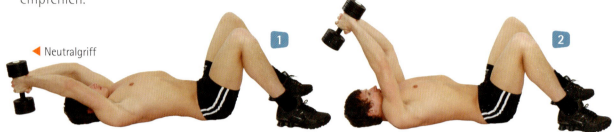

1 Legen Sie sich auf den Rücken, auf den Boden oder auf das Bett. Ein Bett hat den Vorteil, dass Sie die Arme ins Leere hängen lassen können, wenn Sie mit dem Kopf ganz am Rand liegen. So erhalten Sie einen größeren Bewegungsumfang und eine bessere Dehnung. Ergreifen Sie eine Hantel mit beiden Händen im Neutralgriff (beide Daumen zum Boden) und strecken Sie die Arme über den Kopf.

2 Arme gestreckt hinter den Kopf sinken lassen. Sobald die Arme in Verlängerung des Körpers sind, heben Sie sie mit der Kraft Ihrer Brustmuskeln wieder hoch. Beenden Sie die Bewegung, wenn die Hantel auf Augenhöhe angekommen ist. Dann Arme wieder nach hinten absenken.

Varianten

v Sie können auch mit zwei Hanteln arbeiten. Allerdings wird die Übung dann viel schwieriger: Man benötigt eine sehr gute muskuläre Kontrolle, um die beiden Gewichte parallel zu führen. Eine andere Möglichkeit wäre, mit Pull over mit zwei Hanteln zu beginnen und an der Belastungsgrenze in die fliegende Bewegung überzugehen. So bekommen Sie mehr Wiederholungen und erreichen noch eine andere Brustmuskeldehnung.
Oder Sie arbeiten mit absteigender Belastung: Am Anfang machen Sie Pull over mit zwei Hanteln. Wenn Sie am Limit sind, legen Sie eine weg und setzen die Übung mit einer Hantel fort.

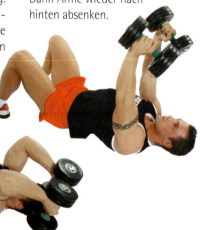

! Der Pull over mit gestreckten Armen ist nicht ganz ungefährlich für das Schultergelenk. Legen Sie nicht zu viel Gewicht auf. Erhöhen Sie statt des Gewichts lieber die Zahl der Wiederholungen. Vergewissern Sie sich auch, dass die Gewichte gut befestigt sind, damit sie nicht herausrutschen, wenn sich die Hantel über Ihrem Kopf befindet.

VORTEILE

Diese Übung dehnt Brust- und Schultermuskeln gleichzeitig, zwei Muskelgruppen, die durch das Krafttraining leicht ihre Geschmeidigkeit verlieren.

Es gibt Menschen, die ihre Brustmuskeln bei dieser Übung nicht spüren. In diesem Fall haben die Rückenmuskeln den größten Teil der Arbeit übernommen.

NACHTEILE

AUFGEPASST!

Sie können die Arme ganz leicht beugen, um die Dehnung zu erleichtern. Doch wenn Sie die Arme zu sehr beugen, wird die Arbeit mehr und mehr von den Brustmuskeln weg auf die Rückenmuskeln verlagert.

HINWEISE

Sie können die Übung zum Weiten des Brustkorbs verwenden. Doch dafür gibt es wirksamere Dehnungsübungen.

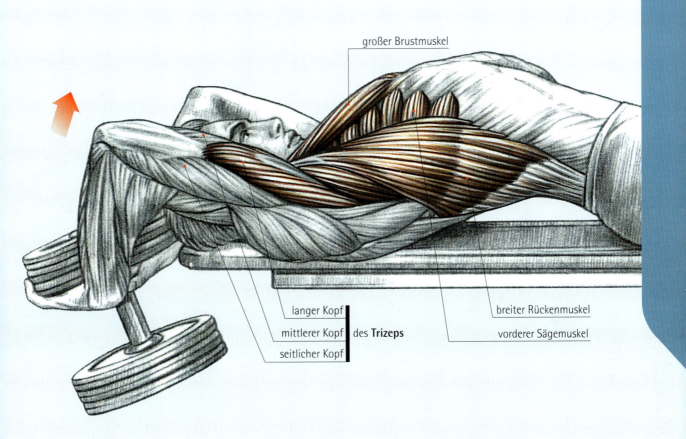

/// Cross over (Kreuzheben) mit Zugband

Diese isolierte Übung trainiert die Brust- und die Schultermuskeln.
Einarmiges Training ist zu empfehlen.

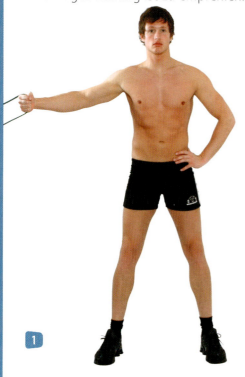

1 Befestigen Sie Ihr Zugband in halber Höhe (zum Beispiel an einem Türgriff). Geben Sie ihm die nötige Spannung, indem Sie seine Länge regulieren. Stellen Sie sich aufrecht hin, nehmen Sie das andere Ende des Zugbands mit der rechten Hand im Neutralgriff (Daumen nach vorn oder nach oben, je nachdem wie der Arm gehalten wird).

2 Halten Sie den Arm fast gestreckt und bewegen Sie ihn mit der Kraft der Brustmuskeln vor den Oberkörper. Verweilen Sie 1 Sekunde in der Kontraktionsstellung und kehren Sie dann in die Ausgangsposition zurück. Wenn Sie mit dem rechten Arm fertig sind, wechseln Sie sofort zum linken Arm usw.

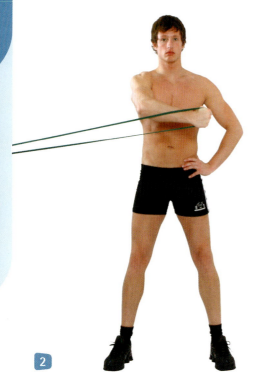

> **AUFGEPASST!**
> Führen Sie die Übung langsam und mit gleichbleibender Spannung durch, um die Brustmuskeln zu trainieren. Die Übung wird einfacher, wenn man den Arm beugt – aus diesem Grund sollte man ihn ziemlich gestreckt halten. Wenn Sie am Limit sind, können Sie den Arm ein bisschen beugen, um ein paar zusätzliche Wiederholungen herauszuholen.

! Strecken Sie den Arm während dieser Übung nicht ganz durch, Ihr Bizeps könnte reißen. Allerdings sollten Sie den Arm auch nicht zu stark beugen, denn dann spüren Sie deutlich weniger.

DIE BRUSTMUSKELN

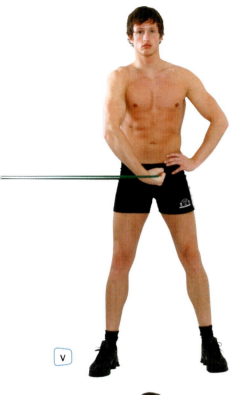

Varianten

v Sie können den Arm auch zum Bauch oder bis in Kopfhöhe führen (oder irgendwohin dazwischen), um den Arbeitswinkel der Brustmuskeln zu variieren. Die Brustmuskeln sind Muskeln, die unter verschiedenen Winkeln trainiert werden wollen. Statt das Zugband an einem Fixpunkt zu befestigen, können Sie sich auch daraufstellen. Setzen Sie den rechten Fuß auf das Band, wenn Sie die rechte Seite trainieren wollen. Heben Sie die Hand mit gestrecktem Arm bis in Augenhöhe.

HINWEISE

Wenn Sie Schwierigkeiten haben, Ihre Brustmuskeln bei den Grundübungen zu spüren, können Sie mithilfe dieser Übung lernen, ihre Kontraktion wahrzunehmen. Nach zwei oder drei Wochen Training mit dem Zugband werden Sie Ihre Brustmuskeln auch bei anderen Übungen besser spüren.

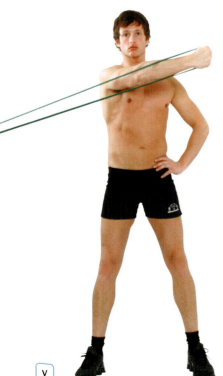

VORTEILE

Diese Übung hat große Ähnlichkeit mit der fliegenden Bewegung, aber das Zugband hat den Vorteil, dass der Widerstand während der gesamten Belastung anhält (im Gegensatz zur Hantelübung).

Da die Übung nur einarmig ausgeführt werden kann, verlieren Sie Zeit.

NACHTEILE

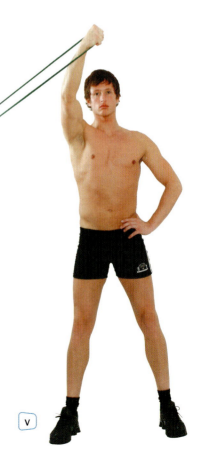

/// Schnellkrafttraining

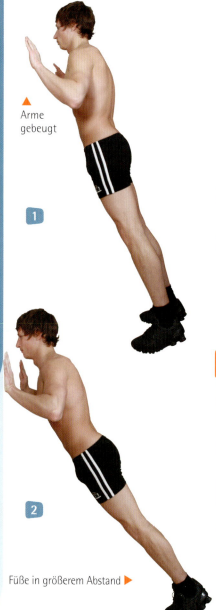

▲ Arme gebeugt

1

Füße in größerem Abstand ▶

2

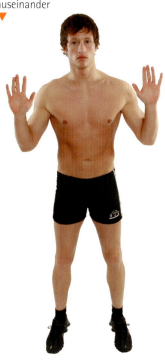

Hände schulterbreit auseinander ▼

Die wichtigste Übung im Schnellkrafttraining für die Brustmuskeln sind die Liegestütze gegen eine Wand oder auf dem Boden. Der Abstand zwischen den Händen entspricht der Schulterbreite. Machen Sie die Übung zunächst stehend gegen eine Wand.

1 Mit schulterbreiten Händen gegen die Wand fallen lassen.

2 Im letzten Moment setzen Sie die Arme ein, um sich abzustoßen und nicht mit dem Kopf gegen die Wand zu schlagen. Je weiter Sie von der Wand weg stehen, desto schwieriger wird die Übung.

AUFGEPASST!
Je stärker die Arme gebeugt sind, desto schwieriger wird die Übung. Am einfachsten wäre es, die Arme gestreckt zu lassen, aber dann wäre die Übung sinnlos und gefährlich. Sie sollten die Arme immer ein bisschen gebeugt halten.

HINWEISE
Wie bei allen Schnellkraftübungen sollte die Kontaktzeit minimal sein. In dem Moment, in dem die Hände die Wand berühren, muss sofort das Abstoßen erfolgen.

(Varianten)

Sobald die Übung nah an der Wand stehend gelingt, vergrößern Sie den Abstand immer etwas mehr. Wenn Sie sich dazu bereit fühlen, gehen Sie zu den Liegestützen am Boden über. Dazwischen können Sie die Übung im Knien durchführen.

! Diese Übung beansprucht Ellbogen- und Schultergelenke.

VORTEILE
Diese Übung trainiert die Schnellkraft für alle Sportarten, in denen es darauf ankommt, einen Gegner oder einen Gegenstand wegzustoßen, wie zum Beispiel Kampfsport, Volleyball, Basketball oder Wurfsportarten.

Verletzen Sie sich nicht am Kopf, nur weil Sie Ihre Kräfte überschätzen.

NACHTEILE

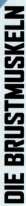

DIE BRUSTMUSKELN

/// Dehnen der Brustmuskeln

1 Stellen Sie sich in einen Türrahmen. Legen Sie den im rechten Winkel gebeugten Arm gegen den Türpfosten und halten Sie sich mit Hand und Ellbogen daran fest. Machen Sie einen Schritt nach vorn und beugen Sie sich dabei vor.

Nach der Dehnung des großen Brustmuskels auf der rechten Seite wechseln Sie zur linken. Es ist zwar durchaus möglich, beide Arme gleichzeitig zu dehnen, aber dann fällt die Dehnung deutlich geringer aus. Im ersten Trainingsmonat können Sie die Arme gleichzeitig dehnen, dann aber sollten Sie zum einarmigen Dehnen wechseln.

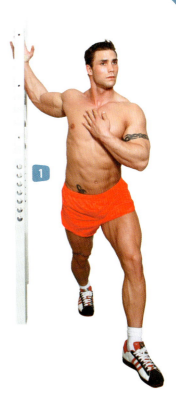

/// Dehnung des Brustkorbs

1 Stellen Sie sich aufrecht hinter einen Fixpunkt, der sich in Höhe Ihrer Brustmuskeln befindet (ein Möbelstück oder ein Türpfosten). Umfassen Sie diesen Punkt mit beiden Händen, sodass sich die Daumen fast berühren. Drücken Sie sich mit beiden Armen weg und atmen Sie möglichst tief ein. Achten Sie darauf, dass sich Ihr Brustkorb weitet. Die Schulterblätter sollten sich einander annähern.

2 Dann atmen Sie wieder aus und lassen den Brustkorb in sich zusammensinken. Wiederholen Sie diese Übung mehrmals. Sie werden bald feststellen, dass es immer leichter wird, den Brustkorb zu weiten, weil Ihre Zwischenrippenmuskeln geschmeidiger und die Rippen dadurch beweglicher werden.

Anders als beim Pull over, bei dem es schwierig ist, den Brustkorb ähnlich gut zu weiten, wird hier keine gefährliche Spannung in den Schultermuskeln erzeugt.

Diese Übung ist nützlich, um die Haltung des Oberkörpers bei den Übungen für Brust- und Rückenmuskeln zu verbessern. Außerdem vermag sie durch das Training der Atemmuskeln die Ausdauer zu erhöhen (siehe S. 218).

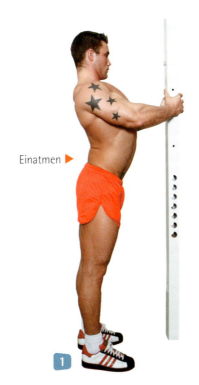

Einatmen ▶

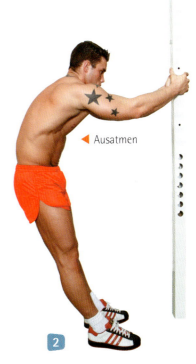

◀ Ausatmen

Der Hals

Die Funktion der Halsmuskeln

Die Halsmuskeln erfüllen drei Aufgaben:

1 In erster Linie sorgen sie für die Beweglichkeit des Halses. Sie ermöglichen das Drehen des Kopfes in alle Richtungen. Gemessen an der hohen Beweglichkeit und dem relativ hohen Gewicht des Schädels werden die Halsmuskeln ziemlich stiefmütterlich behandelt.

2 Die zweite Aufgabe der Halsmuskeln ist es, die Halswirbel bei Stößen und Erschütterungen vor Schaden zu bewahren. Diese Funktion der Halsmuskeln hat für Sportler besondere Bedeutung.

3 Unter ästhetischen Gesichtspunkten beeindruckt ein kräftiger Hals immer. Man merkt das beispielsweise bei Auftritten von Boxchampions. Dies ist die dritte Funktion der Halsmuskeln: Sie sollen mögliche Gegner durch ihre schiere Größe einschüchtern.

Ein umfassendes Trainingsprogramm für den Hals beinhaltet Übungen für
> Muskeln im hinteren Halsbereich (Strecker)
> Muskeln im vorderen Halsbereich (Beuger)
> Muskeln im seitlichen Halsbereich (Drehmuskeln)

Für jeden der drei Bereiche wurde die beste Übung ausgewählt.

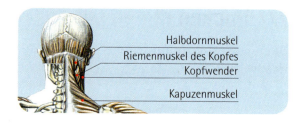

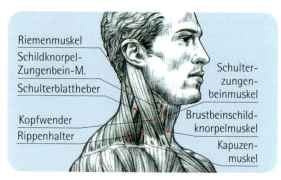

! Da die Halswirbel im Verhältnis zu ihrer hohen Beweglichkeit recht klein sind, kann man sie leicht beschädigen. Das Krafttraining soll die Halsmuskeln kräftigen, damit sie die Halswirbel bei Zusammenstößen mit Gegnern schützen. Doch denken Sie immer daran, dass man die Halswirbel mit den Kraftübungen selbst auch verletzen kann. Um nicht das Gegenteil des angestrebten Ziels zu erreichen, müssen die Übungen für den Hals sehr kontrolliert und möglichst in langen Serien durchgeführt werden.

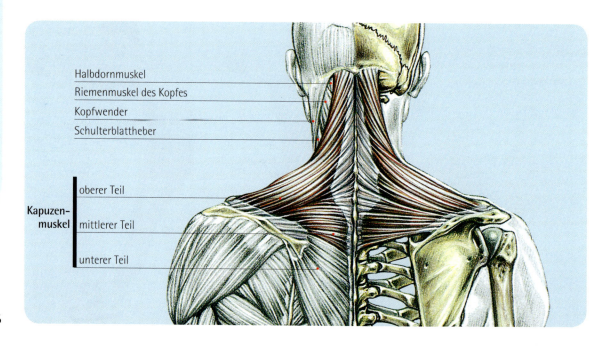

/// Nacken strecken

Diese isolierte Übung trainiert die Muskeln im hinteren Halsbereich. Ein einarmiges Training ist nicht möglich.

1 Stehend oder sitzend verschränken Sie die Finger. Legen Sie die Hände hinter den Kopf. Sie sorgen bei dieser Übung für den Widerstand.

2 Mit dem Hals die Hände so weit wie möglich nach hinten drücken. 3 bis 4 Sekunden lang so bleiben. Kopf mit den Händen wieder nach vorn drücken – gegen den Widerstand der Halsmuskeln.

Variante
Wenn Ihnen Ihr Hals Probleme bereitet, können Sie die Übung auch als isometrische (statische) Übung ausführen. Legen Sie sich rücklings auf ein Bett und drücken Sie den Kopf so tief wie möglich in die Matratze. Halten Sie die Position für 10 Sekunden, dann einige Sekunden locker lassen. Bis zur Ermüdung wiederholen.

! Drücken Sie den Kopf mit den Händen niemals in Richtung Boden. Das könnte die Halswirbel schädigen.

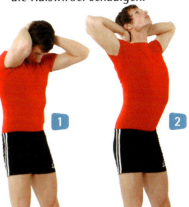

AUFGEPASST!
Ziehen Sie den Kopf in der gedehnten Position nicht zu weit nach unten. Das Kinn sollte mehr oder weniger parallel zum Boden bleiben.

HINWEISE
Es ist besser, den Hals erst am Ende einer Trainingseinheit zu bearbeiten; wenn die Halsmuskeln schon ermüdet sind, können sie das Training der anderen Muskeln beeinträchtigen. Sportler sollten die Halsmuskeln im Stehen trainieren, weil dann auch die Nackenmuskeln beansprucht werden.

VORTEILE
Diese nur mit den Händen ausgeführte Bewegung trainiert die Halsmuskeln, ohne die Halswirbel so stark zu belasten wie Kraftmaschinen für den Nacken.

Die Bewegung kann Schwindel verursachen. Sie muss deshalb sehr langsam und mit gleichbleibender Spannung durchgeführt werden. Evtl. bleibt der Schwindel aus, wenn Sie während der Übung die Augen schließen.

NACHTEILE

/// Nacken beugen

Diese isolierte Übung trainiert die Muskeln im vorderen Halsbereich. Ein einarmiges Training ist nicht möglich.

! Achten Sie darauf, den Kopf nicht zu weit nach oben zu drücken, damit die Halswirbel keinen Schaden nehmen.

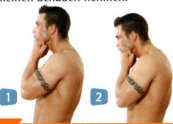

1 Die Fäuste unter dem Kinn aneinanderpressen.

2 Mit dem Hals die Fäuste möglichst weit nach vorn drücken. 3 bis 4 Sekunden lang so bleiben. Dann drücken Sie den Kopf mit den Fäusten wieder nach hinten – gegen den Widerstand der Halsmuskeln.

Variante
Diese Übung kann auch als statische Übung durchgeführt werden. Fäuste zwischen Brust und Hals aneinanderlegen und so fest wie möglich zusammenpressen. 10 Sekunden halten, dann einige Sekunden locker lassen. Bis zur Ermüdung wiederholen.

AUFGEPASST!
Drücken Sie den Kopf in der gedehnten Position nicht zu weit nach oben. Das Kinn sollte mehr oder weniger parallel zum Boden bleiben.

VORTEILE
Diese nur mit den Händen ausgeführte Bewegung trainiert die Halsmuskeln und entlastet dabei die Halswirbel. Das ist besonders dann sinnvoll, wenn Sie zuvor den Kapuzenmuskel trainiert haben.

Es ist schwierig einzuschätzen, wie groß der Widerstand ist. Daher können die Fortschritte nur schlecht beurteilt werden.

NACHTEILE

HINWEISE
Sie können das Halsbeugen als Superserie ohne Pause direkt an das Nackenstrecken anschließen.

/// Seitneigung

Diese isolierte Übung trainiert die Muskeln des seitlichen Halsbereichs.
Sie kann nur einarmig durchgeführt werden.

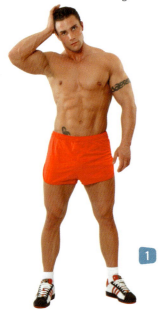

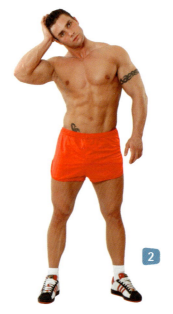

! Das Training der seitlichen Halsmuskeln ist zweifellos das riskanteste für den Hals. Begnügen Sie sich mit sehr kleinen Bewegungen. Dehnen Sie die Halsmuskeln nur sehr, sehr vorsichtig.

1 Sie stehen oder sitzen und legen die Handfläche der rechten Hand über das rechte Ohr.

2 Drücken Sie Ihre Hand mit der Kraft der Halsmuskeln so weit wie möglich nach rechts. Halten Sie die Kontraktionsstellung 3 bis 4 Sekunden. Dann bringen Sie Ihren Kopf durch den Druck Ihrer rechten Hand – und gegen den Widerstand der Halsmuskeln – wieder in die aufrechte Position. Nach dem Training der rechten Seite gehen Sie sofort zur linken Seite über.

Varianten

Sie können diese Übung auch auf der Seite liegend durchführen, nur mit dem Gewicht des Kopfes. Außerdem kann man sie als isometrische Übung absolvieren, indem man die Kontraktionsstellung immer 10 Sekunden hält, ohne den Kopf zu bewegen. Dann eine kleine Pause einlegen und bis zur Ermüdung wiederholen.

DER HALS

VORTEILE

Diese Übung fordert die tiefen Halsmuskeln, die man mit anderen Techniken nur schlecht erreicht.

Jede falsche Bewegung kann die Halswirbel schädigen. Bleiben Sie während der gesamten Übung außerordentlich konzentriert!

NACHTEILE

AUFGEPASST!
Überfordern Sie den Bewegungsumfang Ihrer Halsmuskeln nicht.

HINWEISE
Arbeiten Sie sehr langsam, mit anhaltender Spannung, fast statisch.

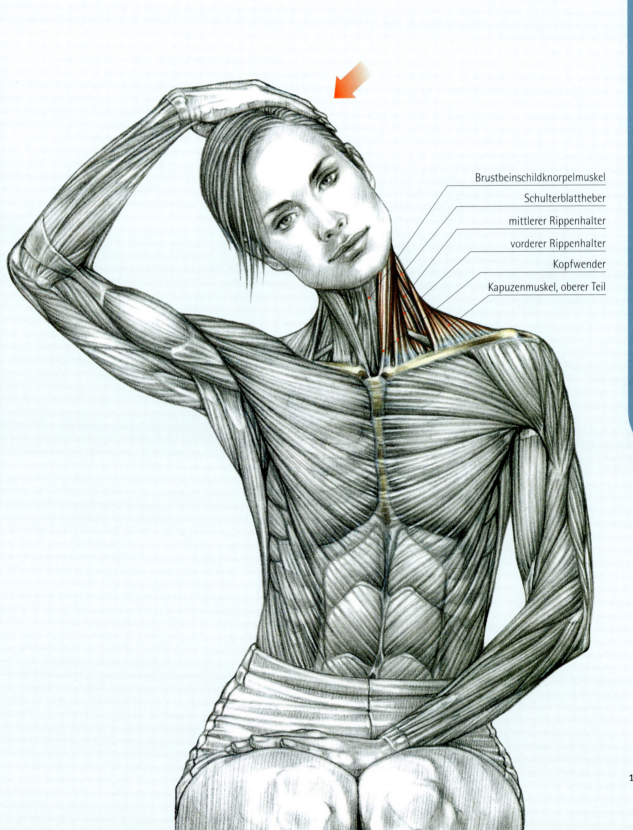

BREITER RÜCKEN
Die Rückenmuskeln

Die Funktion der Rückenmuskeln

Die Rückenmuskeln erstrecken sich praktisch über den gesamten Rücken. Gut austrainierte Muskeln verleihen dem Oberkörper die v-förmige Gestalt. Anatomisch sind sie dafür verantwortlich, die Arme nach hinten zu ziehen. Dabei helfen ihnen die hinteren Schultermuskeln, der Bizeps und der lange Kopf des Trizeps. Die Rückenmuskeln tun genau das Gegenteil von dem, was Brust- und vordere Schultermuskeln tun. Man nennt sie daher deren Gegenspieler oder Antagonisten.

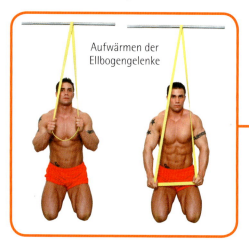

Aufwärmen der Ellbogengelenke

! Wärmen Sie die Ellbogen mit etwas Trizepsarbeit auf, bevor Sie mit dem Rückentraining beginnen. Wie Sie noch sehen werden, ist der Trizeps aktiv an allen Übungen für den Rücken beteiligt. Ein kalter Ellbogen muss sich bei einer schweren Rückenübung nicht unbedingt sofort schmerzhaft bemerkbar machen. Der Schmerz kommt vielmehr oft erst dann zum Vorschein, wenn Sie den Trizeps trainieren. Aus diesem Grund merkt man häufig nicht, dass man sich den Ellbogen beim Rückentraining (und nicht beim Trizepstraining) verletzt hat.

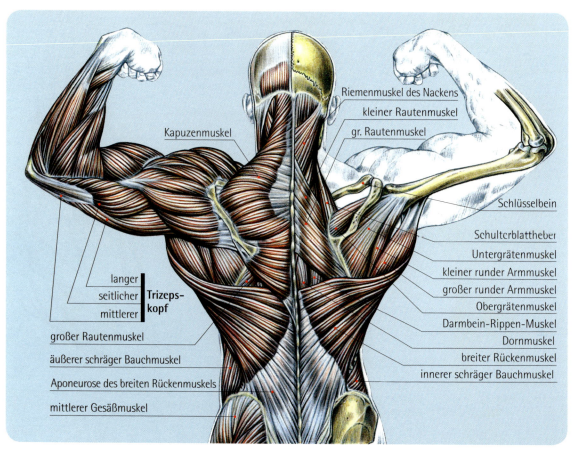

/// Klimmzüge an der Reckstange

Diese Grundübung trainiert nicht nur die Rückenmuskeln, sondern auch den Bizeps, einen Teil des Trizeps und die Unterarmmuskeln. Ein einarmiges Training ist allenfalls sehr leichtgewichtigen Personen möglich.

▼ Untergriff

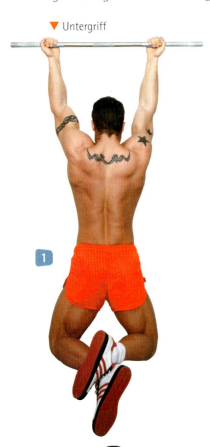

1 Umfassen Sie die Reckstange im Untergriff (kleine Finger zueinander), die Hände sollten mindestens schulterbreit auseinander liegen. Heben Sie die Beine nach hinten, sodass die Waden im rechten Winkel zu den Oberschenkeln stehen. Kreuzen Sie die Unterschenkel so, dass der rechte Fuß auf dem linken Knöchel liegt.

AUFGEPASST!
Achten Sie auf einen guten (sicheren) Griff. Legen Sie den Daumen auf den Zeigefinger (und auf den Mittelfinger, wenn Ihre Finger sehr groß sind), um sie beim Festhalten der Reckstange zu unterstützen.
Machen Sie Ihren Körper steif, indem Sie die Pomuskeln anspannen und den rechten Fuß gegen den linken Knöchel drücken. Das verhindert, dass Sie unter der Reckstange herumbaumeln.

2 Ziehen Sie sich mit der Kraft der Rückenmuskeln hoch, bis Ihre Stirn auf Höhe der Reckstange ist. Wenn Sie es schaffen, ziehen Sie sich hoch, bis Sie mit dem Kinn auf Höhe der Stange sind, dabei neigen Sie den Kopf leicht nach hinten. Wenn Sie sehr viel Kraft haben, ziehen Sie sich hoch bis zum Hals, den Kopf immer nach hinten geneigt. Halten Sie die Kontraktionsstellung für 1 Sekunde, dann lassen Sie sich langsam herunter. Strecken Sie die Arme nicht ganz durch, um sich einen Rest Spannung zu erhalten und Verletzungen zu vermeiden.

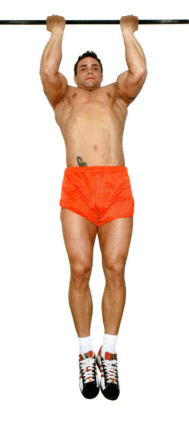

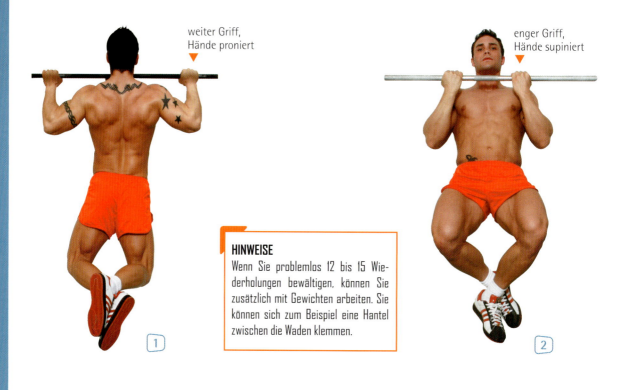

weiter Griff, Hände proniert

enger Griff, Hände supiniert

HINWEISE
Wenn Sie problemlos 12 bis 15 Wiederholungen bewältigen, können Sie zusätzlich mit Gewichten arbeiten. Sie können sich zum Beispiel eine Hantel zwischen die Waden klemmen.

DER RÜCKEN

Varianten

1 Suchen Sie nach einer Ihnen angenehmen Handstellung. Sie können auch mit den Händen in Pronationsstellung (Daumen zueinander) trainieren, um den Angriffswinkel der Übung zu verändern. In diesem Fall nehmen Sie die Hände etwas weiter auseinander.

Sie können mit dem Kopf vor oder hinter der Reckstange arbeiten. Die zweite Variante ist allerdings wesentlich schwieriger und führt schneller zu Verletzungen des Schultergelenks.

2 Eine enge Handstellung im Untergriff (Supination, kleine Finger zueinander) ist ebenfalls möglich. Die Übung lässt sich so leichter durchführen, spricht aber eher den Bizeps an als im Falle einer etwas weiteren Handstellung. Die supinierte enge Handstellung kann für Anfänger hilfreich sein, denen es anders nicht gelingt, sich hochzuziehen.

Wenn Sie selbst mit der supinierten engen Handstellung keine Wiederholungen schaffen, lesen Sie S. 48 im ersten Teil des Buches. Dort finden Sie bei den Intensivierungstechniken eine »Negativmethode«, die es ermöglicht, sehr schnell an Kraft zuzulegen.

VORTEILE
Schnell und hocheffektiv trainieren Klimmzüge einen sehr wichtigen Teil der Rumpfmuskulatur. Um den Rücken optisch zu verbreitern, geht nichts über die Reckstange.

Leider ist nicht jeder Trainierende in der Lage, Klimmzüge zu machen. Das kann frustrierend sein und unter Umständen demotivieren.

NACHTEILE

! Vermeiden Sie es – wie bei allen Dehnübungen –, die Arme ganz zu strecken. Das bringt Schultermuskeln und Bizeps in eine Position, bei der sie leicht reißen können. Wenn Sie doch einmal zwischen zwei Wiederholungen die Arme strecken, um sich zu erholen, dann holen Sie auf keinen Fall ruckartig Schwung, damit die Bänder der Schultermuskeln nicht reißen. An der Reckstange sollten Sie idealerweise während der Dehnungsphase der Übung unter anhaltender Spannung bleiben.

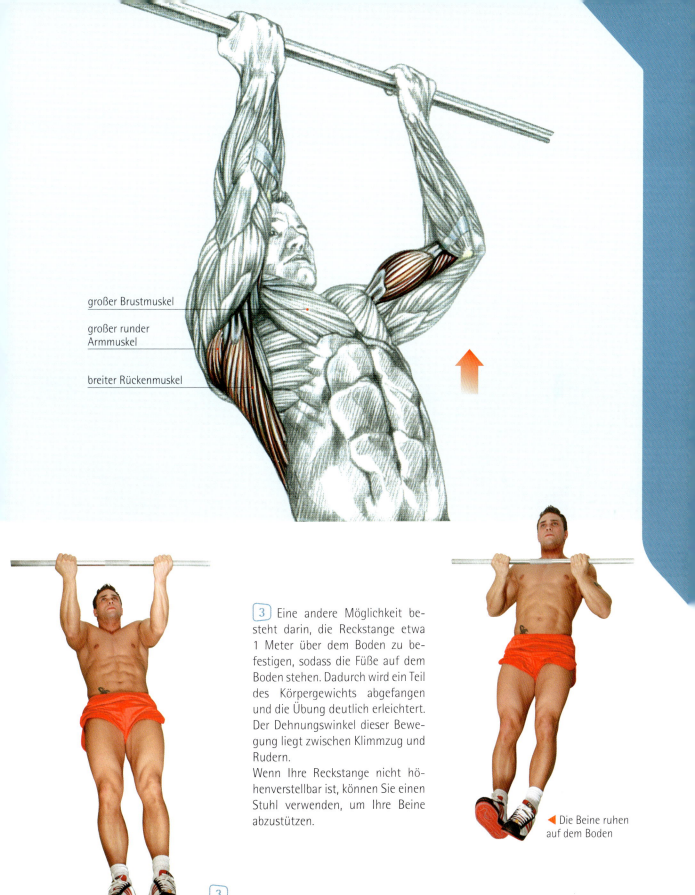

großer Brustmuskel

großer runder Armmuskel

breiter Rückenmuskel

3 Eine andere Möglichkeit besteht darin, die Reckstange etwa 1 Meter über dem Boden zu befestigen, sodass die Füße auf dem Boden stehen. Dadurch wird ein Teil des Körpergewichts abgefangen und die Übung deutlich erleichtert. Der Dehnungswinkel dieser Bewegung liegt zwischen Klimmzug und Rudern.
Wenn Ihre Reckstange nicht höhenverstellbar ist, können Sie einen Stuhl verwenden, um Ihre Beine abzustützen.

◀ Die Beine ruhen auf dem Boden

/// Rudern vorgebeugt

Eine Grundübung für Rückenmuskeln und Bizeps. Das einarmige Training ist sehr beliebt, da der Bewegungsumfang dadurch beträchtlich erweitert werden kann.

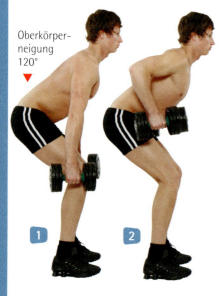

Oberkörperneigung 120° ▼

1 Beugen Sie sich nach vorn, bis der Oberkörper mit dem Boden einen Winkel zwischen 90° und 120° bildet. Nehmen Sie die Hanteln im Neutralgriff (Daumen nach vorn).

2 Ziehen Sie die gebeugten Arme seitlich am Körper möglichst hoch, sodass die Ellbogen zum Rücken weisen. 1 bis 2 Sekunden mit zusammengedrückten Schulterblättern so bleiben. Dann lassen Sie die Hanteln wieder sinken.

Variante

1 **2** Bei der einarmigen Variante stützen Sie sich mit der Hand, die nicht arbeitet, auf dem Oberschenkel oder einem Stuhl ab. Machen Sie es sich zunutze, dass die Dehnung beim einarmigen Training viel größer ist als beim zweiarmigen. Bemühen Sie sich um einen deutlich größeren Bewegungsumfang, wenn Sie nur mit einem Arm trainieren.

! Das zweiarmige Training, vor allem mit schweren Gewichten, birgt ein Risiko für den Rücken. Sie können das Risiko verringern, indem Sie mit dem Oberkörper nicht so tief gehen (Winkel von 120° statt 90° zum Boden). So spürt man häufig auch die Muskeln besser. Außerdem haben Sie in dieser weniger riskanten Position mehr Kraft.

AUFGEPASST!

Normalerweise hebt man die Hanteln bis in Höhe des Bauchnabels. Wer möchte, kann sie aber auch bis zur Brust hochheben oder die Bewegung schon auf Schenkelhöhe beenden. Dasselbe gilt für die Handhaltung: Sie können die Daumen leicht nach innen drehen oder leicht nach außen. Probieren Sie aus, in welcher Haltung Sie Ihre Muskeln am besten spüren.

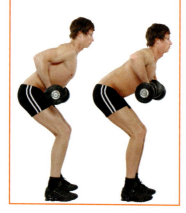

VORTEILE

Das Rudern trainiert vor allem die tiefen Rückenmuskeln, insbesondere den unteren Teil des Kapuzenmuskels (siehe S. 138). Es trägt weniger zur Verbreiterung des Rückens bei als die Übungen an der Reckstange. Vielmehr macht es die Rückenmuskeln »dicker«. Rudern und Klimmzüge ergänzen sich also beim Rückentraining.

Die vorgebeugte Haltung ist ungünstig für ein intensives Training, weil die Atmung dadurch manchmal beeinträchtigt wird. Auch für die Wirbelsäule ist diese Haltung eher problematisch.

NACHTEILE

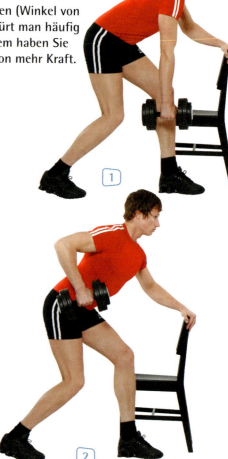

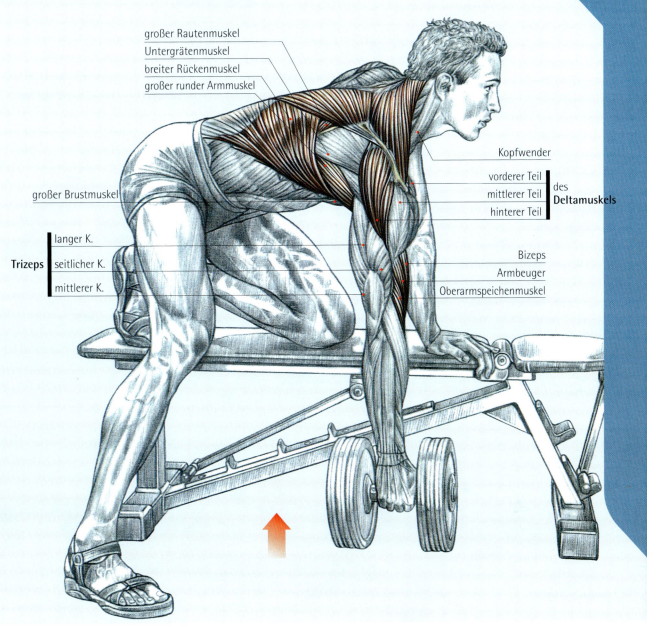

3 Zugbänder sind eine sinnvolle Ergänzung zum Rudern: Befestigen Sie das eine Ende des Zugbands an Ihrer Hantel und stellen Sie sich mit dem Fuß auf das andere Ende.
Mit dem Zugband können Sie auch im Sitzen rudern: Legen Sie das Band um Ihre Füße und nehmen Sie das andere Ende in Ihre Hände (Ober- oder Untergriff). Ziehen Sie die Hände mit der Kraft Ihrer Rückenmuskeln an den Oberkörper heran.

HINWEISE
Halten Sie den Kopf gerade, vor allem während der Kontraktion. Vermeiden Sie es, den Kopf nach rechts oder links zu drehen.

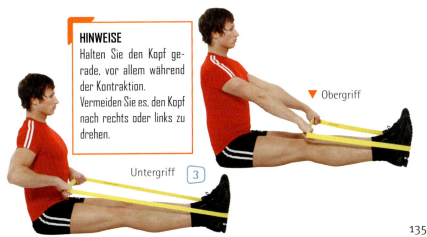

/// Pull over mit gebeugten Armen

Diese isolierte Übung trainiert die Rückenmuskeln und, in geringerem Umfang, die Brustmuskeln sowie den Trizeps. Ein einarmiges Training ist möglich, wenn man die Übung etwas abwandelt.

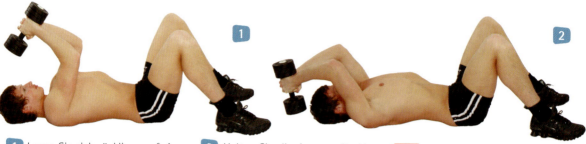

1 Legen Sie sich rücklings auf ein Bett, den Kopf am Rand der Matratze, sodass die Arme ins Leere hängen, wenn Sie sie nach hinten strecken. So erzielen Sie einen größeren Bewegungsumfang und eine stärkere Dehnung, als wenn Sie die Übung auf dem Boden machen. Ergreifen Sie eine Hantel mit beiden Händen – entweder im Neutralgriff (Daumen zum Boden) oder im Obergriff (Daumen zueinander) – und heben Sie die im rechten Winkel gebeugten Arme über den Kopf.

2 Halten Sie die Arme weiterhin gebeugt, während Sie sie hinter dem Kopf absenken. Am tiefsten Punkt angekommen, heben Sie die Arme mit der Kraft Ihrer Rückenmuskeln wieder hoch. Die Vorwärtsbewegung endet, wenn sich die Hantel über Ihrer Stirn befindet. Anschließend senken Sie die Arme wieder nach hinten ab.

▲ Neutralgriff

AUFGEPASST!
Dies ist eine Dehnübung für die Rückenmuskeln. Daher sollten Sie versuchen, mit den Armen so weit wie möglich nach unten zu kommen, ohne die Schultern zu sehr zu belasten. Um die Spannung aufrechtzuerhalten, heben Sie die Hanteln nicht zu hoch (außer um sich am Ende einer Serie eine Pause zu gönnen und dann noch ein paar zusätzliche Wiederholungen herauszuholen).

Variante

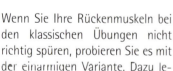

Wenn Sie Ihre Rückenmuskeln bei den klassischen Übungen nicht richtig spüren, probieren Sie es mit der einarmigen Variante. Dazu legen Sie sich seitlich statt auf den Rücken.

1 Mit der rechten Hand in Neutralgriff und mit gestrecktem Arm heben Sie die Hantel über den Kopf.

2 Lehnen Sie sich so weit wie möglich nach vorn. Anders als beim zweiarmigen Pull over bleibt der Arm stets gestreckt. Heben Sie die Hantel nicht zu hoch, damit die Spannung erhalten bleibt. Wenn Sie die Serie rechts abgeschlossen haben, machen Sie sofort auf der linken Seite weiter.

Diese Übung dient mehr der Verbesserung der Motorik als dem Aufbau von Muskelmasse. Ziel ist es, während der Arbeit den breiten Rückenmuskel ständig zu spüren. Mit der Übung lernen Sie, diesen Muskel wahrzunehmen. Nach und nach überträgt sich das Gefühl für die Kontraktion auch auf andere Rückenübungen, bei denen Sie die Muskeln zuvor nicht so gut gespürt haben.

TIPP
Legen Sie die freie Hand auf den breiten Rückenmuskel, wenn Sie die einseitige Version dieser Übung ausführen. Das hilft Ihnen dabei, die Kontraktion besser zu spüren.

HINWEISE
Den Pull over kann man auch zum Weiten des Brustkorbs verwenden. Für diesen Zweck gibt es allerdings wirksamere Dehnübungen (nachzulesen im Kapitel über Brustmuskeln).

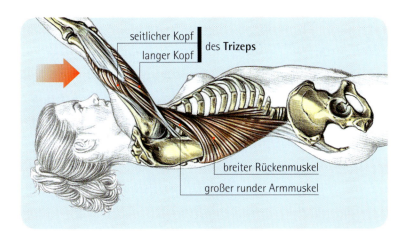

! Der Pull over ist für das Schultergelenk nicht ganz ungefährlich. Legen Sie nicht zu viel Gewicht auf. Erhöhen Sie lieber die Zahl der Wiederholungen als das Gewicht. Legen Sie Ihr Augenmerk mehr auf das Muskelgefühl als auf die reine Leistung. Vergewissern Sie sich, dass die Scheiben auf der Hantel gut befestigt sind und nicht herunterrutschen können.

VORTEILE

Beim Pull over gibt es keine Störung durch den Bizeps. Wenn Sie bei den Klimmzügen oder beim Rudern alles im Bizeps und nichts in den Rückenmuskeln spüren, ist der Pull over hilfreich. Beginnen Sie alle (oder zumindest einige) Ihrer Trainingseinheiten für den Rücken mit dem Pull over, um die Rückenmuskeln gezielt zu trainieren, bevor Sie zu den Grundübungen übergehen. Dies ist eine der Strategien zur Vorermüdung.

Manche Menschen spüren den Trizeps bei dieser Übung sehr stark, was unangenehm sein kann. In diesem Fall sollten Sie vor dem Pull over keine Übungen wie Front- oder Trizepsdrücken und dergleichen machen.

NACHTEILE

/// Dehnen der Rückenmuskeln

Diese beiden Übungen dehnen verschiedene Teile der Rückenmuskulatur. Sie ergänzen sich und sollten stets zusammen durchgeführt werden.

An der Reckstange

1 Hängen Sie sich an die Reckstange, die Hände proniert und nah beieinander. Wenn Sie diese Übung einarmig ausführen, ist die Dehnung noch stärker. In diesem Fall sollten Sie die Füße auf dem Boden lassen, um etwas stabiler zu sein.

Im Sitzen

1 Setzen Sie sich auf den Boden, die Beine nicht ganz durchgestreckt, den Oberkörper aufgerichtet. Greifen Sie mit der linken Hand nach dem rechten Fuß.

2 Strecken Sie das Bein langsam, um eine starke Dehnung der Muskeln zu erhalten. Wiederholen Sie die Übung mit dem rechten Arm.

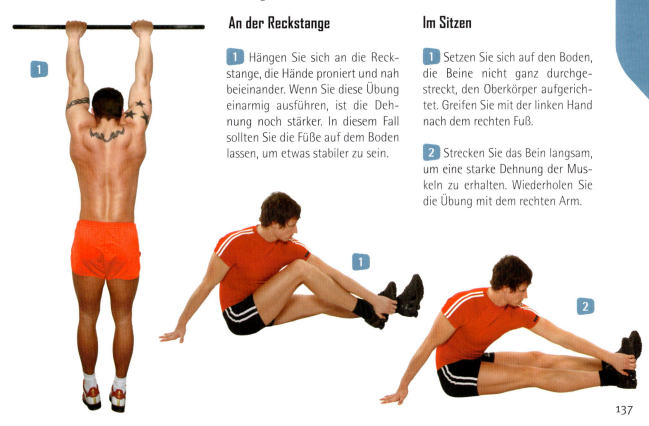

Der Kapuzenmuskel

Die Funktion des Kapuzenmuskels
Man unterscheidet zwei große Teile:

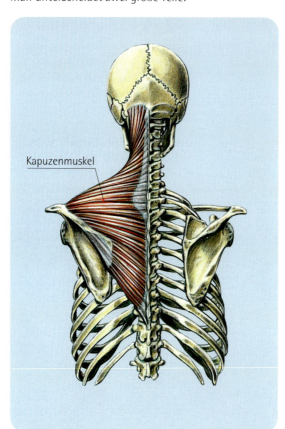

1. Oberer Teil des Kapuzenmuskels: Dieser Teil des Kapuzenmuskels wird vor allem in Kontakt-, Kampf- und Wurfsportarten stark beansprucht. Aber er liefert nicht nur Kraft für die Bewegung, sondern schützt auch den Hals. Ausgeprägte Kapuzenmuskeln sind selbst unter der Kleidung gut erkennbar und verleihen ihrem Träger ein beeindruckendes Erscheinungsbild. Zusammen mit einem kräftigen Hals vermögen sie einen potenziellen Angreifer durchaus abzuschrecken – eine klassische Kombination beim Boxen!

Das Schulterheben (englisch *shrugs*) trainiert typischerweise den oberen Teil des Kapuzenmuskels. Auf ihn werden wir uns hier konzentrieren. Eine andere Übung für den Kapuzenmuskel ist das aufrechte Rudern, das Sie bereits aus dem Kapitel über die Schultermuskulatur kennen, allerdings im engen Griff.

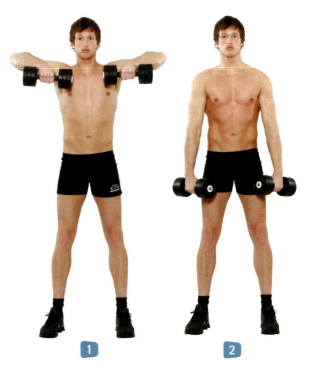

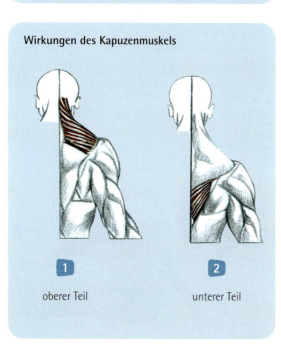

Wirkungen des Kapuzenmuskels

1 oberer Teil 2 unterer Teil

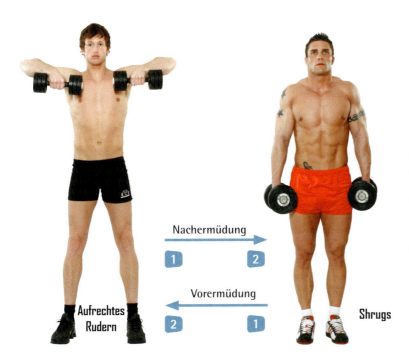

Superserien für den oberen Teil des Kapuzenmuskels

Eine **Superserie zur Nachermüdung** beginnt mit aufrechtem Rudern und »in Reihe« gehaltenen Hanteln. Am Limit gehen Sie ohne Pause zu den Shrugs über.

Eine **Superserie zur Vorermüdung** beginnt mit Shrugs; das aufrechte Rudern folgt als zweite Übung.

2. Unterer Teil des Kapuzenmuskels: Er wirkt dem oberen Teil entgegen und senkt die Arme, das heißt, er arbeitet antagonistisch zum oberen Teil. Außerdem bewegt er das Schulterblatt zur Rückenmitte. Sportler interessieren sich vor allem deshalb für diesen Teil des Muskels, weil er das Schultergelenk stabilisiert und damit schützt. Wenn der untere Teil des Kapuzenmuskels schwach ist, kommt es schneller zu Verletzungen des Deltamuskels. Von daher gesehen ist es wichtiger, den unteren Teil des Kapuzenmuskels zu entwickeln als den oberen. Die wichtigsten Übungen für den unteren Teil sind die beiden Varianten des Ruderns und das Seitheben in vorgebeugter Haltung.

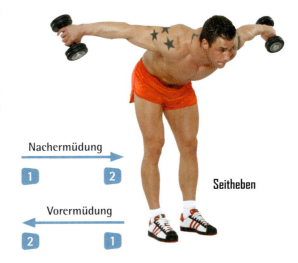

Superserien für den unteren Teil des Kapuzenmuskels

Eine **Superserie zur Nachermüdung** beginnt mit dem vorgebeugten Rudern. Am Limit gehen Sie ohne Pause zum Seitheben über.

Eine **Superserie zur Vorermüdung** beginnt mit Seitheben und das vorgebeugte Rudern folgt als Zweites.

! Wissenschaftler fanden bei Kraftsportlern ein großes Ungleichgewicht in der Entwicklung von oberem und unterem Teil des Kapuzenmuskels. Bezogen auf das Körpergewicht, haben Sportler wesentlich mehr Kraft im oberen Teil des Kapuzenmuskels als Menschen mit eher sitzender Lebensweise; im unteren Teil sind sie jedoch nicht stärker. Diese Unausgewogenheit wirkt sich negativ auf die Leistung aus. Man sollte sie daher so schnell wie möglich durch mehr Seitheben und Rudern für die Rückenmuskulatur korrigieren.

/// Shrugs (Schulterheben)

Diese Übung trainiert den oberen Teil des Kapuzenmuskels.
Einarmiges Training ist möglich, aber nicht sinnvoll.

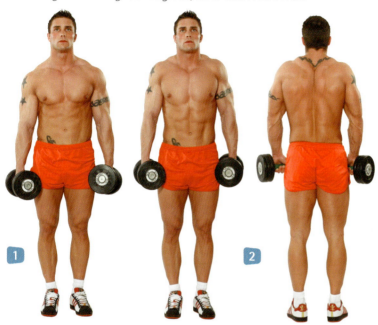

> ! Wegen seiner Nähe zu den Halswirbeln können wiederholte Kontraktionen des Kapuzenmuskels Kopfschmerzen verursachen, die von leichten Anflügen unter Umständen bis zur Migräne reichen. Nehmen Sie diese Übung allmählich in Ihren Trainingsplan auf und steigern Sie die Gewichte nach und nach.

1 Sie stehen gerade, mit den Armen seitlich am Körper, und halten die Hanteln im Neutralgriff (Daumen nach vorn).

2 Ziehen Sie die Schultern hoch, als wollten Sie die Ohren berühren. Halten Sie die Kontraktion für 1 Sekunde, dann ziehen Sie die Schultern möglichst weit nach unten.

AUFGEPASST!
Beugen Sie die Arme zu Beginn der Bewegung nicht. Am Ende jedoch können Sie, um die Schultern noch ein bisschen höher heben zu können, leicht mit dem Bizeps ziehen.

HINWEISE
Im Übrigen ist es durchaus sinnvoll, sein Brust- oder Schultermuskeltraining mit etwas Arbeit am Kapuzenmuskel zu beginnen. Dadurch wird das Schultergelenk aufgewärmt und das Nervensystem »wachgekitzelt«. Sie brauchen aber keine Angst zu haben, dass sich dieses Aufwärmen negativ auf das weitere Training auswirken wird, zum Beispiel indem es größere Belastungen verhindert, weil der Kapuzenmuskel brennt.

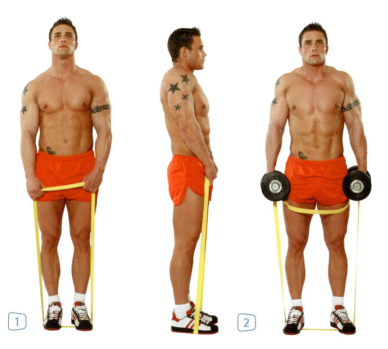

Varianten

1 2 Ein Zugband, das Sie sich unter die Füße klemmen, kann die Hanteln ersetzen oder zusätzlich zu ihnen verwendet werden.

3 Sie können die Hanteln vor oder hinter sich halten, um den Angriffswinkel am Kapuzenmuskel zu verändern.

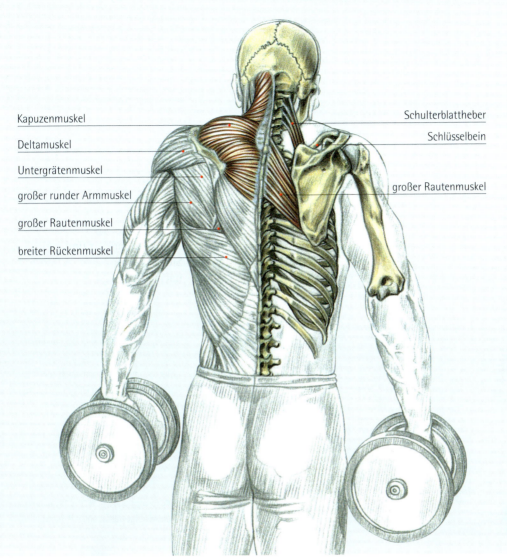

Kapuzenmuskel
Deltamuskel
Untergrätenmuskel
großer runder Armmuskel
großer Rautenmuskel
breiter Rückenmuskel

Schulterblattheber
Schlüsselbein
großer Rautenmuskel

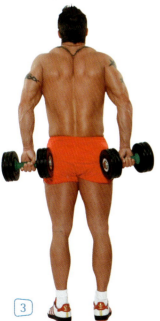

3

Die folgende Kombination ermöglicht es Ihnen, den Kapuzenmuskel in kürzester Zeit zu erschöpfen. Beginnen Sie die Übung mit leicht nach hinten gehaltenen Hanteln im Obergriff (Daumen zueinander). Am Limit führen Sie die Hanteln an die Körperseite (Neutralgriff) und setzen die Übung fort. Wenn Sie wieder an die Belastungsgrenze kommen, bringen Sie die Hände vor den Körper (Obergriff) und kommen so noch zu ein paar weiteren Wiederholungen, auch wenn Sie etwas schummeln müssen. Schon bald wird sich im oberen Teil des Kapuzenmuskels ein kräftiges Brennen ausbreiten.

VORTEILE

Das Training wirkt direkt auf den Kapuzenmuskel, ohne störende Beteiligung kleinerer Muskeln, die vor ihm ermüden.

Der obere Teil des Kapuzenmuskels lässt sich leicht entwickeln. Wesentlich schwieriger ist es, den unteren Teil zu kräftigen. Zudem wird dieser oft vernachlässigt. Statt sich auf das Training des oberen Teils zu versteifen, sollte man besser mehr Zeit auf den unteren Bereich verwenden.

NACHTEILE

Lendenmuskeln

Die Funktion

Die Lendenmuskeln haben eine doppelte Funktion:

1 Wie ihr Name andeutet, stützen diese Muskeln den unteren Bereich der Wirbelsäule. Wenn sie gut entwickelt sind, fangen sie – und nicht die Wirbelsäule – Druckbelastungen des Rückens ab. Dafür werden sie in fast allen Sportarten gebraucht. Bei Menschen, die ausschließlich Krafttraining betreiben, sorgen kräftige Lendenmuskeln dafür, dass sie die Grundübungen gefahrlos durchführen können; denn diese überlasten die Wirbelsäule oft.

2 Außerdem dienen die Lendenmuskeln dazu, den Oberkörper aus einer vorgebeugten Haltung wieder aufzurichten. Dabei arbeiten sie allerdings nur selten allein. In der Regel sind dann auch die Pomuskeln und die Muskeln auf der Oberschenkelrückseite aktiv.

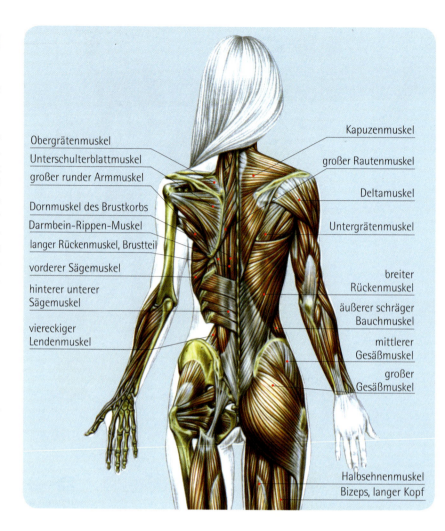

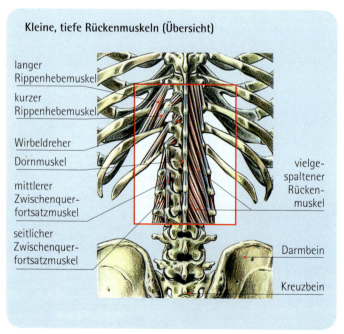

Kleine, tiefe Rückenmuskeln (Übersicht)

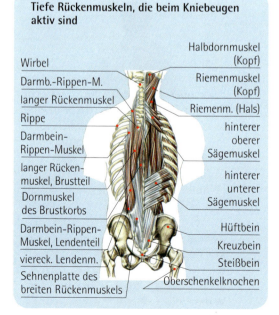

Tiefe Rückenmuskeln, die beim Kniebeugen aktiv sind

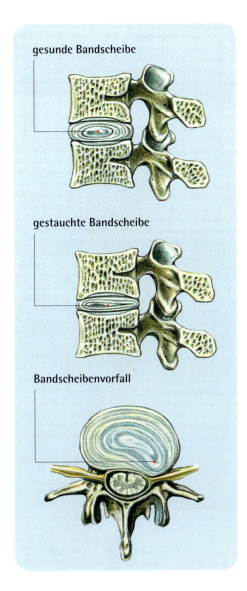

gesunde Bandscheibe

gestauchte Bandscheibe

Bandscheibenvorfall

⚠ Beim Krafttraining ist es leichter, sich zu verletzen, als den Rücken zu kräftigen. Schon leichte Rückenbeschwerden genügen, um ein Training im Fitnessstudio oder in einer bestimmten Sportart unmöglich zu machen. Achten Sie deshalb unbedingt auf Ihre Wirbelsäule. Denn sie ist nicht für die Belastungen geschaffen, die ein intensives sportliches Training mit sich bringt. Um den Druck von der Wirbelsäule auf die Lendenmuskeln ableiten zu können, müssen diese einen kräftigen Gürtel um den Bauchraum bilden. Wie bei den Halsmuskeln gilt es auch beim Krafttraining des Rückens, Verletzungen zu vermeiden.

/// Kniebeugen mit Kurzhanteln

Diese Grundübung trainiert nicht nur die Lendenmuskeln, sondern auch die Muskulatur von Rücken, Po und Oberschenkeln. Die Übung kann auch auf einem Bein durchgeführt werden.

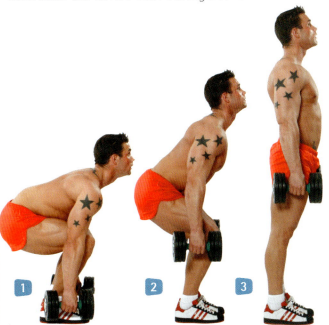

1 Stellen Sie die Füße knapp schulterbreit auseinander. Dann gehen Sie in die Hocke, um die Hanteln aufzunehmen, die neben Ihren Füßen auf dem Boden liegen. Halten Sie den – ganz leicht nach hinten geneigten – Rücken gerade. Die Griffhaltung soll vollkommen natürlich sein, ideal ist die Semipronation, das heißt eine Haltung zwischen Neutralgriff (Daumen nach vorn) und Obergriff (Daumen zueinander).

2 Um sich aufzurichten, aktivieren Sie gleichzeitig die Beinmuskeln und die Rückenmuskeln. Die Bewegungen sollten möglichst synchron erfolgen. Auf keinen Fall zuerst mit den Beinmuskeln drücken und dann mit den Rückenmuskeln ziehen.

3 Sobald Sie stehen, neigen Sie den Oberkörper nach vorn und beugen die Knie (Ausgangsposition).

AUFGEPASST!

Wenn die Lendenmuskeln ermüden, wird es immer schwerer, die leichte natürliche Krümmung der Wirbelsäule aufrechtzuerhalten. Der Rücken wird immer krummer. Dieser »Rundrücken« macht die Übung leichter und ermöglicht zusätzliche Wiederholungen. Aus diesem Grund hören nur wenige Trainierende auf, wenn sie spüren, dass sich die Krümmung ihrer Wirbelsäule verändert. Es ist jedoch alles andere als empfehlenswert, die Übung fortzusetzen, wenn die Bandscheiben wegen der Muskelermüdung unter Druck geraten. Sie sollten mit der Bewegung aufhören, wenn Sie merken, dass sich der Rücken krümmt. Wenn Sie mit der Übung fortfahren wollen, verringern Sie die Belastung. Nehmen Sie zum Beispiel nur eine Hantel, die Sie zwischen Ihre Beine stellen und die Sie mit beiden Händen hochheben.

HINWEISE

Möglicherweise haben Sie das Gefühl, Sie müssten sich zu tief bücken, um die Hanteln am Boden aufzunehmen. Das kann vorkommen, wenn Sie beispielsweise lange Beine und kurze Arme haben. Dann müssen Sie den Rücken sehr rund machen, um die Gewichte zu ergreifen, und das ist eine ungesunde Haltung. Legen Sie in diesem Fall die Hanteln auf einen Stapel Telefonbücher und verringern Sie so die Bewegungsspanne.

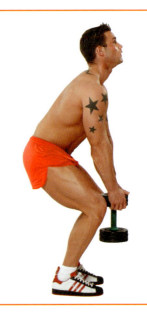

! Die Wirbelsäule wird sehr stark beansprucht. Das Risiko, die Bandscheiben zu schädigen, ist beträchtlich, vor allem bei einer schlechten Körperhaltung. Machen Sie am Ende jeder Trainingseinheit – auf jeden Fall aber nach Übungen für die Lendenmuskeln – die Dehnübungen für die Wirbelsäule an der Reckstange.

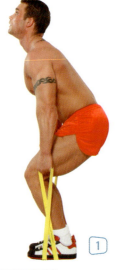
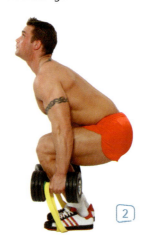
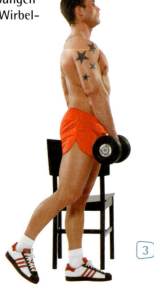

Varianten

1 Anstelle von Hanteln können Sie auch ein Zugband verwenden. Stellen Sie sich auf das doppelt gelegte Band und ergreifen Sie mit jeder Hand eine Endschleife.

2 Die Wirksamkeit der Übung lässt sich noch steigern, indem man Hanteln und Zugband kombiniert verwendet. Der Widerstand der Hanteln macht sich vor allem am Anfang der Bewegung bemerkbar. Beim Physioband ist es genau umgekehrt. Wenn Sie beide kombinieren, erhalten Sie eine gleichbleibende Spannung während der gesamten Übung.

3 Sie können die Übung auch auf einem Bein ausführen.

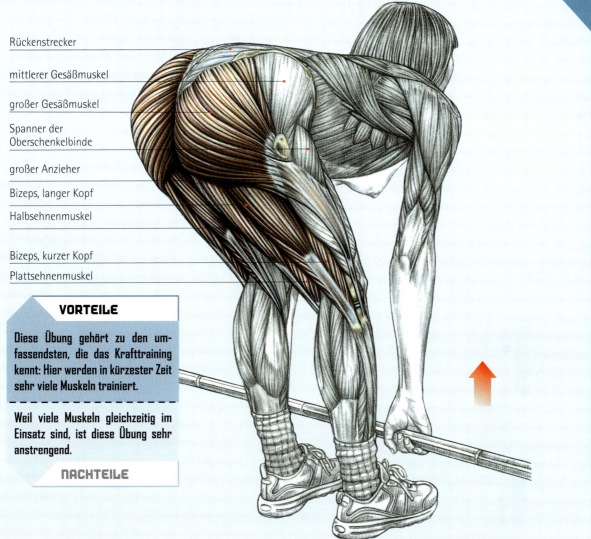

Rückenstrecker

mittlerer Gesäßmuskel

großer Gesäßmuskel

Spanner der Oberschenkelbinde

großer Anzieher

Bizeps, langer Kopf

Halbsehnenmuskel

Bizeps, kurzer Kopf

Plattsehnenmuskel

VORTEILE

Diese Übung gehört zu den umfassendsten, die das Krafttraining kennt: Hier werden in kürzester Zeit sehr viele Muskeln trainiert.

Weil viele Muskeln gleichzeitig im Einsatz sind, ist diese Übung sehr anstrengend.

NACHTEILE

/// Dehnen der Wirbelsäule

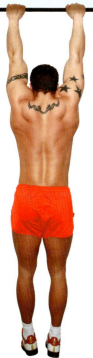

Hängen Sie sich, wie auf S. 37 beschrieben, an die Reckstange, um die Wirbelsäule zu entspannen.

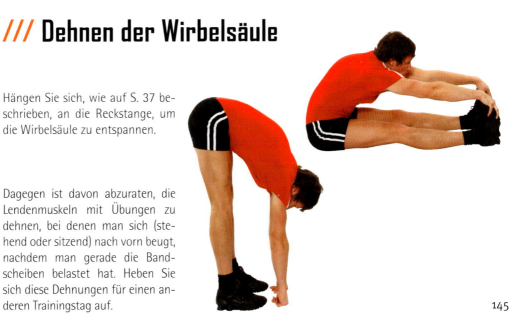

Dagegen ist davon abzuraten, die Lendenmuskeln mit Übungen zu dehnen, bei denen man sich (stehend oder sitzend) nach vorn beugt, nachdem man gerade die Bandscheiben belastet hat. Heben Sie sich diese Dehnungen für einen anderen Trainingstag auf.

/// Umsetzen und Stoßen mit Kurzhanteln

Diese Grundübung trainiert nicht nur Lenden-, Rücken- und Pomuskeln, sondern auch die Muskeln von Oberschenkeln und Armen. In der Variante, bei der Sie die Arme über den Kopf heben, werden auch die Schultermuskeln stark beansprucht. Diese letzte Variante entspricht dem Umsetzen und Stoßen beim Gewichtheben. Sie ist die umfassendste Bewegung im Krafttraining, da so gut wie alle Muskeln des Körpers mit einbezogen sind. Einarmiges Training ist nicht zu empfehlen.

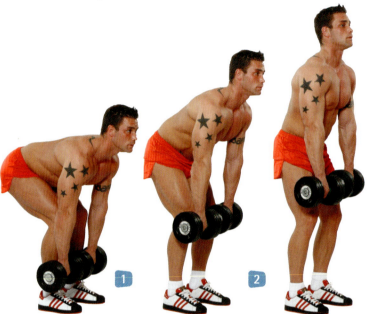
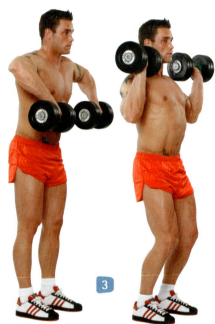

1 Gehen Sie in die Hocke, um die Hanteln aufzunehmen, die sich neben Ihren Füßen befinden. Halten Sie den – ganz leicht nach hinten geneigten – Rücken gerade. Die Griffhaltung soll ganz natürlich sein, ideal wäre die Semipronation.

2 Um sich aufzurichten, aktivieren Sie gleichzeitig die Beinmuskeln und die Rückenmuskeln. Die Bewegungen von Rücken und Beinen sollten möglichst synchron erfolgen.

3 Sobald Sie sich aufgerichtet haben, nutzen Sie den Schwung, beugen die Arme (die Hände in Quasipronation) und bringen die Hanteln auf Schulterniveau.

ANMERKUNG
Wenn vom »partiellen Umsetzen und Stoßen« die Rede ist, heißt das, dass die Bewegung endet, wenn die Hanteln in Schulterhöhe sind. »Vollständiges Umsetzen und Stoßen« bedeutet, dass die Übung in ihrem vollen Bewegungsumfang ausgeführt wird, also bis zu den über dem Kopf ausgestreckten Armen.

AUFGEPASST!
Wärmen Sie sich gut auf, bevor Sie mit großen Gewichten arbeiten. Das Aufwärmen dient nicht nur der Vorbereitung der Muskeln, sondern soll Sie auch schon auf den technischen Ablauf der Bewegung einstimmen.

HINWEISE
Halten Sie den Kopf gerade, den Blick leicht nach oben gerichtet. Schauen Sie vor allem nicht zur Seite, das könnte Sie aus dem Gleichgewicht bringen und leicht zu Rückenverletzungen führen.

!Die Bewegung erfolgt explosiv, damit ist sie potenziell gefährlich. Gehen Sie sie mit äußerster Vorsicht an. Auf keinen Fall von Anfang an mit großen Gewichten arbeiten.

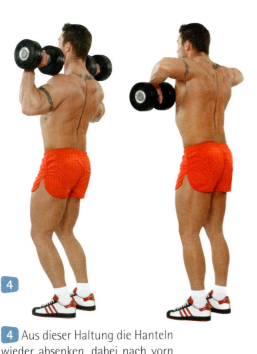

4 Aus dieser Haltung die Hanteln wieder absenken, dabei nach vorn beugen und die Beine beugen, bis die Ausgangsposition erreicht ist.

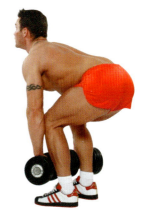

VORTEILE

Beim Umsetzen arbeiten in einer kurzen Zeitspanne viele Muskelgruppen zusammen. Es trainiert nicht nur die Muskeln, sondern hilft auch, die motorische Koordination zu verbessern. In langen Serien ausgeführt, eignet es sich hervorragend zum Aufbau von Kraft und Ausdauer.

Es handelt sich um eine technisch anspruchsvolle Übung, die eine gewisse Erfahrung und sichere Muskelkontrolle erfordert. Obwohl sie einem Sportler viel bringt, ist sie nur für Personen zu empfehlen, die auf mindestens 2 bis 3 Monate Erfahrung im Krafttraining zurückblicken können.

NACHTEILE

(Variante)

[v] Wenn Sie eine noch umfassendere Bewegung suchen, können Sie die Arme über den Kopf strecken und so das »Umsetzen und Stoßen« in seinem vollständigen Bewegungsablauf durchführen.

OBERSCHENKEL
Der Quadrizeps

Die Funktion des Quadrizeps

Im Sport sind die Oberschenkelmuskeln eindeutig mehr gefordert als die Muskeln des Rumpfs. Sie werden zum Laufen und Springen gebraucht, Bewegungsabläufen, die in vielen Sportarten eine wesentliche Rolle spielen. Wie medizinische Untersuchungen zeigen, besteht ein direkter Zusammenhang zwischen der Muskelmasse der Oberschenkel und ihrer Fähigkeit, bei einem Sprint – zu Fuß oder auf dem Rennrad – Kraft zu entfalten. Oder anders gesagt: Je muskulöser Ihre Oberschenkel sind, desto schneller können Sie laufen oder Rad fahren. Eine Frau, deren Oberschenkel genauso muskulös sind wie die eines Mannes, sollte ebenso schnell laufen können wie dieser. Es ist daher ausgesprochen wichtig, den unteren Körperabschnitt zu trainieren, um die Leistungen in den Bereichen zu steigern, in denen es auf Schnelligkeit ankommt.

Vom Ästhetischen her sind kräftige Oberschenkel nicht annähernd so beliebt wie ein muskulöser Oberkörper. Daher werden sie oft vernachlässigt. Mit den folgenden Übungen können Sie ihnen eine schöne Form geben.

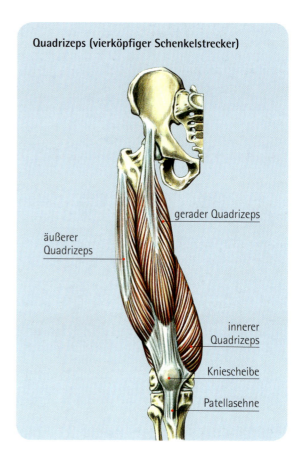

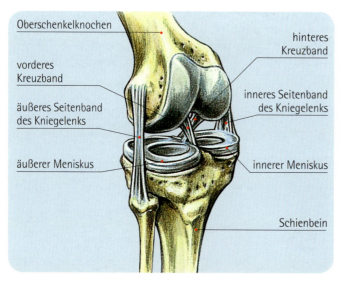

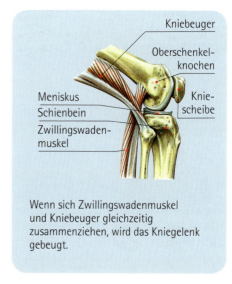

Wenn sich Zwillingswadenmuskel und Kniebeuger gleichzeitig zusammenziehen, wird das Kniegelenk gebeugt.

! Bevor Sie mit dem Training der Oberschenkelmuskeln beginnen, wärmen Sie alle Muskeln auf, die am Knie ansetzen. Damit schützen Sie Ihre Knie. Häufig besteht das Aufwärmen der Knie allein im Aufwärmen des Quadrizeps. Das ist ein Fehler! Wenn Sie Knieprobleme vermeiden wollen, wärmen Sie zunächst die Oberschenkelrückseite auf, dann den Quadrizeps und zuletzt die Waden. Das hilft, eine Menge kleiner Beschwerden zu beseitigen oder zu vermeiden.

/// Squat (tiefe Kniebeuge)

Diese Grundübung trainiert den Quadrizeps, die Oberschenkelrückseite, die Lenden-, die Po- und die Wadenmuskeln. Training auf einem Bein ist möglich, aber nicht zu empfehlen.

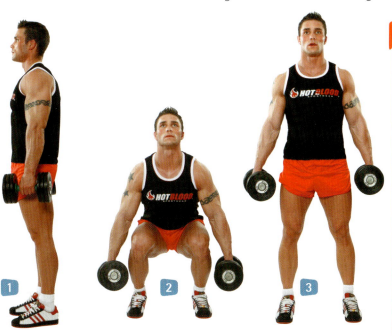
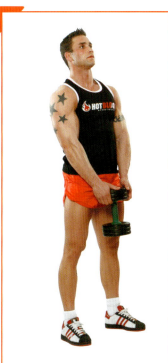

1 2 Beine schulterbreit auseinander. Beugen Sie die Knie, um die Hanteln aufzunehmen, die neben Ihren Füßen liegen. Halten Sie den Rücken gerade und ganz leicht nach hinten geneigt. Der Griff soll ganz natürlich sein, idealerweise semiproniert, das heißt, die Handstellung liegt zwischen Neutralgriff (Daumen nach vorn) und Obergriff (Daumen zueinander).

3 Während Sie den Rücken so gerade wie möglich halten, drücken Sie sich aus den Beinen nach oben, bis diese gestreckt sind. Dann beugen Sie die Knie wieder und gehen in die Ausgangsstellung zurück. Lassen Sie sich nicht bis auf den Boden sinken, sondern nur so weit, bis Sie den Oberkörper wirklich nach vorn beugen müssen. Sobald man sich zu weit nach vorn beugt, verlagert sich die Muskelarbeit von den Oberschenkel- zu den Lendenmuskeln.

AUFGEPASST!

Heben Sie beim Kniebeugen die Fersen vom Boden ab, um den Rücken gerade zu halten. Wenn die Fersen leicht angehoben sind, konzentriert sich die Muskelarbeit auf den Quadrizeps. Umgekehrt werden Sie mehr Probleme haben, den Rücken gerade zu halten, wenn Sie die Fersen auf dem Boden lassen. Die Muskelarbeit verlagert sich dann mehr auf die Lenden- und die Pomuskeln sowie auf die Oberschenkelrückseite.

Wenn Sie ans Limit kommen und die Übung fortsetzen wollen, verringern Sie die Belastung, indem Sie nur mit einer Hantel weiterarbeiten, die Sie zwischen Ihre Beine stellen. Später können Sie sich auch der zweiten Hantel entledigen.

Varianten

Es gibt verschiedene Squatvarianten:

Unterschiedliche Tiefe
Je tiefer Sie die Squats machen, desto schwieriger wird die Übung, weil immer mehr Muskelgruppen aktiviert werden. Deshalb müssen Sie bei der Tiefe der Kniebeuge nicht nur die Muskeln berücksichtigen, die Sie ansprechen wollen, sondern auch Ihren Körperbau. Denn je länger die Beine – und hier vor allem die Oberschenkel – sind, desto gefährlicher ist das Tiefergehen für Ihren Rücken. Ein ungünstiges Längenverhältnis von Beinen zu Oberkörper zwingt einen, sich weit nach vorn zu beugen. So entsteht ein »Überhang« in Höhe der Lendenwirbelsäule.

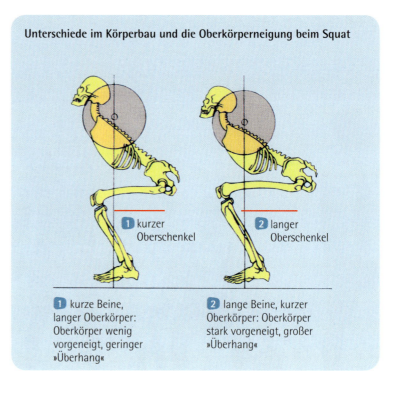

Unterschiede im Körperbau und die Oberkörperneigung beim Squat

[1] kurzer Oberschenkel
[2] langer Oberschenkel

[1] kurze Beine, langer Oberkörper: Oberkörper wenig vorgeneigt, geringer »Überhang«

[2] lange Beine, kurzer Oberkörper: Oberkörper stark vorgeneigt, großer »Überhang«

Box-Squat (Sitzkniebeuge)
Wenn Sie verhindern wollen, dass Sie zu tief gehen, üben Sie mit einem Stuhl oder einem Bett geeigneter Höhe. Aber lassen Sie sich nicht auf die Unterlage plumpsen! Der Box-Squat muss sehr kontrolliert ausgeführt werden, damit man sanft auf der Sitzfläche landet. Dann gibt es zwei Möglichkeiten:

[1] Sobald Sie die Unterlage berühren, bewegen Sie sich, ohne innezuhalten, wieder nach oben. Dies fördert auch die Explosivkraft der Muskeln.

[2] Setzen Sie sich für 1 bis 2 Sekunden auf die Unterlage, um die Muskeln zu entspannen. Diese Stop-and-Go-Technik stärkt die Startkraft von Sportlern, die aus dem Stand lossprinten müssen.

> **ANMERKUNG**
> Manche Menschen können mit Box-Squats überhaupt nichts anfangen, während andere ihre Oberschenkelmuskeln nur dann richtig spüren, wenn eine Sitzfläche ihre Abwärtsbewegung begrenzt. Wählen Sie für sich die Variante, bei der Sie Ihre Oberschenkelmuskeln am besten spüren.

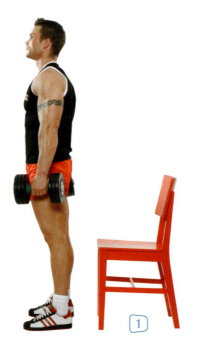
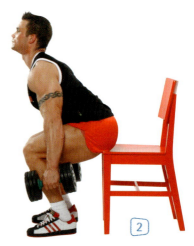

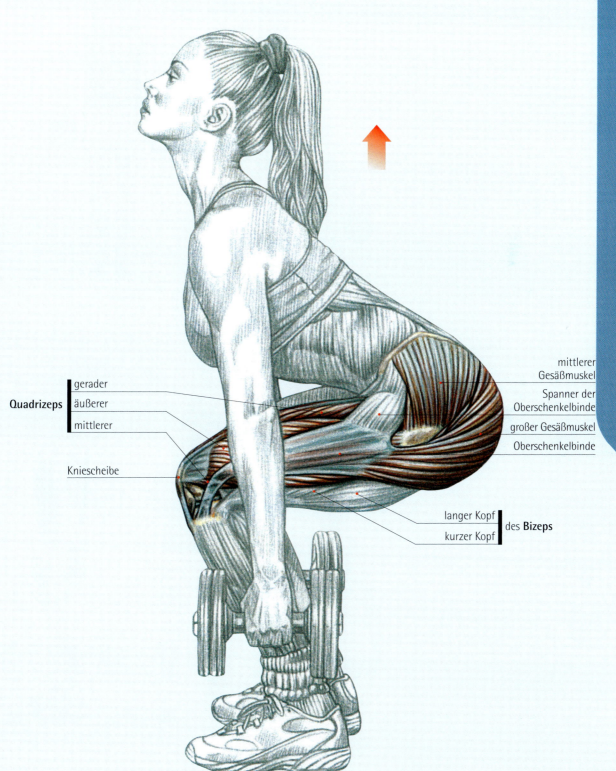

Fußstellung

[v] Man kann die Übung mit unterschiedlichen Fußstellungen ausführen. Für ein ausgewogenes Training der gesamten Oberschenkelmuskulatur eignet sich die schulterbreite Fußstellung mit leicht nach außen gedrehten Fußspitzen am besten. Wer gezielt den Quadrizeps trainieren will, kann die Füße enger bis ganz eng stellen. Allerdings werden so die Knie viel stärker belastet. Bei der breiteren Fußstellung sind dagegen die Oberschenkelinnenseiten, die Kniebeuger und die Pomuskeln gefordert. Wie bei allen vorgeschlagenen Varianten sollten Sie zumindest in der ersten Zeit diejenige ausführen, die Ihnen am natürlichsten vorkommt. Später können Sie dann die Position wählen, die am ehesten den von Ihnen anvisierten Muskel trainiert.

Anhaltende Muskelspannung

[1][2] Je mehr man die Beine streckt, desto mehr nimmt die Muskelspannung ab, da die Übung auf der Höhe der Bewegung leichter wird. Das kann man verhindern, indem man sich auf ein Zugband stellt und die beiden Enden mit den Händen ergreift. Wenn Sie die Beine mehr und mehr strecken, wächst der Widerstand; er entspricht genau der Kraft der Oberschenkel.

[3] Ideal ist eine Kombination aus Hanteln und Zugband.
Eine andere Möglichkeit besteht darin, die Beine auf der Höhe der Bewegung nicht ganz zu strecken und so die Spannung zu halten. Die Übung wird dadurch viel schwieriger, weil sich die Muskeln auf der Höhe der Bewegung nicht erholen können. Sie können die Übung beispielsweise beginnen, ohne die Beine ganz zu strecken. Am Limit strecken Sie sie, um noch ein paar Wiederholungen herauszuholen.

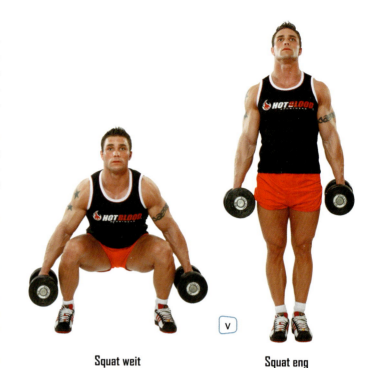

Squat weit   **Squat eng**

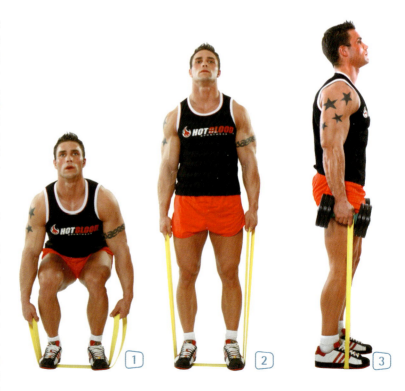

Squat mit Zugband   **Squat mit Hanteln und Zugband**

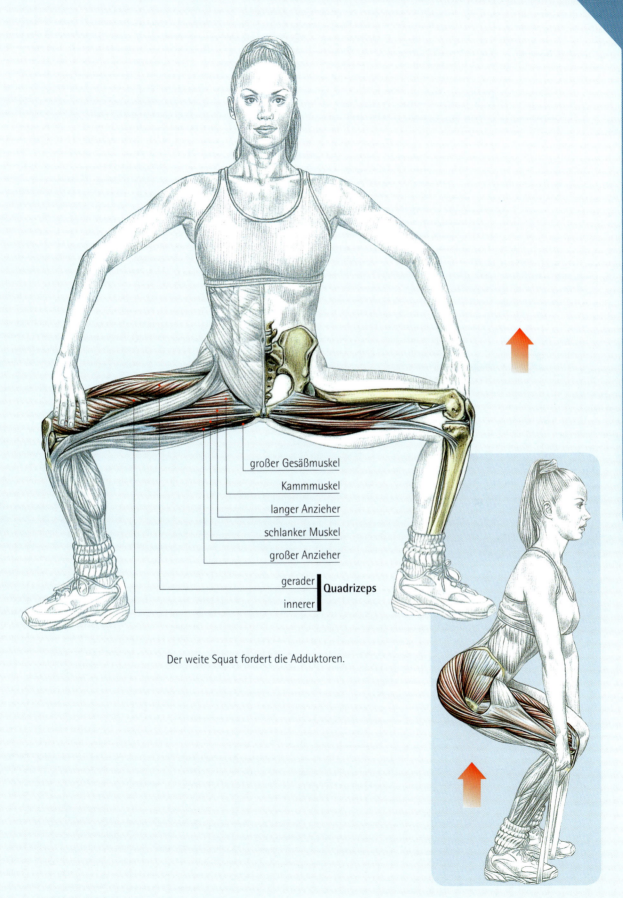

Der weite Squat fordert die Adduktoren.

/// Squat einseitig

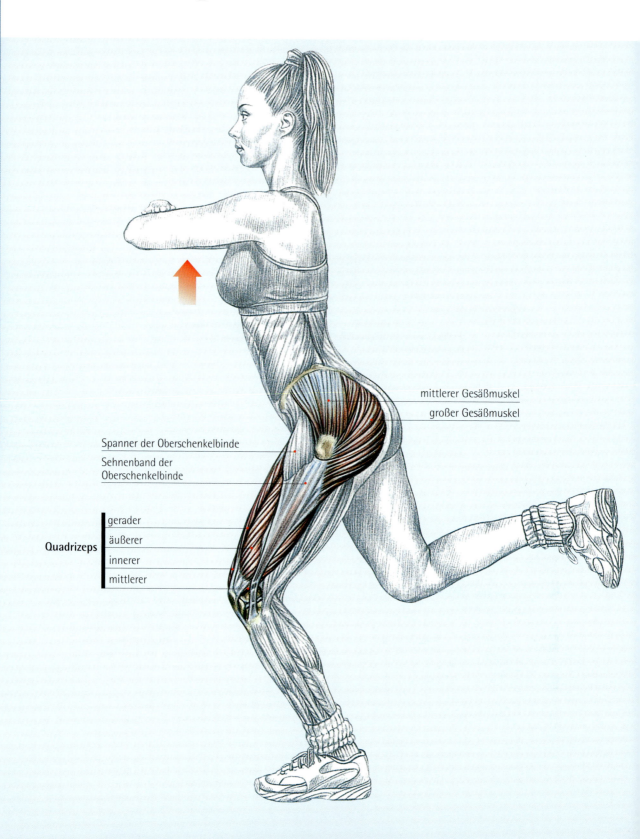

DIE BEINE

/// Squat + Stoßen

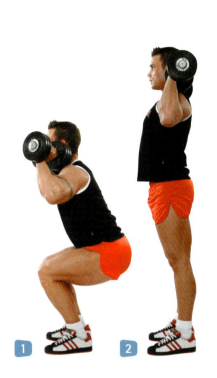
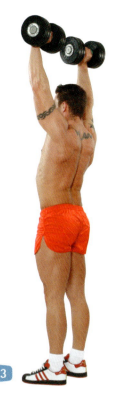

1 **2** **3**

HINWEISE

Wenn Sie ein gewisses Maß an Kraft und Übungsintensität erreicht haben, wird es zunehmend schwieriger, Squats und Gewichtheben mit gestreckten Beinen in derselben Trainingseinheit zu absolvieren. Beide Übungen belasten die Wirbelsäule und ermüden sehr stark. Daher ist es ratsam, sie abwechselnd durchzuführen: Machen Sie die Squats in einer Trainingseinheit für die Schenkel und das Gewichtheben mit gestreckten Beinen in einer anderen.

VORTEILE

Mit Squats trainieren Sie den gesamten unteren Körperbereich in kürzester Zeit. Außerdem ruft diese Übung Stoffwechselreaktionen hervor, die für Wachstumsvorgänge im Körper von Bedeutung sind: Mehr als jede andere Bewegung lösen Squats eine natürliche Absonderung von Hormonen mit Anabolikacharakter (Testosteron und Wachstumshormon) aus, wenn Sie bis ans Limit gehen.

Die Übung ist sehr anstrengend und birgt Risiken für Knie und Rücken.

NACHTEILE

! Knie, Hüfte und Wirbelsäule werden von dieser Übung sehr beansprucht. Gehen Sie bei den Squats nicht tiefer, als Ihr Körperbau es zulässt. Manche Menschen können sehr tiefe Kniebeugen machen, andere nicht. Nehmen Sie Rücksicht auf Ihre Gelenke. Es ist vernünftiger, weniger tief als zu tief zu gehen.
Wie nach jeder Übung, die die Lendenwirbelsäule belastet, hängen Sie sich nach den Squats an der Reckstange aus.

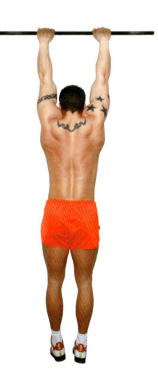

/// Sissy-Squats

Diese isolierte Übung trainiert besonders den Quadrizeps. Sie kann einseitig ausgeführt werden. Der Sissy-Squat ist ganz anders als der klassische Squat. Man kann ihn ohne Gewichte absolvieren, das schont Rücken und Hüftgelenke.

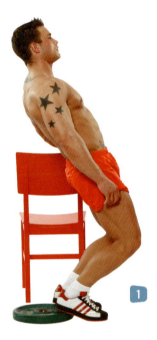

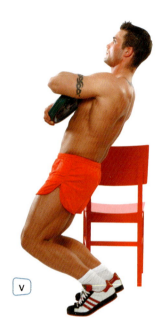

AUFGEPASST!
Wenn Sie sich eine Gewichtsscheibe unter die Fersen legen, wird die Übung einfacher. Je höher dieser Keil, desto einfacher. Anfängern wird empfohlen, sich mit einem Keil an die Übung heranzutasten. Später, wenn Sie sich an die Übung gewöhnt haben, können Sie ihn dann weglassen.

HINWEISE
Diese Übung sollte man langsam und mit gleichbleibender Muskelspannung durchführen, nicht mit schweren Gewichten und explosiv. Sie wird gerne im Rehatraining für die Patellasehne eingesetzt.

1 Stützen Sie sich auf einen Stuhl oder auf eine Wand, um Gleichgewichtsprobleme zu vermeiden. Stellen Sie die Füße etwa schulterbreit auseinander und lehnen Sie sich nach hinten; gleichzeitig beugen Sie die Beine und drücken die Knie nach vorn. Je tiefer Sie gehen, desto mehr heben Sie die Fersen vom Boden ab. Halten Sie den Rücken gerade, biegen Sie sich nicht nach hinten! Gehen Sie anfangs nur ein paar Zentimeter tiefer, bevor Sie sich wieder aufrichten. Richten Sie sich nicht so weit auf, dass die Beine gestreckt sind, sondern halten Sie die Spannung im Quadrizeps aufrecht. Mit jeder Wiederholung gehen Sie ein bisschen tiefer.

Variante

v Um den Widerstand zu erhöhen, können Sie sich eine Gewichtsscheibe auf die Brust legen und mit den Händen festhalten.

VORTEILE

Der Sissy-Squat beansprucht vor allem den mittleren Teil des Quadrizeps. Das ist der einzige mehrgelenkige Quadrizepskopf. Dieser Muskel wird oft vernachlässigt, obwohl er für Sportler, die laufen und springen müssen, äußerst wichtig ist.

Bevor Sie mit dieser Übung beginnen, müssen die Knie aufgewärmt werden. Idealerweise ist es nicht die erste Übung in einer Trainingseinheit für die Oberschenkelmuskeln.

NACHTEILE

DIE BEINE

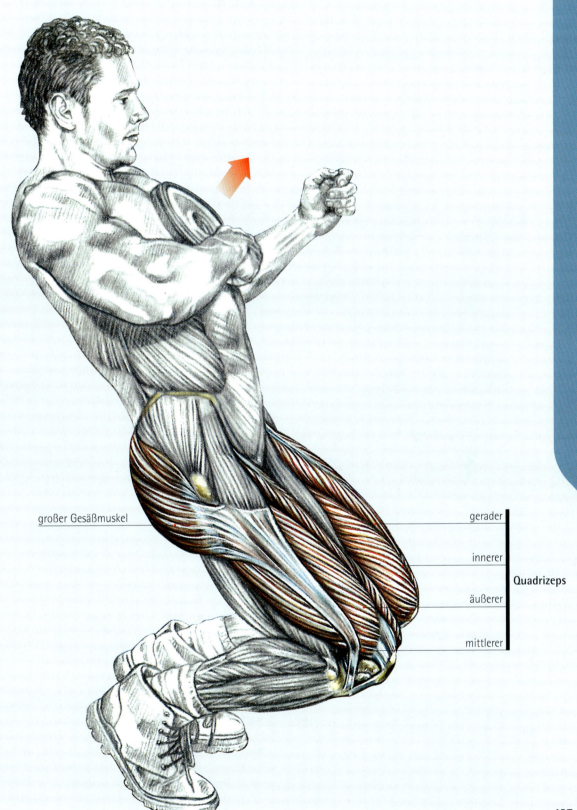

/// Adduktion gegen Widerstand

Diese Grundübung trainiert vor allem die geraden Quadrizepse, die Bauch- und die Lendenmuskeln. Die Übung kann nur einseitig ausgeführt werden. Sie ist sehr wichtig für die Sprint- und Sprungdisziplinen.

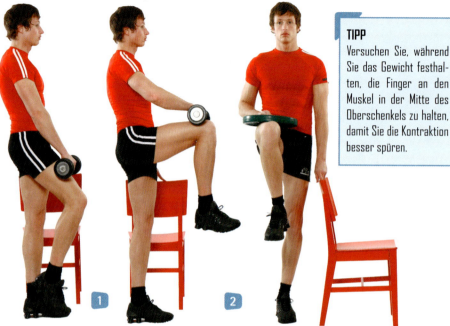

> **TIPP**
> Versuchen Sie, während Sie das Gewicht festhalten, die Finger an den Muskel in der Mitte des Oberschenkels zu halten, damit Sie die Kontraktion besser spüren.

1 Sie legen sich im Stehen eine Gewichtsscheibe oder eine Hantel etwas oberhalb des Knies auf den geraden Quadrizeps. Sichern Sie das Gewicht mit der rechten Hand, während Sie sich mit der linken Hand an einer Stuhllehne oder an einer Wand abstützen, um das Gleichgewicht zu halten.

2 Heben Sie das Bein mit gebeugtem Knie, bis der Oberschenkel parallel zum Boden ist. Halten Sie die Kontraktion für 1 Sekunde, dann lassen Sie das Bein wieder sinken, bis es senkrecht auf dem Boden steht. Wenn Sie mit dem rechten Bein fertig sind, wechseln Sie zum linken.

! Die Arbeit des Lendenmuskels zieht an der Wirbelsäule. Halten Sie den Rücken gerade und vermeiden Sie ein Hohlkreuz. Wenn es im Rücken knackt und knirscht, heben Sie den Oberschenkel weniger hoch und führen Sie die Bewegung langsamer aus. Wenn das Knirschen nicht aufhört, verzichten Sie auf diese Übung.

AUFGEPASST!
Setzen Sie den Fuß zwischen den Wiederholungen nicht auf dem Boden ab. So können Sie die Muskelspannung aufrechterhalten. Erst wenn Sie ans Limit kommen, dürfen Sie den Fuß absetzen, um sich für einen Moment zu erholen und dann ein paar Wiederholungen zusätzlich zu machen.

HINWEISE
Wenn Sie Probleme haben, den Quadrizeps vor dem Oberschenkeltraining aufzuwärmen, hilft diese Übung. Dies gilt auch, wenn Ihre Knie Sie davon abhalten, den Quadrizeps intensiv zu trainieren, denn diese Übung aktiviert einen Teil des Muskels, ohne die Kniescheibe zu strapazieren.

Varianten

v Mit der Hand, die das Gewicht hält, können Sie auf den Schenkel drücken, während Sie das Bein absenken. Das verstärkt die negative Phase der Bewegung. Beenden Sie die negative Bewegung, sobald die Oberschenkelmuskulatur ermüdet ist, um noch weitere Wiederholungen herauszuholen. Am Limit legen Sie das Gewicht beiseite und setzen die Übung fort. Falls möglich, nehmen Sie die negativen Bewegungen wieder auf, um ein Maximum an Wiederholungen zu erreichen.

Sie können auch ein Zugband benutzen. Legen Sie das Band über Ihr Knie und stellen Sie den anderen Fuß auf das untere Ende.

Wenn Sie die Hantel mit dem Zugband kombinieren, profitieren Sie von zwei verschiedenen Widerstandsarten.

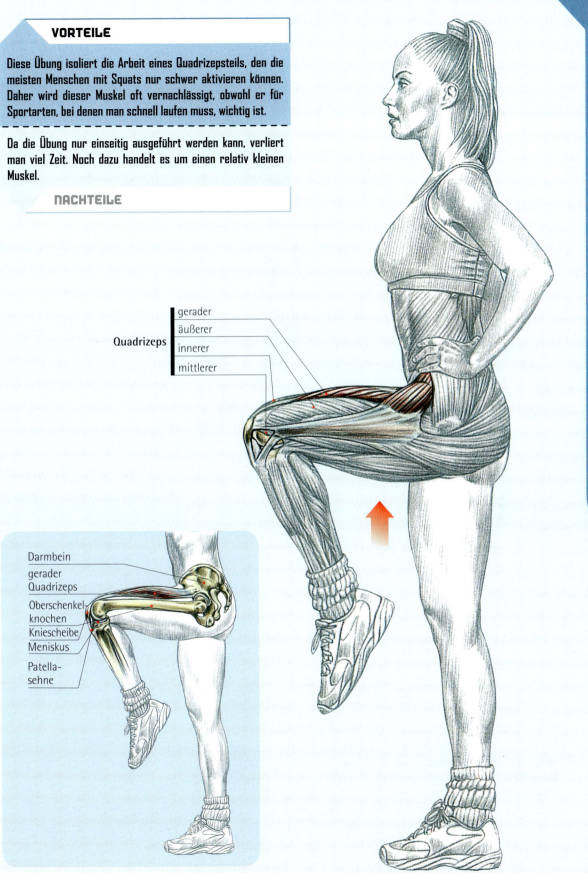

VORTEILE

Diese Übung isoliert die Arbeit eines Quadrizepsteils, den die meisten Menschen mit Squats nur schwer aktivieren können. Daher wird dieser Muskel oft vernachlässigt, obwohl er für Sportarten, bei denen man schnell laufen muss, wichtig ist.

Da die Übung nur einseitig ausgeführt werden kann, verliert man viel Zeit. Noch dazu handelt es um einen relativ kleinen Muskel.

NACHTEILE

Quadrizeps
- gerader
- äußerer
- innerer
- mittlerer

Darmbein
gerader Quadrizeps
Oberschenkelknochen
Kniescheibe
Meniskus
Patellasehne

/// Ausfallschritt

Diese Grundübung trainiert den ganzen Oberschenkel. Sie ähnelt in vielerlei Hinsicht einem Squat auf einem Bein und kann nur einseitig ausgeführt werden.

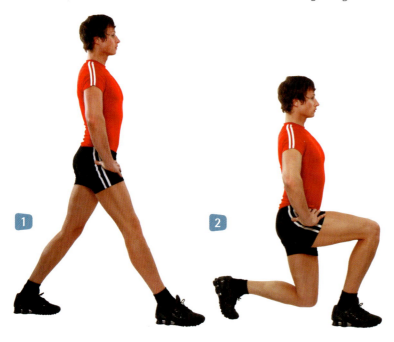

! Knie- und Hüftgelenke werden bei dieser Übung stark in Anspruch genommen, der Rücken jedoch bleibt verschont.

1 Stehen Sie mit enger Fußstellung und gestreckten Beinen. Die Hände liegen auf den Hüften oder auf den Oberschenkeln. Wenn Sie Gleichgewichtsprobleme haben, stützen Sie sich an eine Wand oder auf eine Stuhllehne. Machen Sie mit dem rechten Bein einen großen Schritt nach vorn. Anfänger können das linke Bein leicht beugen. Wer mehr Trainingserfahrung hat, kann das linke Bein gestreckt lassen, um die Übung schwieriger zu gestalten.

2 Beugen Sie jetzt das Knie des vorderen Beins – aber nur ein wenig! Die meisten Anfänger kommen höchstens 20 cm tief, gut Trainierte schaffen die maximale Bewegungsspanne. Sobald das Knie genug gebeugt ist, drücken Sie sich mit dem Bein hoch, bis es wieder gestreckt ist. Wenn Sie die Spannung aufrechterhalten wollen, gehen Sie aus dieser Position sofort in die Wiederholung und beugen das Knie erneut. Sie können aber auch in die Ausgangsposition mit den geschlossenen Füßen zurückkehren (siehe Varianten). Danach trainieren Sie das linke Bein.

TIPP
Wenn Sie eine Hand frei haben, legen Sie sie auf den Teil des Muskels, den Sie isoliert trainieren wollen; so spüren Sie seine Kontraktion besser.

VORTEILE
Beim Ausfallschritt wird der ganze Schenkel trainiert, ohne die Wirbelsäule zu belasten. Außerdem stellt er eine ausgezeichnete Dehnübung für die Muskeln der unteren Gliedmaßen dar.

Wenn der Lendenmuskel nicht geschmeidig ist, kann der Ausfallschritt zu einem Hohlkreuz führen, weil diese Übung am Lendenmuskel zieht. Achten Sie auf die richtige Haltung.
Je weiter vorn das Knie im Verhältnis zum Fuß steht, desto stärker wird die Kniescheibe belastet.

NACHTEILE

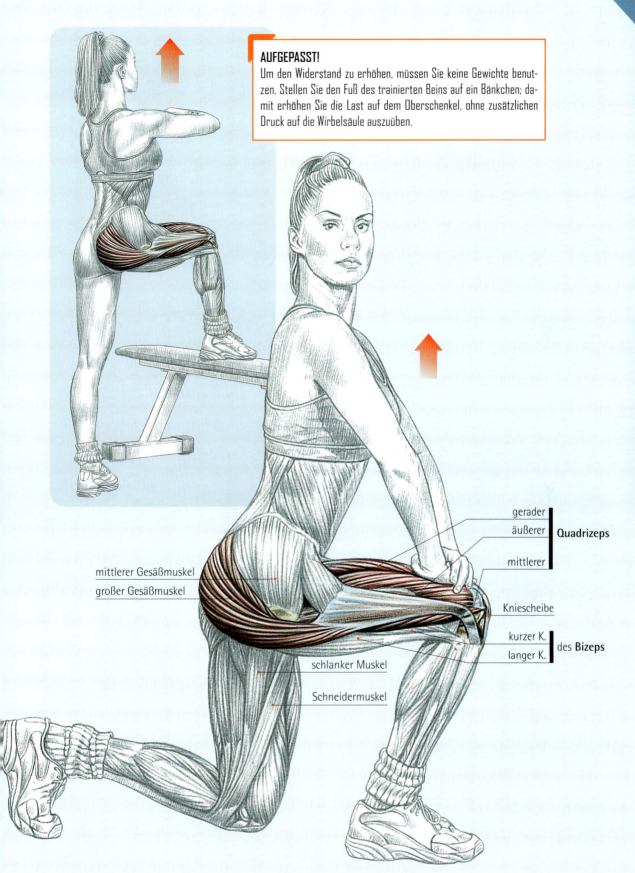

AUFGEPASST!
Um den Widerstand zu erhöhen, müssen Sie keine Gewichte benutzen. Stellen Sie den Fuß des trainierten Beins auf ein Bänkchen; damit erhöhen Sie die Last auf dem Oberschenkel, ohne zusätzlichen Druck auf die Wirbelsäule auszuüben.

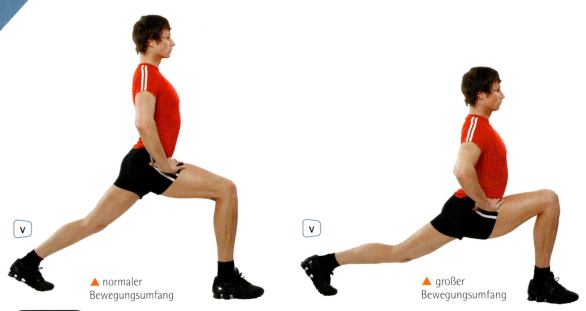

▲ normaler Bewegungsumfang

▲ großer Bewegungsumfang

Varianten

Von dieser Übung gibt es zahlreiche Varianten.

v Mit dem ersten Schritt nach vorn legen Sie den Bewegungsumfang fest. Beginnen Sie mit einem kleinen Schritt, denn so lässt sich die Übung leichter ausführen. Wenn Sie die Schwierigkeit steigern wollen, machen Sie den Schritt nach und nach größer.

Sie können auch einen Schritt nach hinten machen, wenn Ihnen das eher zusagt.

Sie können bei jeder Wiederholung das trainierte Bein wechseln oder erst eine Serie mit dem rechten und dann eine Serie mit dem linken Bein absolvieren.

Sie können sich ganz aufrichten oder den Fuß auf dem Boden lassen, sodass die Bewegung nicht vollständig ist.

HINWEISE

Je größer der Bewegungsumfang ist, desto stärker werden die Pomuskeln und die Muskeln der Oberschenkelrückseite beansprucht. Das Gleiche gilt, wenn Sie den Oberkörper nach vorn neigen. Eine kleinere Bewegungsspanne wirkt sich stärker auf den Quadrizeps aus.

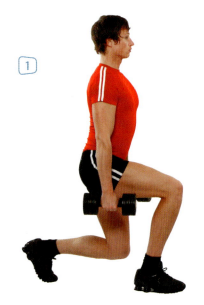

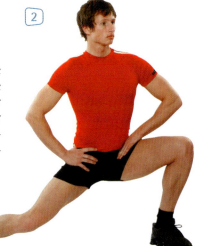

1 Sie können die Belastung vergrößern, indem Sie eine Hantel in jede Hand nehmen.

2 Statt nach vorn können Sie den Ausfallschritt auch zur Seite machen. Diese Version ist riskanter für die Knie, entspricht aber mehr der Muskelarbeit, wie sie im Fußball oder in Kampfsportarten erforderlich ist.

DIE BEINE

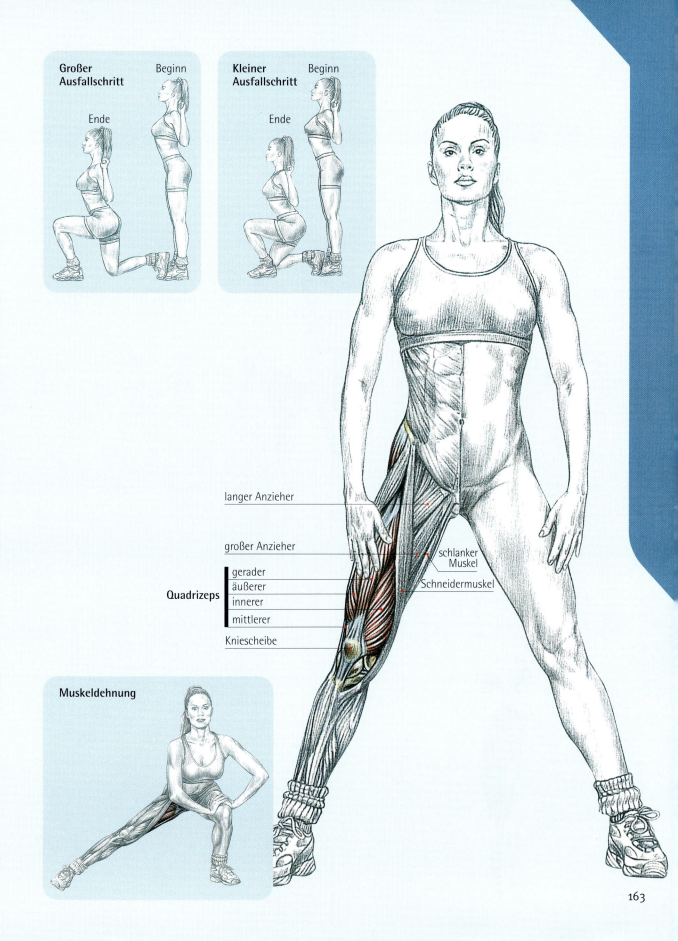

Die Adduktoren

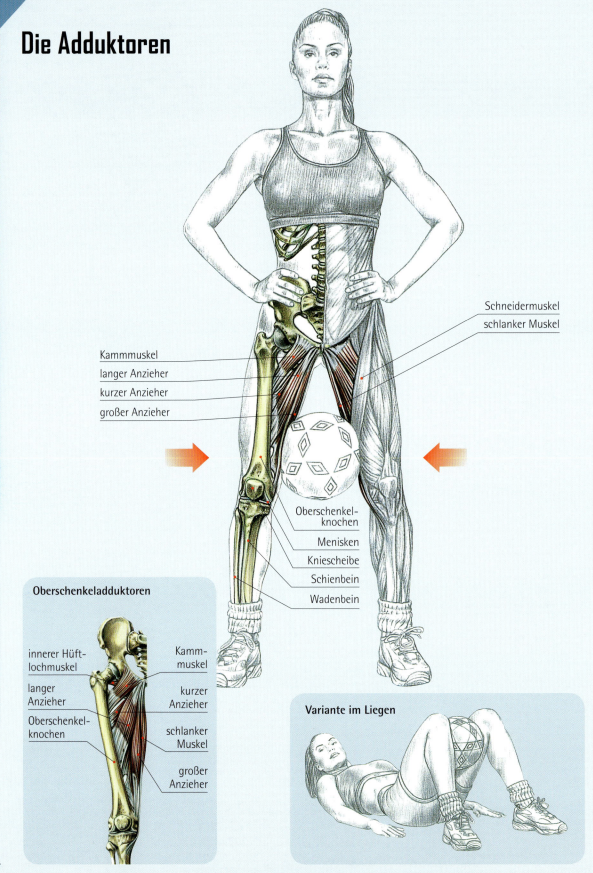

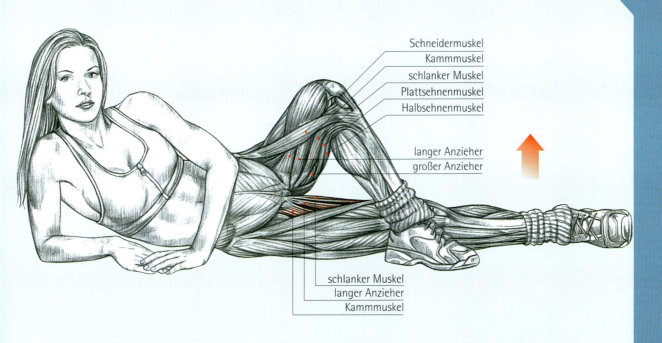

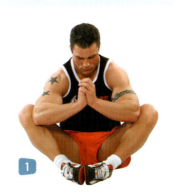 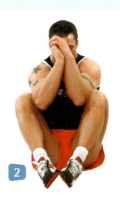

1 2 Die Adduktoren der Oberschenkel können trainiert werden, indem man sie gegen einen Widerstand (die Kraft der Arme, einen Ball …) zusammenpresst.

/// Dehnübungen für die Adduktoren

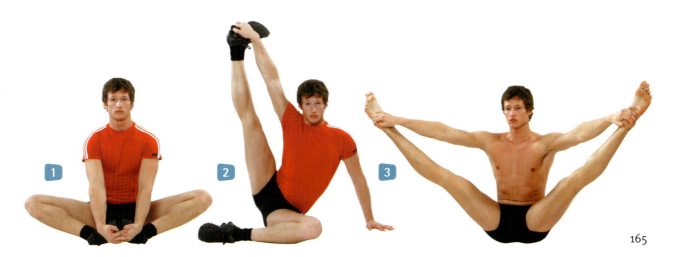

/// Beinstrecken

Diese isolierte Übung ist die beste für das Quadrizepstraining.
Einseitiges Trainieren ist möglich, wenn man ein Zugband verwendet.

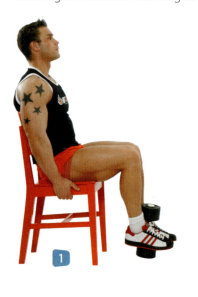

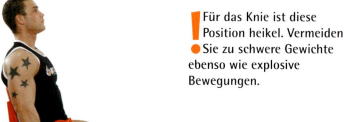

! Für das Knie ist diese Position heikel. Vermeiden Sie zu schwere Gewichte ebenso wie explosive Bewegungen.

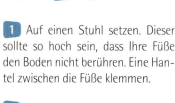

1 Auf einen Stuhl setzen. Dieser sollte so hoch sein, dass Ihre Füße den Boden nicht berühren. Eine Hantel zwischen die Füße klemmen.

2 Mit der Kraft des Quadrizeps heben Sie die Beine. Halten Sie die Kontraktionsstellung 2 bis 3 Sekunden. Dann senken Sie die Beine wieder.

AUFGEPASST!
Diese Übung muss besonders langsam ausgeführt werden, mit anhaltender Spannung und in langen Serien. Sie eignet sich gut, um die Knie aufzuwärmen. Auch als Vorermüdung für Squats ist sie gut geeignet. Danach spürt man den Quadrizeps besser.

HINWEISE
Sie können das Beinstrecken als Aufwärmübung oder zum Abschluss einer Trainingseinheit absolvieren. Aber Sie sollten sich nicht ausschließlich darauf verlassen, wenn kräftige Oberschenkel Ihr Ziel sind. Dagegen ist die Übung unerreicht, was die Definition (das Beseitigen lokaler Fettansammlungen) der Quadrizepsmuskeln angeht.

Varianten

v Statt einer Hantel können Sie auch ein Zugband verwenden. Legen Sie es sich um die Beine und befestigen Sie es hinter dem Stuhl. Die Kombination aus Zugband und Hantel ergibt einen idealen Widerstand. Mit dem Zugband können Sie die Beine auch einzeln trainieren, wenn Sie möchten.

VORTEILE
Die Wirbelsäule wird nicht beansprucht. Die Isolation des Quadrizeps ist nahezu perfekt, denn die Muskeln der Oberschenkelrückseite greifen nur sehr wenig ein.

Es handelt sich um eine künstliche Bewegung, die die Natur nicht wirklich vorgesehen hat. Der Quadrizeps ist für eine Zusammenarbeit mit den Kniebeuger konzipiert, um das Knie gut zu schützen. Die Knie mancher Menschen mögen das Beinstrecken überhaupt nicht, da die Unterstützung der Oberschenkelrückseite fehlt.

NACHTEILE

/// Schnellkrafttraining

Bei diesen Übungen springen Sie auf der Stelle.

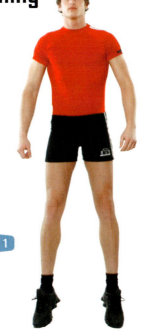
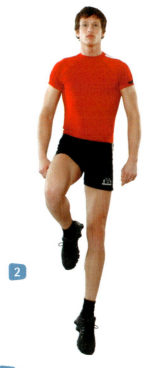

1 In der Grundversion springen Sie mit beiden Beinen gleichzeitig.

2 Um den Schwierigkeitsgrad zu erhöhen, können Sie auf nur einem Bein springen …

3 … oder aus geringer Höhe auf den Boden springen.

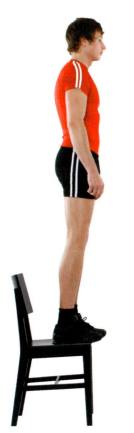
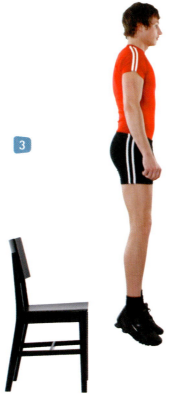
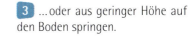
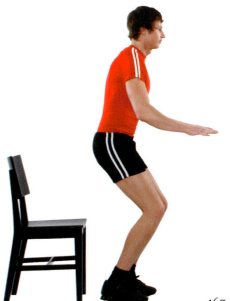

/// Quadrizeps dehnen

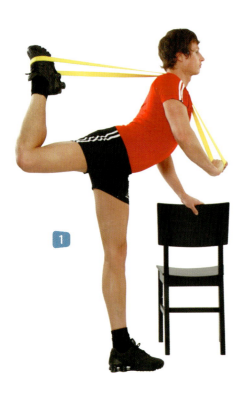

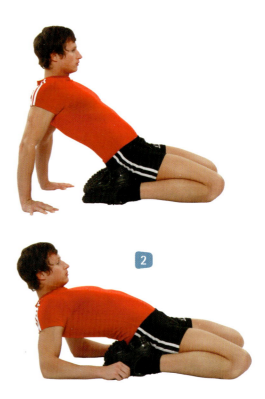

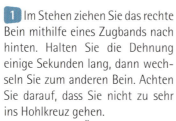

1 Im Stehen ziehen Sie das rechte Bein mithilfe eines Zugbands nach hinten. Halten Sie die Dehnung einige Sekunden lang, dann wechseln Sie zum anderen Bein. Achten Sie darauf, dass Sie nicht zu sehr ins Hohlkreuz gehen.
Sie können die Übung auch ohne Zugband machen, siehe die Zeichnung rechts.

2 Setzen Sie sich auf Ihre Unterschenkel und lehnen Sie sich langsam zurück. Stützen Sie sich dabei mit den Händen auf dem Boden ab. Öffnen Sie die Füße weit genug, damit sie Ihnen beim Zurücklehnen nicht im Weg sind. Sobald Sie geschmeidig genug sind, können Sie sich mit dem Rücken auf den Boden legen. Achten Sie darauf, kein Hohlkreuz zu machen.

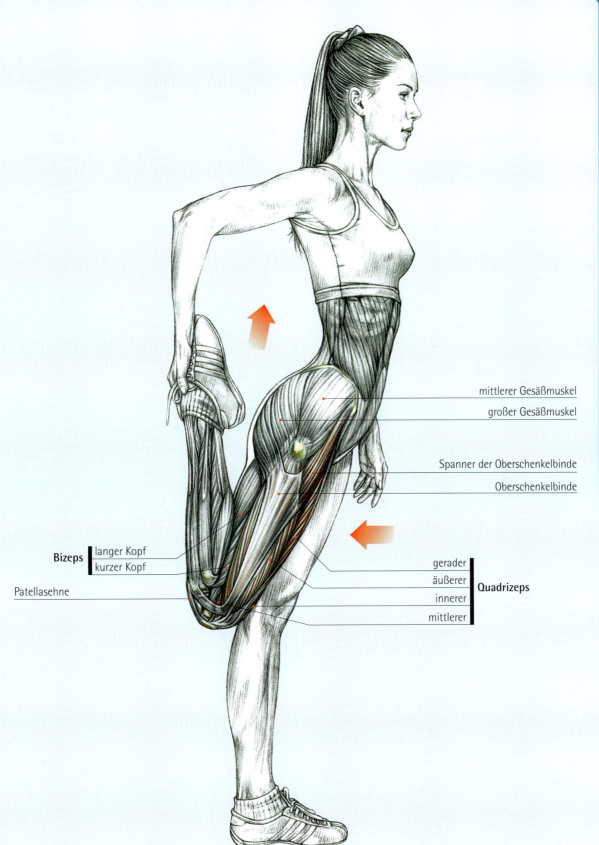

STARKE UNTERSCHENKEL
Die Kniebeuger

Die Funktion

Die Muskeln der Oberschenkelrückseite dienen der Fortbewegung. Von wenigen Ausnahmen abgesehen, sind sie vielgelenkig. Ob man geht, läuft oder springt, stets werden diese Muskeln im einen Bein gedehnt und im anderen ziehen sie sich zusammen. Trotz der (isometrischen) Kontraktion verändern die Muskeln kaum ihre Länge; so bleiben Kraft und Schnelligkeit während der ganzen Bewegung erhalten.

Die Kniebeuger sind in vielen Sportarten von Nutzen. Zusammen mit Quadrizeps-, Po- und Wadenmuskeln sorgen sie dafür, dass man so schnell wie möglich von A nach B kommt. Obwohl sie eine derart wichtige Rolle spielt, wird die Oberschenkelrückseite unter ästhetischen Gesichtspunkten oft vernachlässigt.

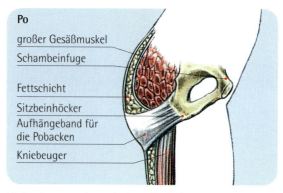

Nichtsdestoweniger sind es die Kniebeuger, denen die Oberschenkel ihre spezifische Wölbung verdanken. Im oberen Teil der Oberschenkelrückseite liegen jedoch auch unschöne Fettpolster, die sich in Form von Cellulite bemerkbar machen. Das gilt vor allem für Frauen, aber mehr und mehr auch für Männer. In diesen Fällen ist ein Training der Kniebeuger unumgänglich.

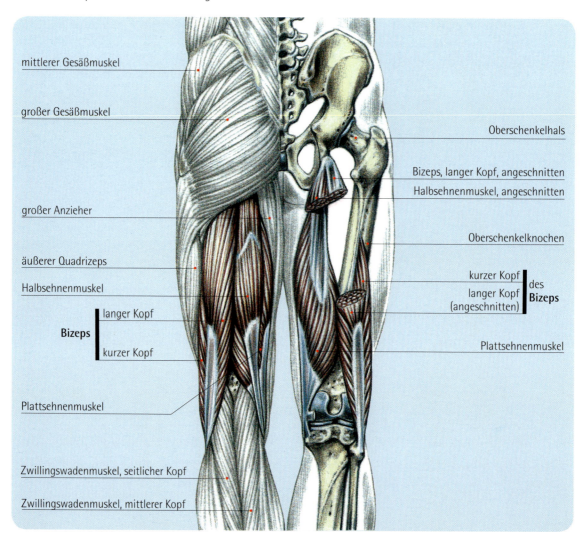

/// Gewichtheben mit gestreckten Beinen

Diese isolierte Übung trainiert die Kniebeuger sowie die Po- und die Lendenmuskeln.
Einseitiges Training auf einem Bein ist möglich.

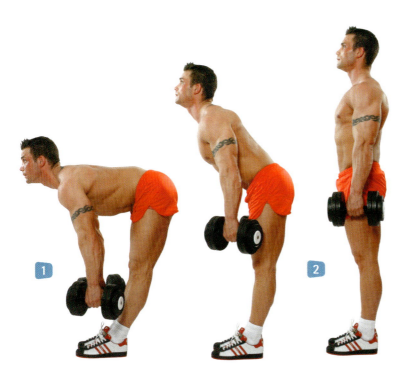

1 Sie stehen mit geschlossenen Füßen und beugen sich nach vorn, um die Hanteln aufzunehmen. Der Rücken soll gerade oder allenfalls ganz leicht im Hohlkreuz sein. Der natürliche Griff ist der gerade. Ideal wäre die Semipronation, eine Position zwischen Neutralgriff (Daumen nach vorn) und Obergriff (Daumen zueinander).

2 Richten Sie sich auf, die Beine bleiben fast gestreckt. Sobald Sie aufrecht stehen, beugen Sie sich wieder nach vorn (die Beine bleiben weiter fast gestreckt), bis Sie die Ausgangsposition wieder erreicht haben.

! Diese Übung belastet die Wirbelsäule ziemlich.
● Auch wenn man mit leicht gekrümmtem Rücken eine größere Bewegungsspanne erzielt, ist es ratsam, den Rücken gerade zu halten – selbst wenn man dann vielleicht nicht ganz so tief kommt. Die Beine nicht durchzustrecken, sondern ganz leicht zu beugen schont ebenfalls den Rücken.

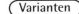

1 Man kann die Übung auf einem Bein durchführen. Dadurch vermeidet man, die Wirbelsäule mit den Gewichten zu überlasten. Stützen Sie sich auf einer Stuhllehne oder an einer Wand ab, sodass Sie auf dem linken Bein stehen und das rechte Bein nach hinten heben können.

2 Neigen Sie den Oberkörper nach vorn. Beugen Sie ihn möglichst so weit, dass er sich waagrecht zum Boden befindet. Richten Sie sich mit der Kraft der Kniebeuger und der Pomuskeln wieder auf. Nach Abschluss einer Serie auf dem linken Bein wechseln Sie zum rechten.

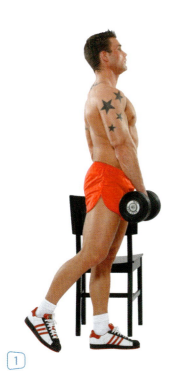

AUFGEPASST!

Sobald die Lendenmuskeln ermüden, wird es immer schwieriger, die natürliche Biegung des Rückens zu erhalten. In diesem Fall sollten Sie die Bewegungsspanne so verringern, dass Sie den Rücken stets gerade und die Spannung in den Kniebeugern aufrechterhalten können.

Bringen Sie den Oberkörper nicht ganz in die Senkrechte. So erhalten Sie sich die Spannung in der Oberschenkelrückseite. Versuchen Sie, sich erst am Limit ganz aufzurichten, um die Muskeln kurz ausruhen zu lassen und dann noch ein paar zusätzliche Wiederholungen zu erreichen.

HINWEISE

Auf den ersten Blick scheint das Gewichtheben mit gestreckten Beinen eine einfache Übung zu sein, aber sie ist gefährlicher, als sie aussieht. Es ist schwierig, beim Durchführen der Übung gleichzeitig eine gute Technik und das Gleichgewicht zu behalten. Man kann viel mehr Gewicht auflegen und viel mehr Wiederholungen machen, wenn man die Wirbelsäule krümmt und mit den Rückenmuskeln zieht statt mit den Kniebeugern. Doch diese unsaubere Technik verringert die Arbeit der Oberschenkelrückseite und macht die Übung sehr gefährlich.

VORTEILE

Diese intensive Dehnübung für die Kniebeuger aktiviert die Oberschenkelrückseite an einer Stelle, die nur wenig gebraucht wird. Doch genau darauf beruht ihre Fähigkeit, dort schöne Konturen zu erzeugen.

Obwohl sie dem Kniebeugen mit Kurzhanteln ähnelt, ist das Gewichtheben mit gestreckten Beinen keine Grundübung. Das heißt, es gereicht ihr nicht zum Vorteil, dass die Kniebeuger mehrgelenkig sind.

NACHTEILE

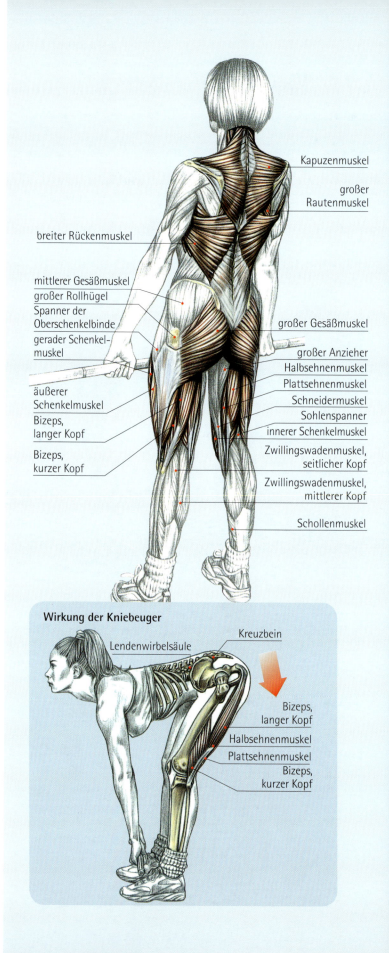

/// Bein-Curls im Sitzen

Diese isolierte Übung trainiert die Kniebeuger. Einseitiges Arbeiten ist möglich, wenn man einen Entwicklungsrückstand der Oberschenkelrückseite aufholen möchte.

1 Befestigen Sie ein Zugband in Bodenhöhe an einem unbeweglichen Gegenstand (etwa einer Reckstange, die Sie in dieser Höhe angebracht haben). Schlingen Sie das andere Ende des Bands um Ihre Fußknöchel. Setzen Sie sich auf einen möglichst hohen Stuhl. Idealerweise sollten die Füße den Boden nicht berühren. Sie können ein Kissen unterlegen, um etwas höher zu sitzen. Halten Sie sich mit den Händen am Stuhl fest und strecken Sie die Beine.

> ⚠ Heben Sie die Beine noch nicht wieder hoch, solange Sie den Oberkörper nach vorn geneigt haben. Die Dehnung der Kniebeuger könnte dann zu stark sein.

2 Ziehen Sie Ihre Füße mit der Kraft Ihrer Kniebeuger so weit wie möglich unter den Stuhl. Halten Sie die Kontraktionsstellung 2 bis 3 Sekunden, dann strecken Sie die Beine wieder.

(Varianten)

Sie können die Beine jeweils einzeln trainieren, Sie können aber auch die Fußstellung variieren. Üblich ist die enge Fußstellung, aber eine etwas weitere Fußstellung ist durchaus möglich. Schlimmstenfalls bleiben Sie mit den Füßen an den Stuhlbeinen hängen.

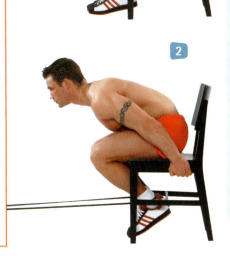

AUFGEPASST!

Das Geheimnis dieser Übung liegt im Hin- und Herbewegen des Oberkörpers. Wenn die Beine gestreckt sind, ist der Rücken aufgerichtet. Je weiter Sie die Füße unter den Stuhl ziehen, desto weiter beugen Sie sich nach vorn. Wenn die Beine einen rechten Winkel bilden, ist der Oberkörper um 45° geneigt. Wenn Sie die Beine strecken, ist der Bewegungsablauf genau entgegengesetzt. Sie werden feststellen, dass Sie so viel mehr Kraft aufbauen und die Oberschenkelrückseite viel besser spüren. Tatsächlich dehnt die Oberkörperneigung die Kniebeuger im Po, obwohl sie sich am Knie zusammenziehen. So arbeiten die Muskeln der Oberschenkelrückseite optimal.

HINWEISE

Falls Sie Schwierigkeiten haben, die Kniebeuger zu spüren, machen Sie diese Übung als Vorermüdung vor dem Gewichtheben mit gestreckten Beinen. Außerdem können Sie beim Gewichtheben mit gestreckten Beinen weniger Gewicht auflegen und Ihre Wirbelsäule schonen, wenn Sie die Oberschenkelrückseite bereits vorermüdet haben.

VORTEILE

Obwohl es sich um eine isolierte Übung handelt, kann der Bein-Curl im Sitzen auch zur Grundübung werden – wenn der Oberkörper leicht gekippt wird. Dadurch wird das Verhältnis von Muskellänge zu Muskelspannung bei den vielgelenkigen Muskeln optimiert.

Wenn Sie den Oberkörper nicht nach vorn neigen, fallen Sie beim Zusammenziehen der Kniebeuger ins Hohlkreuz, und das bringt die Wirbelsäule in eine heikle Lage. Diese auf den Rücken wirkende Spannung zeigt, dass es nicht unserer Physiologie entspräche, während der gesamten Übung aufrecht auf dem Stuhl sitzen zu bleiben. Im Übrigen tut es ziemlich weh, wenn man den Oberkörper sehr aufrecht hält und dann versucht, die Füße unter den Stuhl zu ziehen.

NACHTEILE

/// Bein-Curls im Liegen

Diese Isolationsübung trainiert die Kniebeuger. Einseitiges Training ist mit dem Zugband möglich.

> ❗ Wenn Sie ins Hohlkreuz gehen, haben Sie mehr Kraft.
> • Diesen Vorteil bezahlen Sie jedoch unter Umständen mit Bandscheibenschäden. Achten Sie auch darauf, die Hantel gut unter Kontrolle zu haben. Sie riskieren sonst schlimme Verletzungen.

1️⃣ Klemmen Sie sich im Stehen eine Hantel zwischen die Füße. Legen Sie sich bäuchlings auf den Boden oder ein Bett (Knie am Rand, sodass die Hantel nicht auf den Boden knallt, wenn Sie die Beine strecken).

2️⃣ Heben Sie die Füße mit der Kraft der Kniebeuger und bewegen Sie die Hantel in Richtung Po. Etwa am höchsten Punkt der Bewegung merken Sie, dass der Widerstand im Muskel mit einem Mal verschwindet. Dieser Spannungsverlust zeigt an, dass es Zeit ist, die Aufwärtsbewegung zu beenden und die Füße wieder in die andere Richtung zu bewegen, damit die Muskelspannung erhalten bleibt.

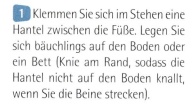

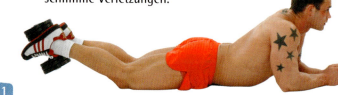

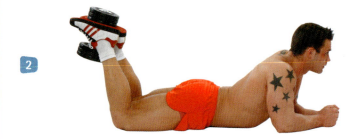

> **AUFGEPASST!**
> Beginnen Sie langsam und mit einem leichten Gewicht, damit Sie sich daran gewöhnen, wie Sie die Hantel am besten festhalten. Führen Sie die Bewegung langsam und kontrolliert aus.

(Varianten)

1️⃣ 2️⃣ Statt einer Hantel kann auch ein in Bodenhöhe befestigtes Zugband als Widerstand dienen. Das hat zwei Vorteile:
> Es ist einfacher, mit den Füßen ein Zugband festzuhalten als eine Hantel.
> Die Spannung bleibt während der gesamten Kontraktion, besonders zum Ende hin, erhalten.
Ideal wäre eine Kombination aus Zugband und Hantel, allerdings ist das ohne Trainingspartner schwierig zu realisieren.

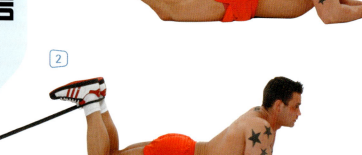

DIE BEINE

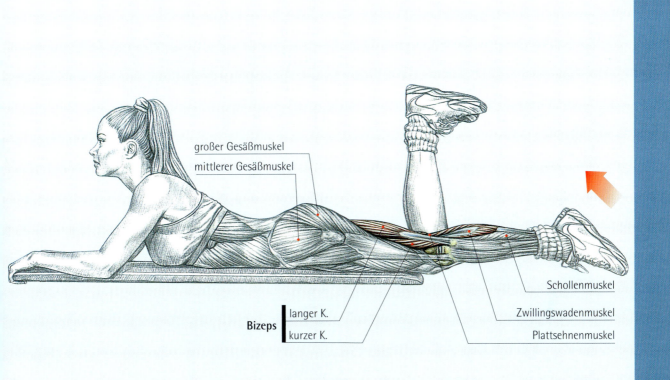

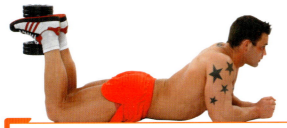

HINWEISE

Eine wichtige Rolle bei der Kontraktion der Kniebeuger spielen auch die Fußspitzen. Wenn Sie die Fußspitzen in Richtung Knie ziehen, haben Sie mehr Kraft, da sich dann die Kraft der Wadenmuskeln zu der der Oberschenkelrückseitenmuskeln hinzuaddiert. Der Preis für dieses Mehr an Kraft ist eine weniger gute isolierte Funktion der Kniebeuger. Wenn Sie umgekehrt die Fußspitzen so weit wie möglich nach oben strecken, haben Sie weniger Kraft, doch die isolierte Arbeit der Kniebeuger ist besser.

Sie könnten die Übung beispielsweise mit nach oben gestreckten Fußspitzen beginnen. Am Limit ziehen Sie die Fußspitzen in Richtung Knie. Durch diesen Wechsel schöpfen Sie noch einmal Kraft, da die Wadenmuskeln aktiviert werden. So erreichen Sie ein paar Wiederholungen zusätzlich.

VORTEILE

Diese Übung isoliert gut die Muskeln der Oberschenkelrückseite. Man kann sie sofort spüren.

Dass die Kniebeuger mehrgelenkig sind, macht sich beim Bein-Curl nicht im Mindesten positiv bemerkbar. Die Übung entspricht einfach nicht unserer Physiologie: Man will unwillkürlich ins Hohlkreuz fallen und den Po bei der Kontraktion anheben. Dieser anatomische Konflikt macht die Übung Bein-Curl für den unteren Rücken außerordentlich problematisch.

NACHTEILE

/// Dehnübungen

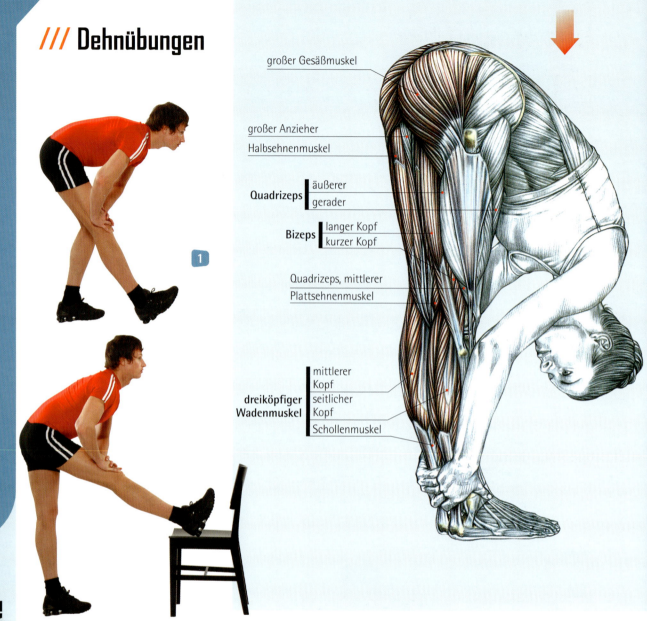

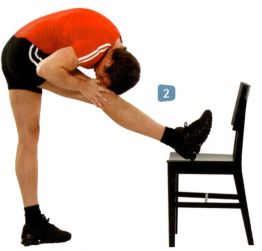

1 Einen Fuß mit der Ferse auf dem Boden, auf einem Stuhl oder Tisch aufstellen. Je höher der Fuß liegt, desto intensiver ist die Dehnung. Das betreffende Bein strecken. Legen Sie die Hände etwas oberhalb des Knies auf den gedehnten Oberschenkel.

2 Beugen Sie den Oberkörper langsam nach vorn. Sie können das Standbein etwas beugen, um die Dehnung noch zu verstärken.

Die Wadenmuskeln

Die Funktion der Wadenmuskeln

Die Wadenmuskeln spielen eine entscheidende Rolle beim Laufen und Springen, und damit für die sportlichen Leistungen in den meisten Sportarten.

Unter ästhetischen Gesichtspunkten verleihen sie einem Paar wohlgeformter Beine den letzten Schliff. Da sie manchmal schwer zu entwickeln sind, werden sie oft vernachlässigt.

Die Wadenmuskeln bestehen im Wesentlichen aus zwei Muskeln:
1. Der Zwillingswadenmuskel stellt den größten Anteil der Muskelmasse in der Wade.
2. Der Schollenmuskel wird vom Zwillingswadenmuskel überdeckt und ist viel kleiner als sein Nachbar.

Abgesehen von der Größe gibt es noch einen anderen bedeutenden Unterschied zwischen dem Zwillingswadenmuskel und dem Schollenmuskel: Nur der Zwillingswadenmuskel ist vielgelenkig. Diese Besonderheit spiegelt sich in allen Übungen für die Waden wider.

Weil er eingelenkig ist, wird der Schollenmuskel in allen Übungen für die Waden aktiv, ganz gleich ob das Bein dabei gebeugt oder gestreckt ist. Umgekehrt kann der Zwillingswadenmuskel umso weniger in die Bewegung eingreifen, je stärker das Bein gebeugt wird. Übungen, in denen ein Bein mehr als 90° gebeugt wird, isolieren daher besonders den Schollenmuskel.

Um den Zwillingswadenmuskel gut zu aktivieren, muss das Bein fast gestreckt sein. Im Idealfall ist das Knie leicht gebeugt und der Oberkörper nach vorn geneigt, wie in der Kamel-Übung (siehe S. 181).

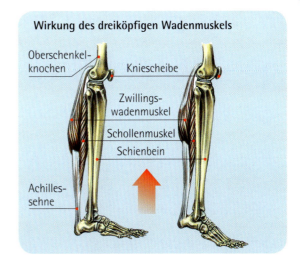

Wirkung des dreiköpfigen Wadenmuskels

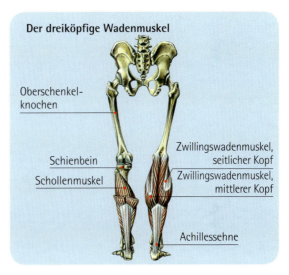

Der dreiköpfige Wadenmuskel

! Oft wird empfohlen, die Beine beim Wadenmuskeltraining durchzustrecken. Das ist falsch. Der Zwillingswadenmuskel hat mehr Kraft, wenn das Knie ganz leicht gebeugt ist; dann nämlich ist das Verhältnis von Spannung zu Länge viel günstiger für die Kraftentfaltung als bei durchgestreckten Beinen Im Übrigen ist schwer einzusehen, warum die Natur es so vorgesehen haben soll, dass wir die Beine durchstrecken müssen, wenn der Zwillingswadenmuskel am meisten Kraft entfalten soll.

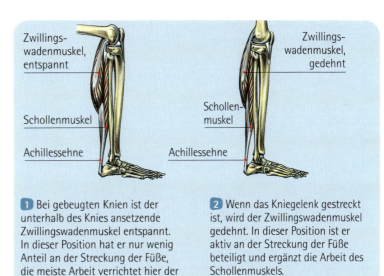

1 Bei gebeugten Knien ist der unterhalb des Knies ansetzende Zwillingswadenmuskel entspannt. In dieser Position hat er nur wenig Anteil an der Streckung der Füße, die meiste Arbeit verrichtet hier der Schollenmuskel.

2 Wenn das Kniegelenk gestreckt ist, wird der Zwillingswadenmuskel gedehnt. In dieser Position ist er aktiv an der Streckung der Füße beteiligt und ergänzt die Arbeit des Schollenmuskels.

/// Wadenstrecken im Stehen

Diese isolierte Übung trainiert die gesamte Wade, vor allem jedoch den Zwillingswadenmuskel. Einseitiges Trainieren ist möglich. Dabei wird eine Wade mit dem gesamten Körpergewicht belastet. Andererseits kann man den Muskel so besser dehnen und kontrahieren, was die Bewegungsspanne vergrößert.

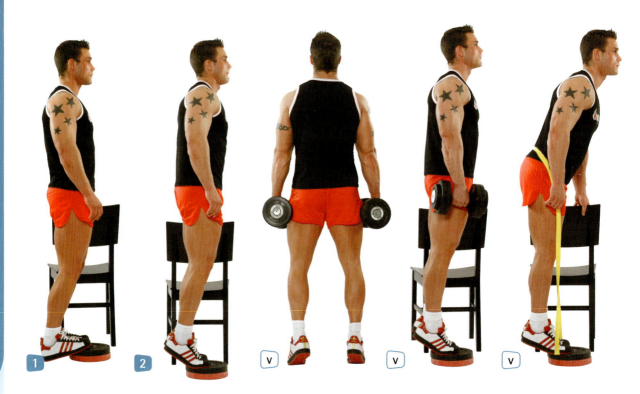

1 Stellen Sie eine oder beide Fußspitzen auf eine Gewichtsscheibe, ein Brett oder ein Telefonbuch. Wadenmuskeln maximal dehnen, ehe Sie sich auf die Zehenspitzen stellen.

2 Halten Sie die Kontraktionsstellung für 1 Sekunde, ehe Sie die Fersen wieder auf dem Boden absetzen. Stützen Sie sich an eine Wand oder auf eine Stuhllehne, um nicht das Gleichgewicht zu verlieren.

Varianten

v Sie können die Fußspitzen leicht nach innen oder nach außen drehen; es ist jedoch besser, sie gerade zu lassen, damit die Knie nicht unnötig verdreht werden. Dies gilt besonders, wenn Sie zusätzlich Gewichte verwenden, um die Muskelarbeit zu akzentuieren. Außerdem wirkt sich die Fußstellung nicht wesentlich auf die Form Ihrer Waden aus.

Im Gegenteil: Nach innen oder nach außen gedrehte Fußspitzen verringern die Kraft der Wadenmuskeln, das heißt die Wirksamkeit der Übungen. Am stärksten sind die Wadenmuskeln, wenn die Fußspitzen nach vorn zeigen. Wenn Sie unbedingt eine andere Variante ausprobieren möchten, ändern Sie lieber die Weite der Fußstellung als den Winkel der Fußspitzen.

Sie können auch ein oder zwei Hanteln dazunehmen oder zusätzlich ein Zugband verwenden, um den Widerstand zu erhöhen.

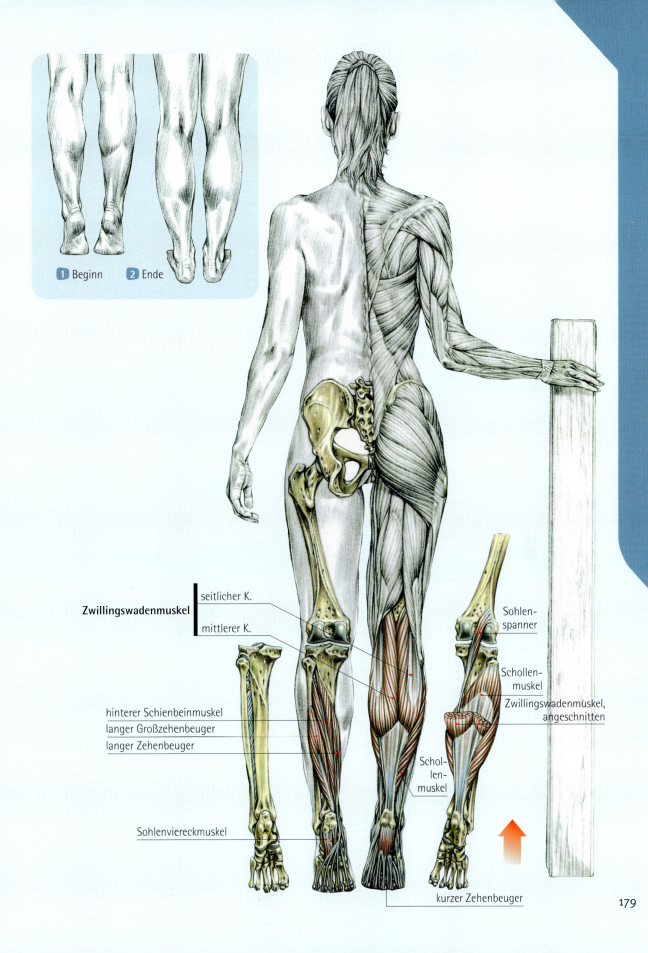

> **!** Wenn Sie die Belastung erhöhen, erhöhen Sie auch den Druck auf die Wirbelsäule. Trainieren Sie immer nur eine Wade, dann brauchen Sie nicht so viel zusätzlichen Widerstand.

VORTEILE

Mit dieser Übung wird die ganze Wade gut trainiert.

Sie dehnt die Wade nicht so gut wie die Kamel-Übung (siehe S. 181) und sie bewirkt auch keine optimale Position, was das Verhältnis von Länge und Spannung angeht.

NACHTEILE

AUFGEPASST!

Vermeiden Sie es unbedingt, den Po nach hinten zu schieben und dabei ins Hohlkreuz zu fallen. Zu dieser Bewegung kommt es häufig, wenn man die Beine zu stark gestreckt hat, vor allem in der gedehnten Position.

HINWEISE

Diese Übung wird oft als Grundübung beschrieben, was nicht korrekt ist, da sie nur die Fußgelenke aktiviert.

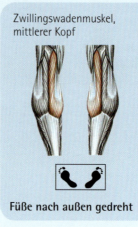

Zwillingswadenmuskel, mittlerer Kopf

Füße nach außen gedreht

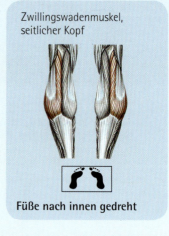

Zwillingswadenmuskel, seitlicher Kopf

Füße nach innen gedreht

Zwei Typen von Waden

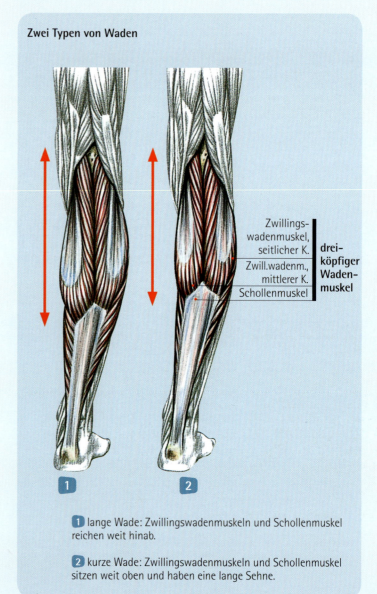

Zwillingswadenmuskel, seitlicher K.
Zwill.wadenm., mittlerer K.
Schollenmuskel
} dreiköpfiger Wadenmuskel

1 lange Wade: Zwillingswadenmuskeln und Schollenmuskel reichen weit hinab.

2 kurze Wade: Zwillingswadenmuskeln und Schollenmuskel sitzen weit oben und haben eine lange Sehne.

/// Kamel-Übung

Diese isolierte Übung trainiert die ganze Wade, vor allem jedoch den Zwillingswadenmuskel. Einseitiges Arbeiten ist möglich. Dabei wird eine Wade mit dem gesamten Körpergewicht belastet.

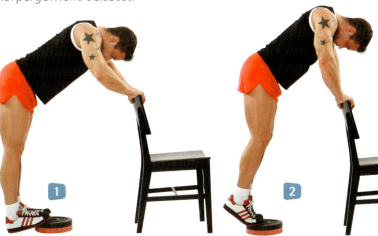

1 Stellen Sie eine oder beide Fußspitzen auf eine Gewichtsscheibe, ein Brett oder ein Telefonbuch. Nach vorn beugen, bis Ihr Oberkörper einen Winkel von 90° bis 110° mit dem Boden bildet. Mit den Händen stützen Sie sich auf einer Stuhllehne ab.

! Wenn Sie mit einem Partner oder einem Zugband arbeiten, um den Widerstand zu erhöhen, achten Sie darauf, dass er bzw. es möglichst auf Ihren Hüften und nicht auf der Wirbelsäule sitzt bzw. aufliegt, damit Ihr Rücken nicht unnötig belastet wird.

2 Dehnen Sie die Wadenmuskeln maximal, ehe Sie sich so hoch wie möglich auf die Zehenspitzen stellen. Halten Sie die Kontraktionsstellung für 1 Sekunde, bevor Sie die Fersen wieder auf dem Boden absetzen.

AUFGEPASST!
Strecken Sie die Beine nicht zu sehr durch, vor allem dann nicht, wenn Sie sich auf die Zehenspitzen stellen.

HINWEISE
Diese Übung wird oft als Grundübung beschrieben, was nicht korrekt ist, da sie nur die Fußgelenke aktiviert.

VORTEILE

Bei der Kamel-Übung befinden sich die Waden in einer idealen Arbeitsposition. Es ist daher die wirksamste Übung für sie.

Die vorgebeugte Haltung verringert die Last, die das Körpergewicht darstellt. Dadurch wird die Übung einfacher. Sie sollten daher ein Zugband als zusätzlichen Widerstand verwenden.

NACHTEILE

Varianten

1 Wenn Sie mit einem Partner arbeiten, kann der sich auf Ihre Hüften setzen. Daher stammt der Name der Übung.

2 Bei einem Training ohne Partner verwenden Sie ersatzweise eine Hantel oder ein Zugband. Klemmen Sie sich das Band unter die Fußspitzen und schlingen Sie sich das andere Ende um die Hüften.

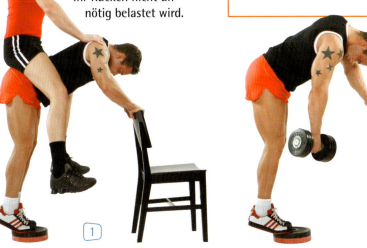

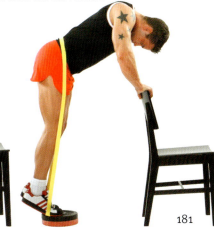

/// Sitz-Squats

Diese isolierte Übung trainiert vor allem den **Schollenmuskel** und ein wenig den **Zwillingswadenmuskel.** Einseitiges Training ist nicht zu empfehlen.

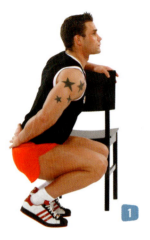 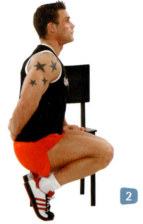

! Diese Übung ist relativ ungefährlich.

1 In die Hocke gehen. Stellen Sie die Fußspitzen auf den Boden, auf eine Gewichtsscheibe, ein Telefonbuch oder ein Brett. Halten Sie sich an einem Möbelstück fest. Dehnen Sie die Waden, so stark Sie können.

2 Dann gehen Sie, so hoch Sie können, auf die Zehenspitzen. Halten Sie die Kontraktionsstellung für 1 Sekunde, dann setzen Sie die Fersen wieder auf dem Boden ab.

Varianten

Variieren Sie die Fußstellung (eher die Weite als die Position der Fußspitzen), wenn Sie Abwechslung in die Übung bringen möchten.

AUFGEPASST!
Die Wadenmuskeln sind eher für Widerstand als für die Kraftentwicklung gebaut. Trainieren Sie in langen Serien (20 bis 25 Wiederholungen pro Serie).

HINWEISE
Eine gute Kombination für eine Superserie beginnt mit Sitz-Squats. Am Limit stehen Sie auf und machen mit dem Wadenstrecken im Stehen weiter. Daran schließen Sie die Kamel-Übung an.

VORTEILE
Die Lendenmuskeln werden nicht angespannt. Im Gegensatz zu allen anderen Übungen für die Waden können Sie hier sehr hoch auf die Zehenspitzen gehen. Das führt zu einer außerordentlich intensiven Muskelkontraktion. Nutzen Sie sie voll aus.

Es ist schwierig, den Widerstand für diese Übung zu erhöhen. Sie könnten sich ein Gewicht auf die Schenkel legen. Die Bewegungsspanne zu vergrößern – sowohl bei der Dehnung als auch bei der Kontraktion – ist wesentlich einfacher, als die Belastung zu erhöhen.

NACHTEILE

DIE BEINE

/// Wadenstrecken im Sitzen

Diese isolierte Übung trainiert vor allem den Schollenmuskel.
Einseitiges Training ist möglich.

! Legen Sie sich weder Hanteln noch Gewichtsscheiben direkt auf die Knie. So ersparen Sie sich Schmerzen.
● Schieben Sie eine Last mindestens 5 cm auf dem Schenkel nach hinten, aber auch nicht zu weit, denn sonst wird die Übung zu einfach.

AUFGEPASST!
Um möglichst hoch auf die Zehenspitzen zu kommen, führen Sie die Kippbewegung sorgfältig aus, die darin besteht, den ganzen Widerstand vom großen auf den kleinen Zeh zu verlagern.

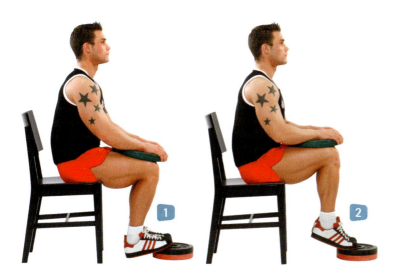
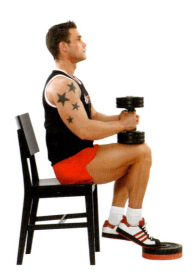

1 Sie sitzen auf einem Stuhl oder einem Bett und stellen die Fußspitzen auf eine Hantelscheibe, ein Telefonbuch oder ein Brett. Ein Gewicht oder eine oder zwei Hanteln am knienahen Ende der Oberschenkel bilden den Widerstand.

2 Gehen Sie so hoch wie möglich auf die Zehenspitzen. Halten Sie die Kontraktionsstellung für 1 Sekunde, dann setzen Sie die Fersen wieder auf den Boden.
Sie können auch immer nur eine Wade bearbeiten.

(Varianten)

Wenn man die Muskelarbeit während des Laufens nachahmen will, kann man die Waden auch asynchron trainieren: Das heißt, während sich die eine zusammenzieht, ist die andere gedehnt. Legen Sie dafür eine Hantel auf jeden Oberschenkel, dann reagieren die Wadenmuskeln unabhängig voneinander.

HINWEISE
Diese Übung ist besonders wertvoll für Sportarten, in denen viel gelaufen und gesprungen wird.

VORTEILE
Diese Übung ist relativ einfach, weil keine große Muskelmasse trainiert wird. Die Lendenmuskeln werden nicht angespannt.

Diese Übung ist populär, aber sie aktiviert die Wadenmuskeln nur wenig, da sie ausschließlich den Schollenmuskel anspricht. Dadurch dass die Beine gebeugt sind, kann sich der Zwillingswadenmuskel nicht einschalten.

NACHTEILE

/// Schnellkrafttraining

Die wichtigsten plyometrischen Übungen für die Waden bestehen aus Sprüngen auf den Fußspitzen.

/// Wadenmuskeln dehnen

Die Dehnübungen für die Waden kann man mit einem Bein oder mit beiden Beinen gleichzeitig durchführen. Die Bandbreite der Dehnung ist viel größer, wenn man nur ein Bein dehnt,
› weil man bei einseitigen Dehnungen immer viel geschmeidiger ist,
› weil das Körpergewicht eine viel stärkere Dehnung herbeiführt, wenn es nicht auf zwei Beine verteilt wird, sondern nur auf ein Bein wirkt.

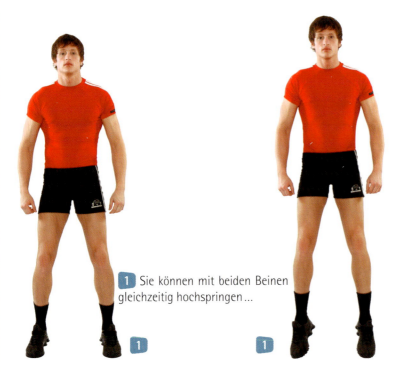

1 Sie können mit beiden Beinen gleichzeitig hochspringen...

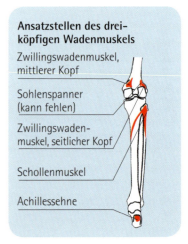

Ansatzstellen des dreiköpfigen Wadenmuskels

- Zwillingswadenmuskel, mittlerer Kopf
- Sohlenspanner (kann fehlen)
- Zwillingswadenmuskel, seitlicher Kopf
- Schollenmuskel
- Achillessehne

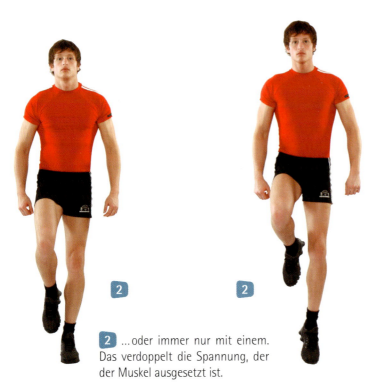

2 ...oder immer nur mit einem. Das verdoppelt die Spannung, der der Muskel ausgesetzt ist.

Es gibt eine Vielzahl von Winkeln, unter denen man die Wadenmuskeln dehnen kann. Wenn das Bein gestreckt ist, wird vor allem der Zwillingswadenmuskel gedehnt. Wenn es gebeugt wird, liegt die Dehnung auf dem Schollenmuskel. Ein Sportler sollte seine Wadenmuskeln unter allen Winkeln (im Stehen, im Ausfallschritt, mit Seitwärtsdrehungen) dehnen, denn jede Übung verbessert die Geschmeidigkeit anderer Bereiche der Wadenmuskulatur. Diese Übungen ergänzen sich.

1 Im Stehen: Stellen Sie eine Fußspitze (oder beide) auf eine Gewichtsscheibe, ein Telefonbuch oder ein Brett. Je höher diese Unterlage ist, desto stärker wird die Dehnung. Halten Sie die Position für ungefähr 10 Sekunden.

> ⚠ Um Knöchelverletzungen zu vermeiden, ist es für einen Sportler wichtig, die Füße gelenkig zu halten. Beginnen Sie jedes Training in Ihrer Sportart mit dem Dehnen der Wadenmuskeln.

Ebenso wichtig ist es, im Bereich der Knöchel beweglich zu bleiben. Denn nur so kann man den Rücken bei Übungen wie dem Squat gerade halten. Da die Wadenmuskeln am Oberschenkelknochen ansetzen, sollten sie unbedingt gedehnt werden, damit das Kniegelenk gut aufgewärmt ist, wenn man beginnt, den Quadrizeps oder die Kniebeuger zu trainieren.

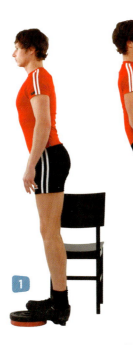

3 Im Sitzen mit Zugband.

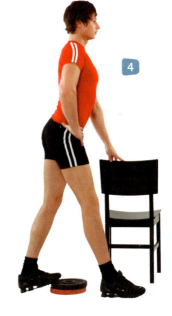

2 Im Ausfallschritt: Machen Sie einen Ausfallschritt und setzen Sie die Fußspitze des vorderen Fußes auf eine Gewichtsscheibe, ein Telefonbuch oder ein Brett. Je weiter vorn das Knie steht, desto intensiver ist die Dehnung. Verlagern Sie allmählich Ihr ganzes Körpergewicht auf das Bein, das Sie dehnen wollen.

4 Nach vorn gebeugt: Sie stehen mit dem Gesicht zu einer Wand und strecken ein Bein nach hinten, während sich Ihr Oberkörper nach vorn gegen die Wand neigt. Versuchen Sie, so viel Körpergewicht wie möglich auf den hinteren Fuß zu verlagern. Je weiter der hintere Fuß von der Wand entfernt ist, desto stärker ist die Dehnung.

5 Seitwärtsdrehungen des Knöchels: Mit ihnen kann man die an den Außenseiten der Waden gelegenen Muskeln dehnen. Bereits kleine Verletzungen dieser Muskeln genügen, um Ihnen die Ausübung Ihres Sports unmöglich zu machen. Daher ist es wichtig, an ihrer Geschmeidigkeit zu arbeiten.

Sie stehen aufrecht, mit enger Fußstellung. Verlagern Sie das Körpergewicht auf den linken Fuß. Stellen Sie Ihren rechten Fuß auf die rechte Außenkante. Langsam verschieben Sie das Körpergewicht auf den rechten Fuß. Die Dehnung muss ganz vorsichtig und langsam erfolgen. Wechseln Sie zum linken Fuß, wenn die Dehnung des rechten Fußes abgeschlossen ist.

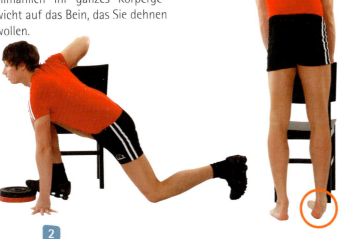

STRAFFER PO

Die Funktion der Gesäßmuskeln

Die Pomuskeln unterstützen die Kniebeuger, sobald wir beginnen, schneller zu gehen. Wenn man langsam geht, arbeiten sie relativ wenig. Erst bei Beschleunigung werden sie aktiviert. Und ihr Äußerstes geben sie, wenn wir laufen. Folglich sind die Gesäßmuskeln sehr wichtig bei Sportarten, die rasche Fortbewegung oder Sprünge erfordern.

Ästhetisch spielt das Gesäß eine besondere Rolle. Mögen starke Arme Eindruck schinden, so ist eine wohlgeformte Kehrseite ein Blickfang für das andere Geschlecht. Früher haben sich nur Frauen mit dieser Rundung beschäftigt. Der Po sollte nicht nur geformt, sondern auch gestrafft werden. Inzwischen merken zunehmend auch die Männer, wie wichtig der ästhetische Anblick ihres Pos ist, und sind ebenfalls bemüht, etwas dafür zu tun.

Sportliches Training der Gesäßmuskeln besteht im Wesentlichen darin, diese zu kräftigen und ihre Explosivkraft zu verbessern. Ästhetisch gesehen, sollen die Muskeln nicht nur rund und straff sein, sondern auch ihre Silhouette soll verbessert werden. Das Ziel ist also ähnlich wie bei den Bauchmuskeln.

ANMERKUNG

Squats, Ausfallschritte und Gewichtheben sind ausgezeichnete Übungen für die Pomuskeln. Um die Gesäßmuskeln stärker zu aktivieren, spannen Sie die Pobacken während dieser Übungen maximal an. Anfangs könnte Ihnen das noch etwas schwer fallen. Doch nach mehreren Trainingseinheiten stellt sich dieser Reflex automatisch ein, wenn Sie sich entsprechend konzentrieren. Zugleich müssen Sie sich leicht nach vorne neigen, um die Gesäßmuskeln stärker in die Übung einzubeziehen. Achten Sie dabei auf Ihren Rücken. Beim Vorbeugen wird gleichzeitig erhöhter Druck auf die Wirbelsäule ausgeübt.

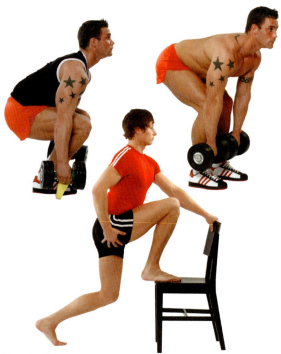

HILFT KRAFTSPORT BEIM ABNEHMEN?

Kann man überflüssige Pfunde oder Cellulite durch gezieltes Training der Bauch- und Gesäßmuskeln loswerden? Lange Zeit war es schwierig, medizinisch nachzuweisen, dass eine Stimulierung tiefer Muskelschichten darüber liegende Fettschichten beseitigen kann. Es gibt allerdings zwei Argumente, die für einen lokalen Fettverlust nach Krafttraining in langen Serien sprechen.

[1] Aktuelle Untersuchungen zeigen, dass gezieltes Training das Abschmelzen von Fett beschleunigt, das über den aktivierten Muskeln sitzt.

[2] Die örtliche Muskelarbeit steigert die Durchblutung der Fettdepots. Dadurch wird ihre Abnahme beschleunigt und eine weitere Anlagerung verhindert.

Um die Wirksamkeit des lokalen Krafttrainings zu erhöhen, sollte es mit einer Diät kombiniert werden. Die Straffungsübungen für den Po machen Sie am besten morgens nüchtern und abends vor dem Schlafengehen. Wählen Sie eine der nachfolgend beschriebenen Übungen aus und absolvieren Sie davon 2 bis 4 Serien mit 20 bis 50 Wiederholungen jeweils morgens und abends.

Selbst wenn Sie nicht speziell Fett loswerden wollen, kann gezieltes Muskeltraining vorbeugend gegen die Entstehung von Fettpolstern eingesetzt werden. Tatsächlich sammelt sich Fett bevorzugt über Muskeln an, die im Alltag nur wenig gefordert werden. Po- und Bauchmuskeln sind relativ träge, daher sammelt sich Fett am ehesten dort an. Wenn Sie diese Muskeln jeweils morgens und abends 5 Minuten stark aktivieren, werden sie gestrafft; zugleich beugen Sie so Fettansammlungen vor.

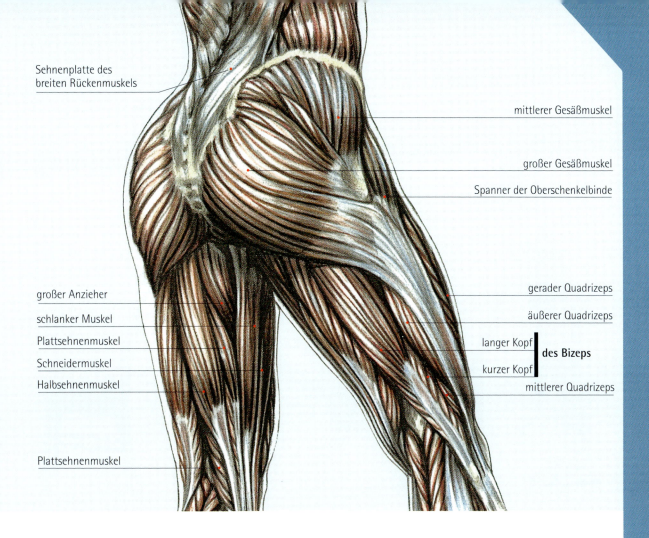

WIE ENTSTEHT CELLULITE?

Mindestens 80% aller Frauen klagen über Cellulite. Bei Männern tritt diese Plage seltener auf. Cellulite entsteht in fünf Stufen:

[1] In der Pubertät nimmt beim Mädchen die Bildung weiblicher Hormone (Östrogen und Progesteron) zu. Durch diese Hormone wird das Bindegewebsnetz, das die Fettzellen umhüllt, besonders in der unteren Körperhälfte größer und fester.

[2] Wenn das Fettgewebe zu sehr zunimmt, drängt es über das feste Bindegewebe hinaus und hemmt dadurch die örtliche Durchblutung.

[3] Die Folgen sind Sauerstoffmangel, verstärkte Bildung freier Radikale und lokale Entzündungen.

[4] Dieses Milieu begünstigt die Ansammlung von Fett und die Einlagerung von Wasser.

[5] Infolge der Entzündungen werden die Kollagenfasern der Haut zerstört. Dieser Zerfall lässt die Fettläppchen stärker hervortreten. Dadurch entsteht der Eindruck der Orangenschalenhaut. Mit den Jahren prägt sich die Cellulite deutlicher aus, denn im Alter nehmen Festigkeit und Geschmeidigkeit der Haut ab. Rauchen und die Anti-Baby-Pille sind Gegenspieler des Kollagens und verschärfen das Phänomen.

/// Hüftstrecken

Diese isolierte Übung trainiert die Pomuskeln, die Lendenmuskeln und die Muskeln an der Oberschenkelrückseite. Sie wird einseitig ausgeführt.

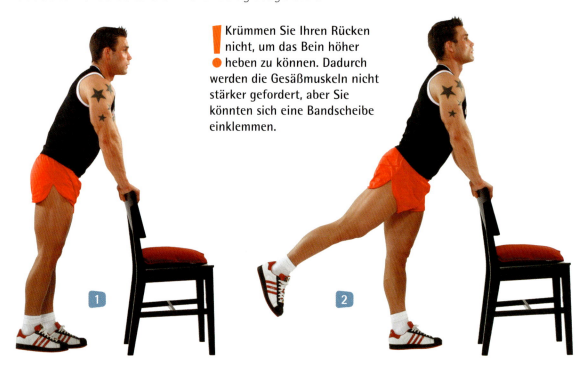

> **!** Krümmen Sie Ihren Rücken nicht, um das Bein höher heben zu können. Dadurch werden die Gesäßmuskeln nicht stärker gefordert, aber Sie könnten sich eine Bandscheibe einklemmen.

1 Stellen Sie sich vor eine Wand (etwa 10 cm Abstand) oder hinter eine Stuhllehne. Legen Sie eine Hand an die Wand oder auf die Stuhllehne, um einen sicheren Stand zu haben. Neigen Sie den Oberkörper vor.

2 Spannen Sie die Gesäßmuskeln fest an, heben Sie das (gestreckt bleibende) Bein möglichst hoch nach hinten. Halten Sie die Kontraktion eine Sekunde, indem Sie die Pomuskeln so fest wie möglich anspannen. Nehmen Sie wieder die Grundstellung ein, mit beiden Beinen parallel nebeneinander. Schließen Sie sofort eine Serie mit dem anderen Bein an.

AUFGEPASST!
Um den großen Gesäßmuskel gründlich zu trainieren, dürfen Sie den Oberkörper nicht nach außen drehen. Zwar würde die Bewegung dadurch leichter, aber der Nutzen für die Formung der Gesäßmuskeln wäre geringer. Normal ist hingegen, wenn sich das Bein beim Hüftstrecken leicht nach außen bewegt.

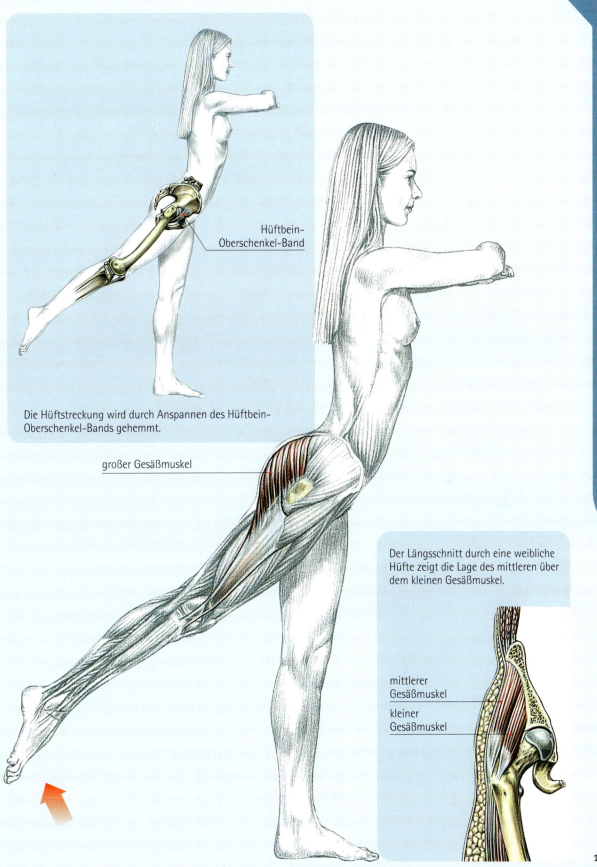

Die Hüftstreckung wird durch Anspannen des Hüftbein-Oberschenkel-Bands gehemmt.

Hüftbein-Oberschenkel-Band

großer Gesäßmuskel

Der Längsschnitt durch eine weibliche Hüfte zeigt die Lage des mittleren über dem kleinen Gesäßmuskel.

mittlerer Gesäßmuskel
kleiner Gesäßmuskel

Varianten

Die Schwierigkeit der Hüftstreckübung können Sie noch erhöhen, indem Sie sie auf allen vieren am Boden oder auf einem Bett machen. Im letzteren Fall knien Sie sich auf den Rand der Matratze, dadurch wird der Bewegungsbogen größer, weil Sie das trainierte Bein weiter nach unten senken können.

VORTEILE

Das isolierte Training des Gesäßmuskels ist sehr wirksam. Den Muskel, der trainiert wird, spürt man sofort.

Verglichen mit Grundübungen wie Squats, verlieren Sie viel Zeit, weil erst der eine und anschließend der andere Oberschenkel trainiert wird.

NACHTEILE

[1] Wenn Sie am Boden üben, müssen Sie das Bein im rechten Winkel beugen, damit Sie es unter Ihren Körper ziehen und so den Bewegungsumfang vergrößern können.

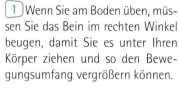

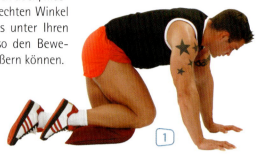

[2] Strecken Sie das Bein wieder, sobald das Knie nicht mehr unter Ihrem Rumpf ist.

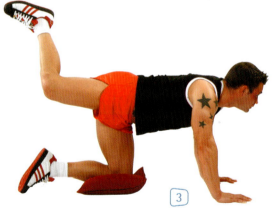

[3] An der Belastungsgrenze können Sie das Bein während der gesamten Bewegung im Winkel von 90° gebeugt halten; das erleichtert die Übung und ermöglicht mehr Wiederholungen.

TIPP

Sie spüren deutlicher, wie der Muskel arbeitet, wenn Sie die rechte Hand während der Kontraktion auf den Teil des rechten Pomuskels legen, den Sie in Form bringen wollen. Indem Sie den Muskel berühren, wird die Verbindung zwischen Gehirn und Muskel verbessert, Sie spüren den Muskel deutlicher und er arbeitet viel effizienter.

HINWEIS

Beim Üben im Stehen können Sie den Widerstand vergrößern, indem Sie mit einem Zugband um die Knöchel trainieren.

[4] Beim Üben am Boden legen Sie ein Ende des Zugbandes um den Knöchel des unteren Beins, das andere knapp über dem Kniegelenk an den Oberschenkel des zu trainierenden Beins.

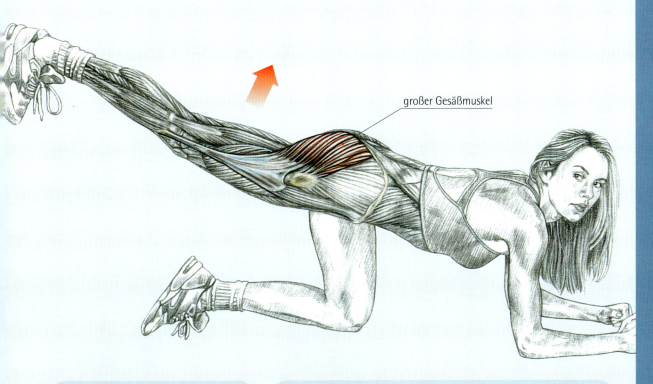

großer Gesäßmuskel

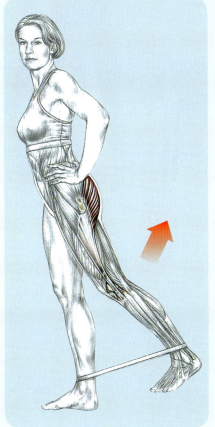

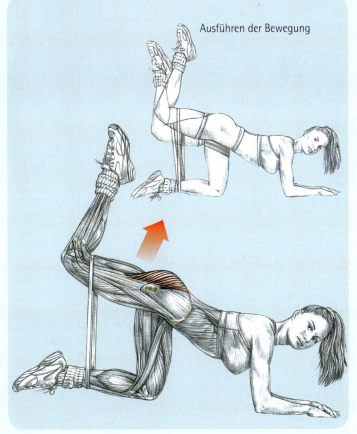

Ausführen der Bewegung

/// Seitheben des Beins (Abduktion)

Diese isolierte Übung trainiert den kleinen und den mittleren Gesäßmuskel. Sie wird jeweils einseitig ausgeführt.

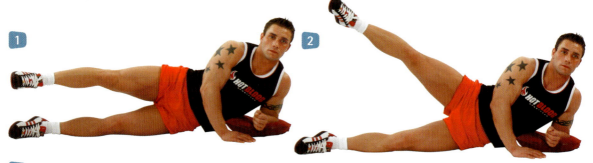

1 Liegen Sie mit der linken Seite am Boden oder auf einem Bett, stützen den Kopf auf die linke Hand oder legen den Unterarm ab, der rechte Arm befindet sich vor dem Bauch, die Handfläche ruht für bessere Stabilität auf dem Boden.

2 Heben Sie das gestreckte rechte Bein durch Anspannen des Pomuskels so hoch wie möglich. Bleiben Sie eine Sekunde in der Kontraktionshaltung, indem Sie den Gesäßmuskel so fest wie möglich anspannen. Nehmen Sie wieder die Ausgangshaltung ein, das heißt, beide Beine sind fast parallel. Üben Sie sofort mit dem linken Bein weiter.

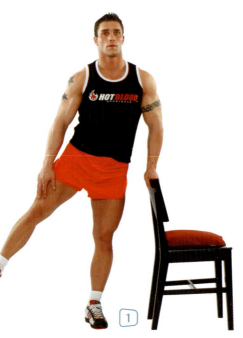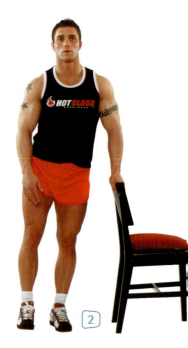

1 2 Sie können diese Übung auch im Stehen machen, aber dann ist der Widerstand geringer.

❗ Heben Sie das Bein nicht zu sehr seitlich, denn ab einer gewissen Höhe arbeitet der Gesäßmuskel nicht mehr mit und die schrägen Bauchmuskeln (seitlich von den geraden Bauchmuskeln) übernehmen. Wenn Sie das Bein sehr hoch heben, wird überdies die Wirbelsäule verdreht, was dazu führen kann, dass eine Bandscheibe eingeklemmt wird.

HINWEISE

Sie können auch mit einem Zugband um die Knöchel trainieren.
Eine mögliche Übungsfolge besteht darin, die Übung liegend mit Zugband zu beginnen. An der Belastungsgrenze trainieren Sie ohne Band weiter. Beim nächsten Limit versuchen Sie, weitere Wiederholungen im Stehen zu bewältigen.

AUFGEPASST!

In jedem Moment der Übung ziehen Sie die aktive Pobacke fest an. Um die Spannung im Muskel ununterbrochen zu halten, führen Sie das trainierte Bein nicht ganz zum anderen Bein zurück.

DIE GESÄSSMUSKELN

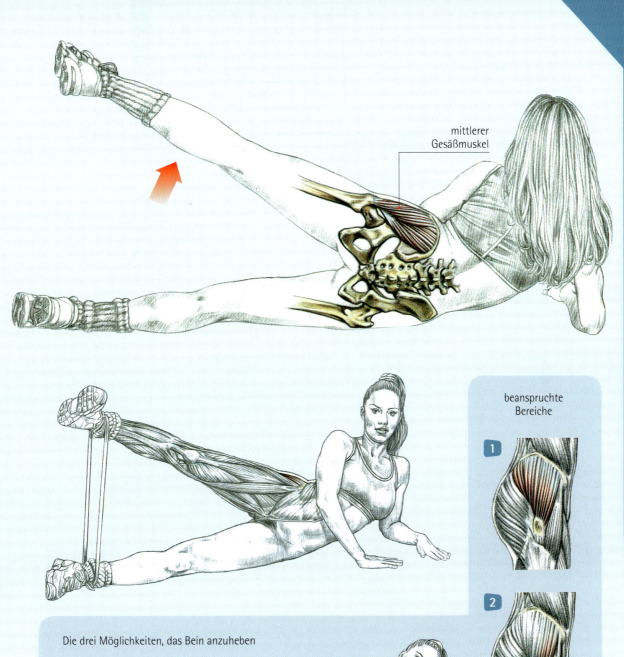

mittlerer Gesäßmuskel

beanspruchte Bereiche

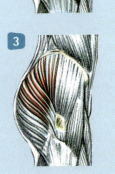

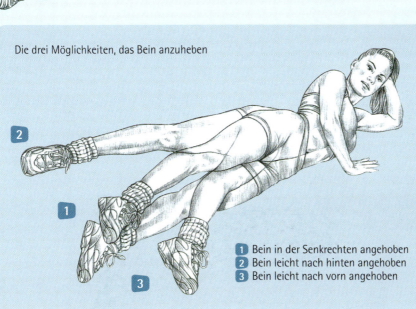

Die drei Möglichkeiten, das Bein anzuheben

1 Bein in der Senkrechten angehoben
2 Bein leicht nach hinten angehoben
3 Bein leicht nach vorn angehoben

VORTEILE

Im Kampf gegen einen flachen Po bewirkt das gezielte Training des Gesäßes, dass der obere Teil der Pobacke gerundet wird.

Für ein bisschen Po ist das ziemlich viel Zeitaufwand.

NACHTEILE

HINWEISE
Um besser zu spüren, wie der Muskel arbeitet, legen Sie die freie Hand auf den Gesäßmuskel, den Sie trainieren.

Varianten

[1] [2] Wenn Sie diese Übung auf allen vieren machen, wird sie schwieriger. In diesem Fall halten Sie das Bein nicht gestreckt, sondern im rechten Winkel gebeugt. Bei dieser Variante kann man die Kontraktion des Muskels nicht so gut ertasten. Obwohl diese Variante beliebt ist, kann man nicht behaupten, dass sie der klassischen Übung überlegen sei.

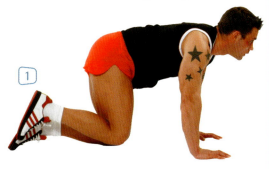

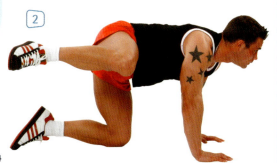

DIE GESÄSSMUSKELN

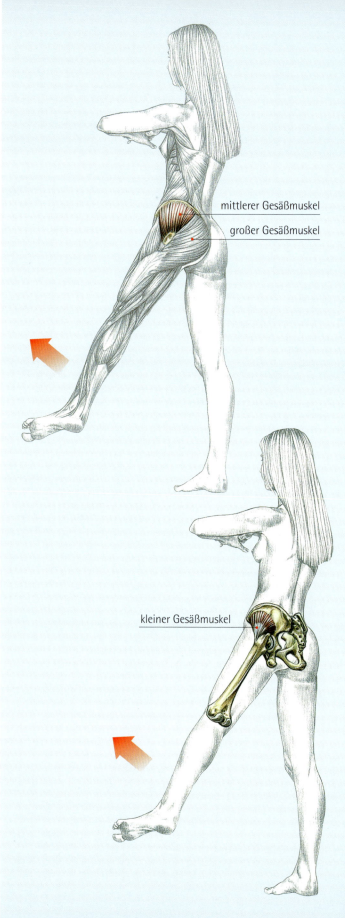

mittlerer Gesäßmuskel
großer Gesäßmuskel

kleiner Gesäßmuskel

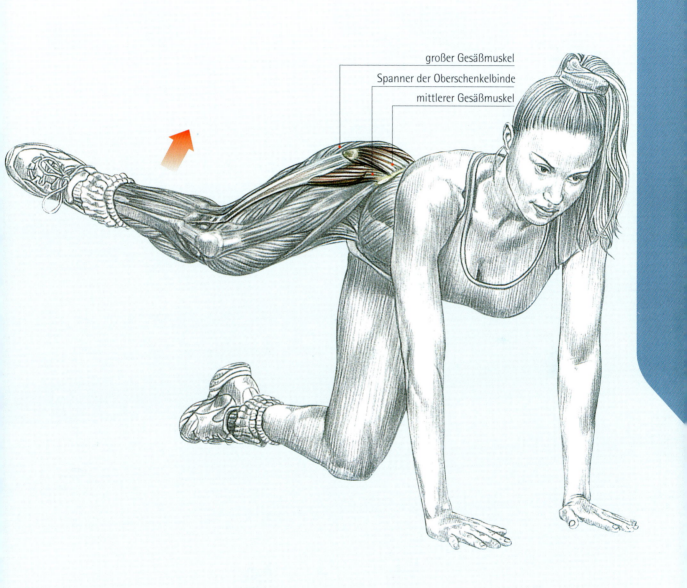

/// Beckenheben

Diese isolierte Übung trainiert die Gesäßmuskeln, die Lendenmuskeln und die Muskeln der Oberschenkelrückseite. Diese Muskeln können einseitig bearbeitet werden.

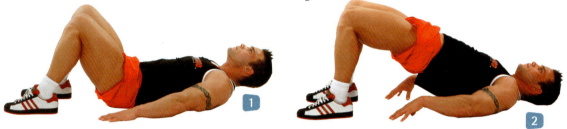

AUFGEPASST!
Um die Muskelarbeit zu variieren, können Sie die Füße mehr oder weniger gegrätscht und mehr oder weniger weit vom Po entfernt ablegen. Im Allgemeinen können Sie die Kontraktion der Gesäßmuskeln besser spüren, wenn die Füße näher am Po sind.

TIPP
Legen Sie die Hände seitlich an die Pomuskeln, damit Sie deren Aktivität besser spüren.

1 Legen Sie sich rücklings auf den Boden oder auf ein Bett, die Arme zu beiden Seiten des Rumpfes, die Füße schulterbreit auseinander und die Knie im rechten Winkel gebeugt, um die Fersen fast unter den Po zu führen.

! Machen Sie kein Hohlkreuz, um Ihren Körper noch höher heben zu können. Sie würden damit einen Bandscheibenschaden im Nacken oder im Kreuz riskieren. Und drehen Sie auch nicht den Kopf zur Seite wie die Frau in der Illustration auf Seite 197. Blicken Sie zur Decke, das schont Ihre Halswirbel.

2 Mithilfe der Pomuskeln heben Sie den Rumpf und die Beine möglichst hoch, sodass sie mit dem Boden ein Dreieck bilden. Die Schultern bleiben am Boden und dienen als Hebel. Bleiben Sie eine Sekunde in dieser Position, indem Sie die Pobacken ganz fest anspannen. Dann nehmen Sie wieder die Ausgangsstellung ein.
Wiederholen Sie die Übung ohne Pause am Boden. Erst an der Belastungsgrenze dürfen Sie eine kleine Pause am Boden einlegen, damit die Muskeln sich etwas erholen, um anschließend mehr Wiederholungen zu bewältigen.

HINWEISE
Squats und Beckenheben ergänzen sich sehr gut. Für eine Superserie als Vorermüdung absolvieren Sie zuerst eine Serie mit Beckenheben und anschließend eine Serie Squats.

Mit der Superserie als Nachermüdung (erst Squats, dann Beckenheben) können Sie die Gesäßmuskeln bis zur Erschöpfung trainieren und die Zahl der Wiederholungen in der Serie erhöhen.

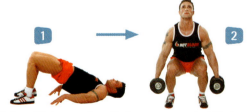

Auf diese Weise machen Sie insgesamt mehr Wiederholungen, wodurch Ihre Pomuskeln stärker gestrafft werden. Außerdem wird Ihr Rücken geschont, weil Sie die Squats mit geringeren Gewichten durchführen.

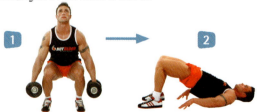

Diese Superserie ist günstiger für die Rundung des Pos, denn die schwere Belastung beim Squat wird nicht behindert.

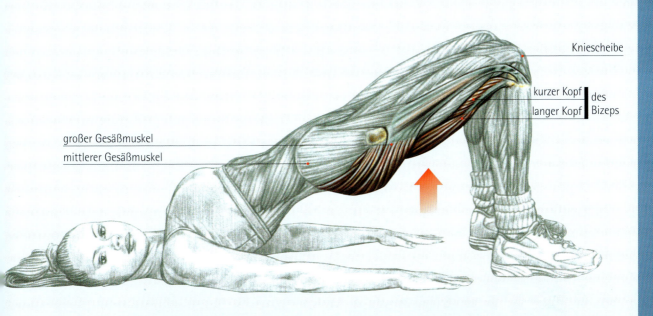

Kniescheibe
kurzer Kopf] des
langer Kopf] Bizeps
großer Gesäßmuskel
mittlerer Gesäßmuskel

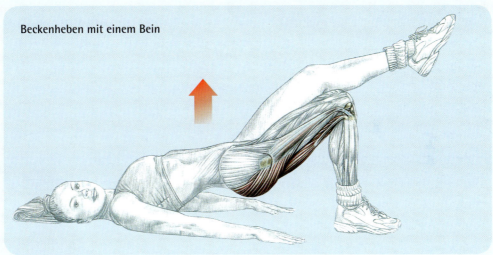

Beckenheben mit einem Bein

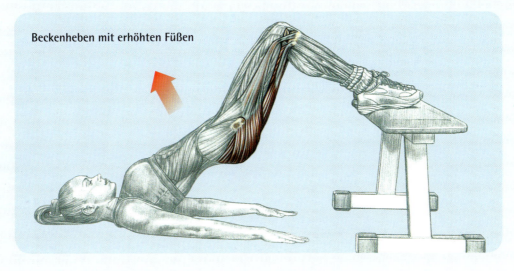

Beckenheben mit erhöhten Füßen

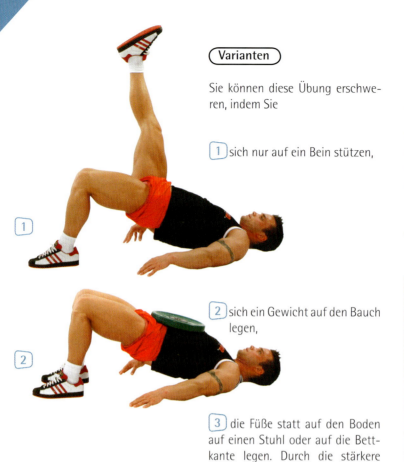

Varianten

Sie können diese Übung erschweren, indem Sie

1. sich nur auf ein Bein stützen,

2. sich ein Gewicht auf den Bauch legen,

3. die Füße statt auf den Boden auf einen Stuhl oder auf die Bettkante legen. Durch die stärkere Dehnung der Pomuskeln wird der Bewegungsumfang größer.

Sie können zwei oder alle drei Varianten kombinieren. Sie können auch bei erhöhten Füßen mit einem Gewicht beginnen (mit den Händen festhalten, damit es nicht runterrutscht!). An der Belastungsgrenze nehmen Sie zunächst das Gewicht weg und beim nächsten Limit stellen Sie die Füße dann auf den Boden und üben weiter.

VORTEILE

Da beide Pomuskeln gleichzeitig aktiviert werden, entfällt der Zeitverlust, der beim einseitigen Üben unvermeidlich ist.

Vorsicht, falls Sie Probleme mit der Wirbelsäule haben, denn die Übung erfordert eine gewisse Biegsamkeit und Beweglichkeit des Rückens.

NACHTEILE

/// Dehnübungen

Ausfallschritte sind ausgezeichnete Dehnübungen für die Pomuskeln.

1. Um die Bewegungsspanne zu vergrößern, stellen Sie einen Fuß auf einen Stuhl statt auf den Boden. Diesen Bewegungsumfang nutzen Sie optimal, indem Sie das rückwärtige Knie beugen. Sie können die Pomuskeln dann unter dem hochgestellten Fuß absenken.

Dehnübungen für die Kniebeuger machen darüber hinaus auch die Pomuskeln geschmeidiger.

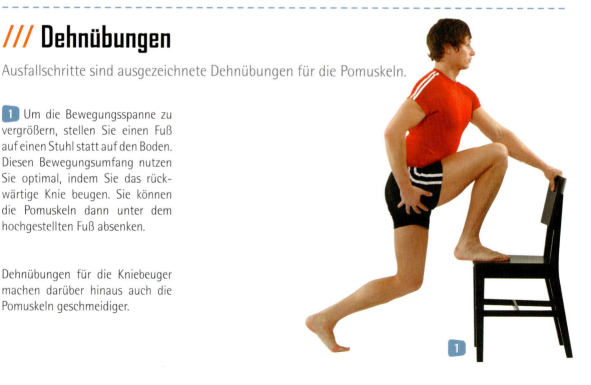

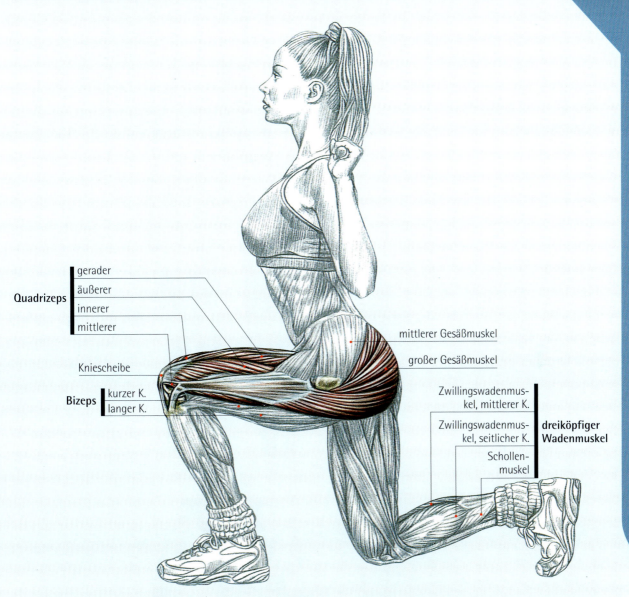

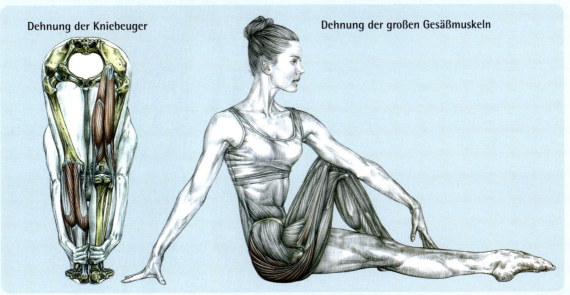

GESCHMEIDIGE HÜFTGELENKSDREHER

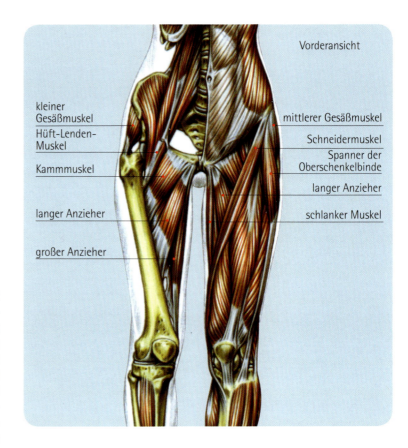

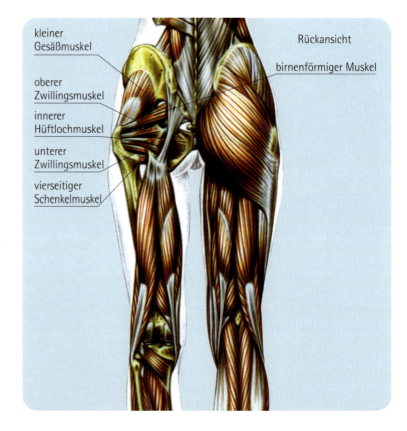

Die Hüftgelenksdreher haben eine wichtige Funktion bei der Erhaltung einer natürlichen Krümmung der Lendenwirbelsäule. Wenn diese Muskeln nicht beweglich, sondern mehr oder weniger steif sind, führt dies dazu, dass die Lendenwirbel ihre natürliche Krümmung einbüßen. Durch diese Fehlstellung werden die Bandscheiben anfällig für Erschütterungen beim Laufen oder Gehen. Die Steifigkeit kann die korrekten Bewegungsabläufe bei Sportarten behindern, die Drehungen im Hüftgelenk erfordern, z. B. beim Golf. Sportler müssen folglich besonders auf die Geschmeidigkeit dieser Rotatoren achten. Das gilt aber auch, wenn Sie ganz generell Rückenbeschwerden vorbeugen wollen. Immerhin leiden etwa 80 Prozent aller Menschen zeitweilig unter Rückenschmerzen

Eine Kräftigung der Hüftgelenksdreher ist vor allem für Sportarten wie Fußball, Kampfsport und Golf wichtig – zumal diese Muskeln leider nur allzu oft vernachlässigt werden.

DIE HÜFTE

/// Funktionstest der Hüftgelenksdreher

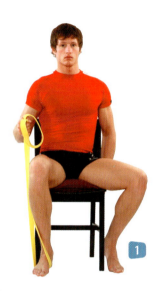
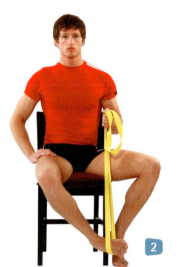
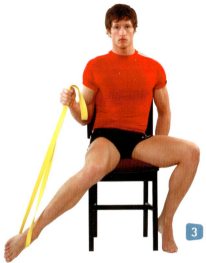

1 Um die Beweglichkeit Ihrer Hüften zu prüfen, setzen Sie sich auf einen möglichst hohen Stuhl. Im Idealfall sollten die Füße den Boden nicht berühren.

2 Mithilfe eines Zugbandes heben Sie den rechten Fuß möglichst hoch und nach links und lassen dabei das Bein im rechten Winkel gebeugt. Auf keinen Fall dürfen Sie die Hüfte anheben. Bei normaler Beweglichkeit sollte das Hüftgelenk eine Rotation von 45° bis 65° zulassen.

3 Anschließend heben Sie den Fuß auch nach rechts. Hier sollten Sie einen Winkel zwischen 30° und 45° erreichen.
Testen Sie anschließend das linke Hüftgelenk.

/// Dehnübungen

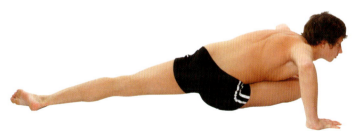

Gegen mangelnde Beweglichkeit helfen gezielte Übungen. Es gibt drei verschiedene, einander ergänzende Dehnübungen. Die beiden ersten (mit Zugband) sind oben abgebildet. Wenn Sie das andere Ende des Zugbandes in der Hand halten, können Sie die Muskeln durch ganz leichten Zug geschmeidiger machen. Üben Sie schrittweise und ohne ruckartige Bewegungen.

Die dritte Bewegung ist etwas komplizierter. Sie sitzen am Boden, das rechte Bein wie im Schneidersitz. Beugen Sie den Oberkörper über dieses Bein und strecken Sie das linke Bein nach hinten. Sobald das linke Bein gedehnt ist, dehnen Sie das rechte.

Um die Rotatoren zu kräftigen, arbeiten Sie mit einem Zugband unter den Füßen, dessen anderes Ende Sie in der Hand halten. Absolvieren Sie die beiden oben beschriebenen Übungen in umgekehrter Reihenfolge. Erhöhen Sie den Widerstand, indem Sie mit der Hand leicht am Zugband ziehen. Führen Sie lange Serien durch, mit gleichbleibender Kraft sowie stetig und sanft.

BAUCHMUSKELN MODELLIEREN

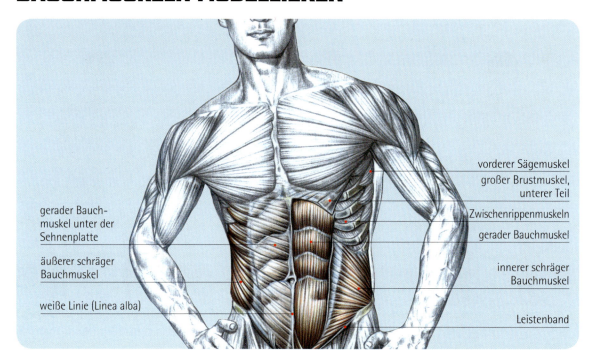

- vorderer Sägemuskel
- großer Brustmuskel, unterer Teil
- Zwischenrippenmuskeln
- gerader Bauchmuskel
- innerer schräger Bauchmuskel
- Leistenband

- gerader Bauchmuskel unter der Sehnenplatte
- äußerer schräger Bauchmuskel
- weiße Linie (Linea alba)

Die Funktion der Bauchmuskeln

Die Bauchmuskeln sind wesentlich am Schutz der Wirbelsäule beteiligt. Insofern stehen sie bei den meisten Sportarten, besonders aber beim Krafttraining, an erster Stelle. Außerdem unterstützen sie die Atemmuskeln sowie die Oberschenkel bei der Fortbewegung. Ästhetisch spielen sie eine ganz wesentliche Rolle, denn sie sind ein Beweis dafür, dass man schlank ist. Ein Waschbrettbauch gilt als Zeichen von Männlichkeit. Durch straffe Bauchmuskeln bleibt der Bauch schön flach. Dabei wirken die tiefen Bauchmuskeln unterstützend.

Leider sind die unteren Anteile der Bauchmuskeln viel schwerer zu aktivieren und zu kräftigen als die oberen. Das Beckenheben können Sie vor allem mit der Kraft der oberen Bauchmuskeln trainieren. Deswegen sind diese Übungen viel schwerer zu erlernen als die Bauchpresse (Crunches).

Für den Schutz der Wirbelsäule und gegen ein Vorwölben des Bauchs ist jedoch vor allem der untere Abschnitt der Bauchmuskeln wichtig. Gerade am Unterbauch entstehen bevorzugt Fettpolster. Ein umfassendes Bauchmuskeltraining muss daher auch den unteren Teil der Bauchmuskeln erfassen.

Grafische Darstellung der Funktion der Bauchmuskeln und des Haltesystems der Eingeweide

Als der Mensch zum aufrechten Gang überging, wurde seine Bauchmuskulatur zunehmend stärker, um Becken und Oberkörper in der Senkrechten zu stabilisieren und zu verhindern, dass Letzterer beim Gehen oder Laufen extrem kippt. Die Bauchmuskeln entwickelten sich zu mächtigen Haltemuskeln, die die Eingeweide aktiv stützen.

1. gerader Bauchmuskel
2. äußerer schräger Bauchmuskel
3. innerer schräger Bauchmuskel
4. querer Bauchmuskel

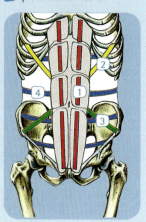

ANMERKUNG

Die Bauchmuskeln können sich unabhängig jeweils an Ursprung und Ansatz kontrahieren. Übungen, die den Oberkörper kräftigen, trainieren vor allem den oberen Abschnitt der Bauchmuskeln. Die Bewegungen, die das Becken heben, trainieren etwas stärker den unteren Abschnitt der Bauchmuskeln.

Wirkung der geraden Bauchmuskeln

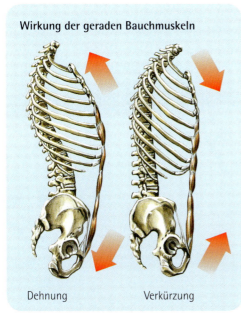

Dehnung — Verkürzung

Gerade Bauchmuskeln

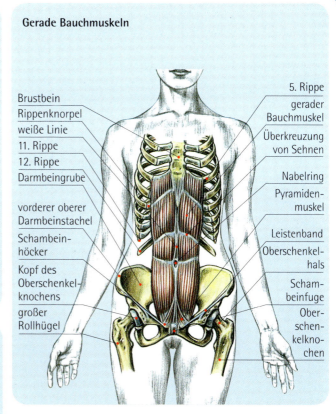

- Brustbein
- Rippenknorpel
- weiße Linie
- 11. Rippe
- 12. Rippe
- Darmbeingrube
- vorderer oberer Darmbeinstachel
- Schambeinhöcker
- Kopf des Oberschenkelknochens
- großer Rollhügel
- 5. Rippe
- gerader Bauchmuskel
- Überkreuzung von Sehnen
- Nabelring
- Pyramidenmuskel
- Leistenband
- Oberschenkelhals
- Schambeinfuge
- Oberschenkelknochen

Die verschiedenen Bauchtypen Längsschnitt

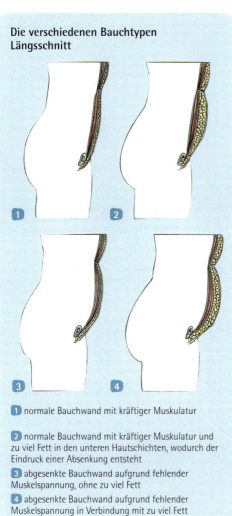

1 normale Bauchwand mit kräftiger Muskulatur

2 normale Bauchwand mit kräftiger Muskulatur und zu viel Fett in den unteren Hautschichten, wodurch der Eindruck einer Absenkung entsteht

3 abgesenkte Bauchwand aufgrund fehlender Muskelspannung, ohne zu viel Fett

4 abgesenkte Bauchwand aufgrund fehlender Muskelspannung in Verbindung mit zu viel Fett

Tiefe Bauchmuskeln

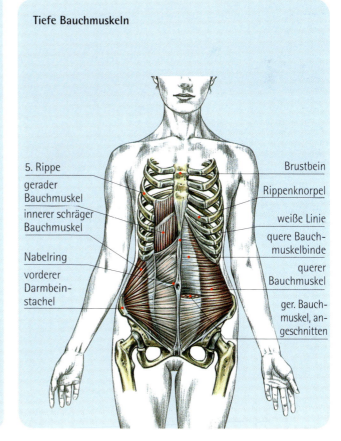

- 5. Rippe
- gerader Bauchmuskel
- innerer schräger Bauchmuskel
- Nabelring
- vorderer Darmbeinstachel
- Brustbein
- Rippenknorpel
- weiße Linie
- quere Bauchmuskelbinde
- querer Bauchmuskel
- ger. Bauchmuskel, angeschnitten

! **Vorsicht! Fehler beim Bauchmuskeltraining!**
Leider werden beim Bauchmuskeltraining häufig Fehler gemacht. Diese fehlerhaften Übungen gefährden die Wirbelsäule. Es gibt ein einfaches Verfahren, gute von schlechten Übungen zu unterscheiden. Wenn die Bauchmuskeln sich kontrahieren, wird die Krümmung der Lenden abgeschwächt. Alle Übungen, die zu einem Hohlkreuz führen, trainieren die Bauchmuskeln daher nur ungenügend.

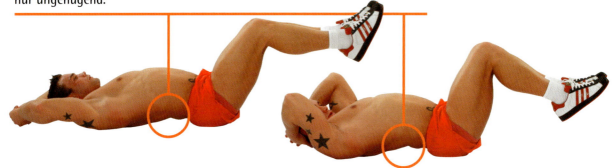

! **Achten Sie auf die richtige Kopfhaltung!**
Die Kopfhaltung hat starke Auswirkungen auf die Muskelkontraktion; wenn Sie den Kopf nach hinten neigen, kontrahieren sich reflexbedingt die Lendenmuskeln, die die Wirbelsäule stützen, während die Bauchmuskeln zunehmend erschlaffen. Die besagte Kontraktion ist zwar ziemlich gering, aber unvermeidlich.
Neigt man hingegen den Kopf nach vorne, kontrahieren sich die Bauchmuskeln, während die Lendenmuskeln erschlaffen: der Rumpf hat dann die Tendenz, sich nach vorn zu neigen. Deswegen fällt man, wenn man im Stehen in die Luft guckt, eher auf den Po, und wenn man nach unten guckt, auf die Nase.

Die für die Bewegung verantwortlichen Muskeln sind in diesem Fall der Lendenmuskel, der Darmbeinmuskel und der gerade Schenkelmuskel. Sie kommen ins Spiel, sobald bei einer Übung ins Hohlkreuz gegangen wird. Übungen zum Beispiel, bei denen die Beine möglichst lange in die Luft gehalten werden, oder die Scherenbewegungen im Liegen sind regelrechte »Kreuzbrecher«. Da die Bauchmuskeln am Becken und nicht an den Oberschenkeln ansetzen, können sie nicht bewirken, dass sich die Beine bewegen.
Warum also sind diese Bewegungen so schmerzhaft? Da ein Hohlkreuz für die Bandscheiben der Lendenregion gefährlich ist, versuchen die Bauchmuskeln gegenzusteuern und die Wirbelsäule aufzurichten. Sie kontrahieren sich isometrisch (das heißt, ohne sich zu bewegen) und geraten in Sauerstoffnot, weil ihre Durchblutung verringert wird. Dadurch sammeln sich in den Bauchmuskeln beachtliche Mengen Milchsäure an, die wegen der Mangeldurchblutung nicht mehr abtransportiert werden können. Dieser künstliche Sauerstoffmangel verursacht ein Brennen. Es ist, als wollten Sie mit einer Plastiktüte über dem Kopf joggen. Sie würden nicht lange durchhalten. Natürlich ist das gefährlich und kontraproduktiv für die Leistung. Die isometrische Kontraktion ist wenig wirksam, um die Bauchmuskeln aufzubauen oder um Bauchfett abzubauen.

Was die Kopfhaltung während des Krafttrainings angeht, sind klare Regeln zu befolgen. Vor allem darf der Kopf nicht von einer Seite zur anderen gewendet werden. Diese Bewegungen hemmen die Muskelkontraktion und können zu Problemen mit der Halswirbelsäule führen. Außer bei einseitigen Bewegungen dürfen Sie den Kopf nicht zur Seite wenden. Und wenn der Kopf seitlich gehalten wird, darf er nicht während der Belastung bewegt werden. Ebenso ist es kontraproduktiv, wenn Sie in einer harten Übungsphase heftig mit dem Kopf wackeln. Stattdessen sollten Sie dann den Oberkörper versteifen.
Bei den Bauchmuskelübungen müssen Sie den Kopf nach vorne neigen und nach vorne blicken. Würde Ihr Kopf nach oben zeigen, würde die daraus resultierende reflektorische Kontraktion den richtigen Bewegungsablauf verhindern. Während des Bauchmuskeltrainings sollten die Augen die aktiven Muskeln im Blick haben. Bei den Squats hingegen sorgt der erhobene Kopf für mehr Gleichgewicht und für den Schutz der Wirbelsäule. Wenn man allerdings den Kopf nach rechts und links neigt, bewirken die dadurch ausgelösten reflexbedingten Kontraktionen, dass abwechselnd die Muskeln der linken und der rechten Seite angespannt und entspannt werden – das beeinträchtigt den korrekten Ablauf der Übung.

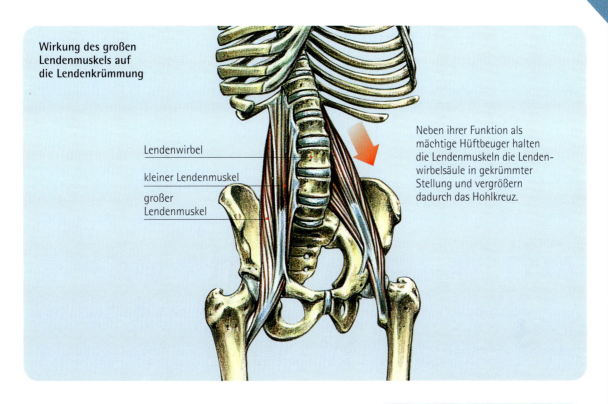

Wirkung des großen Lendenmuskels auf die Lendenkrümmung

Lendenwirbel
kleiner Lendenmuskel
großer Lendenmuskel

Neben ihrer Funktion als mächtige Hüftbeuger halten die Lendenmuskeln die Lendenwirbelsäule in gekrümmter Stellung und vergrößern dadurch das Hohlkreuz.

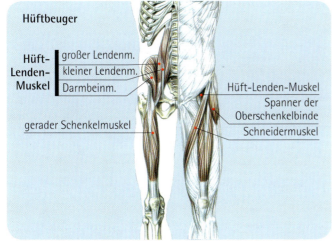

Hüftbeuger

Hüft-Lenden-Muskel
- großer Lendenm.
- kleiner Lendenm.
- Darmbeinm.

gerader Schenkelmuskel
Hüft-Lenden-Muskel
Spanner der Oberschenkelbinde
Schneidermuskel

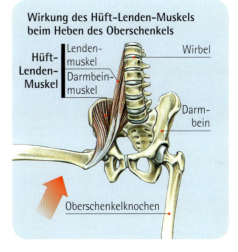

Wirkung des Hüft-Lenden-Muskels beim Heben des Oberschenkels

Hüft-Lenden-Muskel
- Lendenmuskel
- Darmbeinmuskel

Wirbel
Darmbein
Oberschenkelknochen

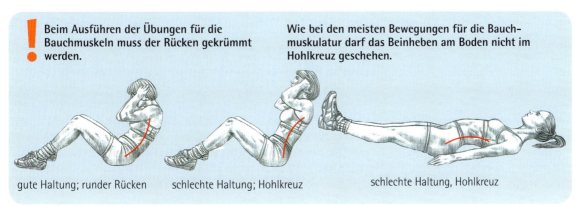

! Beim Ausführen der Übungen für die Bauchmuskeln muss der Rücken gekrümmt werden.

Wie bei den meisten Bewegungen für die Bauchmuskulatur darf das Beinheben am Boden nicht im Hohlkreuz geschehen.

gute Haltung; runder Rücken   schlechte Haltung; Hohlkreuz   schlechte Haltung, Hohlkreuz

/// Crunches (Bauchpressen)

Diese isolierte Übung trainiert die gesamte Bauchmuskulatur, hauptsächlich aber den oberen Anteil. Für das einseitige Üben eignen sich vor allem die Seitdrehungen.

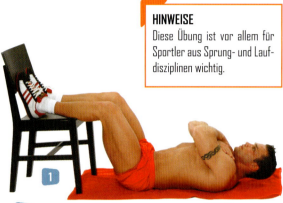

> **HINWEISE**
> Diese Übung ist vor allem für Sportler aus Sprung- und Laufdisziplinen wichtig.

> ❗ Wenn Sie mit den Händen hinter dem Kopf oder mit dem Oberkörper ruckartige Bewegungen machen, um sich aufzurichten, riskieren Sie eine Schädigung der Bandscheiben in Höhe der Hals- und der Lendenwirbelsäule.

1 Legen Sie sich auf den Boden, die Knie gebeugt oder die Füße erhöht auf einem Stuhl, Arme gekreuzt, Hände an den Schultern (linke Hand auf der rechten, rechte Hand auf der linken Schulter).

2 Richten Sie sich in einer fließenden Bewegung auf, sodass sich die Schultern und der obere Abschnitt der Wirbelsäule vom Boden lösen. Halten Sie inne, sobald Sie merken, dass die Lendenwirbel sich vom Boden abzuheben beginnen. Bleiben Sie 2 Sekunden in dieser Haltung und kontrahieren Sie die Bauchmuskeln. Kehren Sie langsam in die Ausgangsposition zurück und üben Sie ohne Pause weiter.

Während Sie die Bauchmuskeln anspannen, atmen Sie aus; indem die Luft aus der Lunge entweicht, nimmt die Kontraktion zu. Während der Oberkörper zurücksinkt, atmen Sie ein.

Falls Ihnen mehr als 20 Wiederholungen gelingen, machen Sie Fehler. Der häufigste Fehler ist, dass die Bauchmuskeln nicht gründlich blockiert werden. Das Ziel ist nicht, möglichst viele Wiederholungen zu erreichen, sondern bei jeder Wiederholung die Bauchmuskeln so stark wie möglich zu kontrahieren.

> **AUFGEPASST!**
> Die Position der Hände bestimmt die Schwierigkeit der Übung. Mit seitlich an den Rumpf gelegten gestreckten Armen ist die Übung leichter.
>
>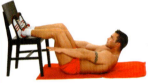
>
> Mit den Händen am Hinterkopf wird die Übung schwieriger. Eine mögliche Abfolge ist es, mit den Armen am Hinterkopf zu beginnen. Am Limit nehmen Sie die Arme nach vorn, um noch einige Wiederholungen zu schaffen.
>
> Wenn Sie eine Gewichtsscheibe benutzen, erhöhen Sie den Widerstand, den die Bauchmuskeln überwinden müssen.
>
>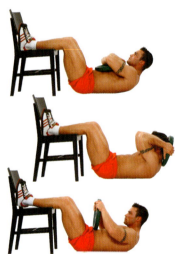

> **VORTEILE**
> Crunches sind einfache Übungen, die die Bauchmuskeln trainieren, ohne die Wirbelsäule zu gefährden.
>
> - - -
>
> Der Bewegungsumfang bei den Crunches ist relativ gering (etwa 10 cm); es ist verführerisch, diesen Bogen zu vergrößern, indem man den Oberkörper ganz vom Boden abhebt. In diesem Fall wird die Arbeit der Bauchmuskeln aber zweitrangig und Sie riskieren eine Schädigung der Wirbelsäule.
>
> **NACHTEILE**

DIE BAUCHMUSKELN

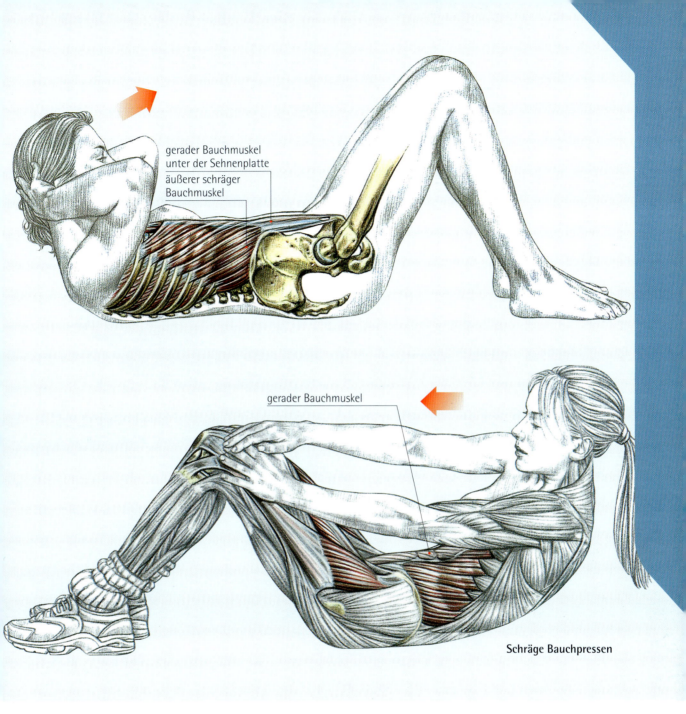

Schräge Bauchpressen

Varianten

Um mit den Bauchmuskeln gleichzeitig die schrägen Bauchmuskeln etwas stärker zu trainieren, können Sie statt der geraden Crunches Seitwärtsdrehungen machen. Zum Training der linken Seite legen Sie die rechte Hand hinter den Kopf und legen den linken Arm als Stütze auf dem Boden ab. Jetzt führen Sie den rechten Ellbogen in einer fließenden Bewegung zum linken Oberschenkel, ohne diesen jedoch zu berühren. Die Bewegung endet meist auf halbem Weg. Halten Sie die Kontraktion 2 Sekunden und lassen Sie dann den Oberkörper wieder sinken. Da der Muskeltonus unverändert bleiben soll, legen Sie den Kopf nicht auf dem Boden ab. Nach der linken trainieren Sie entsprechend Ihre rechte Seite.

/// Beinheben (Reverse Crunches)

Diese isolierte Übung trainiert die gesamte Bauchmuskulatur, hauptsächlich aber den unteren Abschnitt. Einseitiges Üben ist möglich, aber nicht sinnvoll, weil es die Wirbelsäule auseinanderzerrt.

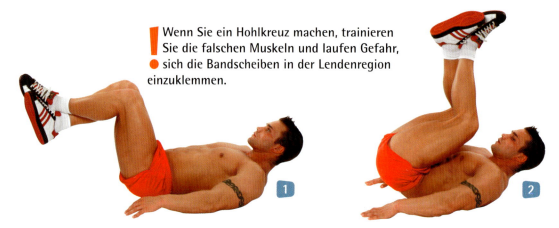

! Wenn Sie ein Hohlkreuz machen, trainieren Sie die falschen Muskeln und laufen Gefahr, sich die Bandscheiben in der Lendenregion einzuklemmen.

1 Legen Sie sich auf den Boden, die Arme beidseits am Körper, die Knie im rechten Winkel gebeugt.

2 Heben Sie den Po an, dann den unteren Rücken, indem Sie sich umgekehrt wie beim Crunch (daher der Name Reverse Crunch) abrollen. Dies muss langsam geschehen und aufhören, sobald Sie spüren, dass der obere Rückenabschnitt sich zu heben beginnt. Versuchen Sie, den unteren Abschnitt der Bauchmuskeln den Brustmuskeln anzunähern. Ziel ist nicht, das wirklich zu bewältigen, weit gefehlt. Doch indem Sie sich auf dieses imaginäre Ziel konzentrieren, gelingt Ihnen der korrekte Bewegungsablauf. Bleiben Sie 2 Sekunden in der Position und kontrahieren Sie dabei die Bauchmuskeln möglichst fest.

3 Gehen Sie langsam in die Ausgangsposition zurück, indem Sie innehalten, bevor die Pobacken den Boden berühren, damit die Muskelanspannung nicht unterbrochen wird. Halten Sie den Kopf gerade und bewegen Sie nicht den Nacken.

VORTEILE

Der untere Abschnitt der Bauchmuskeln ist am schwierigsten zu trainieren. Das Beinheben ist die wichtigste Übung, mit deren Hilfe Sie lernen, diesen Bereich zu bearbeiten.

Es ist leichter, diese Übung falsch auszuführen, als sie korrekt zu absolvieren. Ein Ziehen im unteren Abschnitt der Wirbelsäule weist auf fehlerhaftes Ausführen der Übung hin. Es braucht seine Zeit, bis Sie wissen, wie Sie den unteren Abschnitt der Bauchmuskeln richtig kontrahieren.

NACHTEILE

HINWEISE

Bei dieser Übung geht es nicht so sehr darum, die Beine, sondern vielmehr die Hüften und damit die Oberschenkel anzuheben (die dabei aber immer in der gleichen Position bleiben müssen).

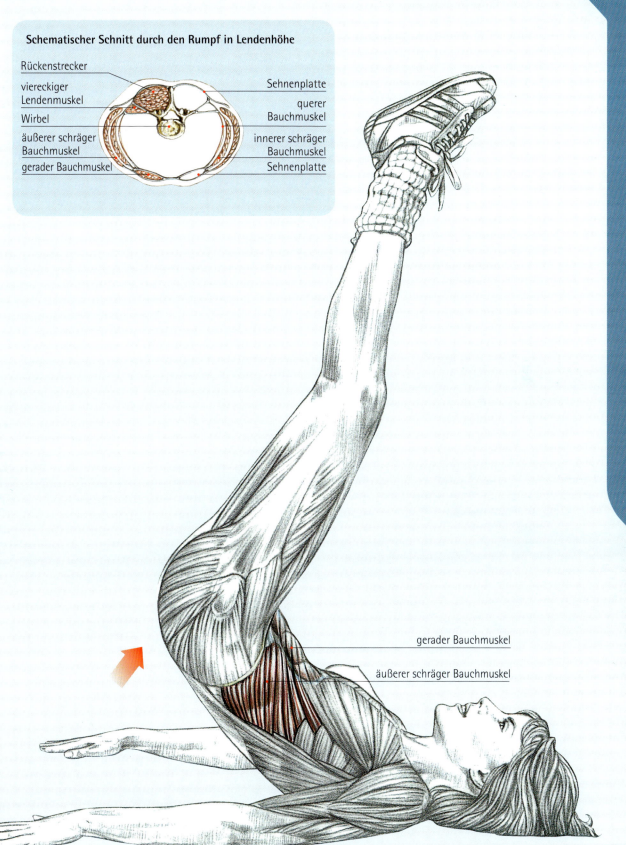

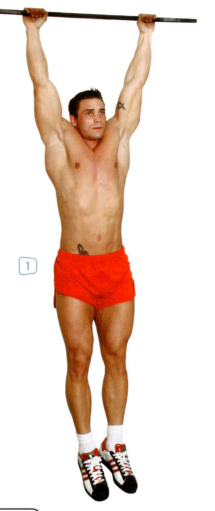 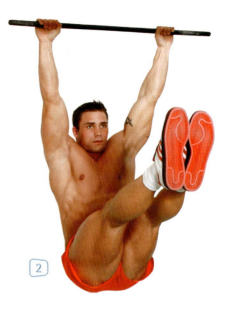

Variante

Wenn Sie während der gesamten Bewegung die Beine gestreckt halten, ist die Übung am leichtesten. Schwieriger wird sie, wenn Sie die Knie beugen, sodass die Waden die Oberschenkel berühren. Eine empfehlenswerte Abfolge besteht darin, die Übung mit gebeugten Knien zu beginnen. Am Limit strecken Sie die Beine, um noch ein paar Wiederholungen zu schaffen.

[1] Die Übung wird noch schwieriger, wenn Sie sie an der Reckstange machen. Hängen Sie sich im Obergriff an die Stange (Daumen zueinander), die Hände in schulterbreitem Abstand. Ziehen Sie die Beine so an, dass die Oberschenkel mit dem Rumpf einen rechten Winkel bilden. Sie können die Beine auch gestreckt halten (was die Übung deutlich erschwert) oder die Waden zu den Oberschenkeln ziehen (etwas einfacher).

[2] Unter Einsatz der unteren Bauchmuskeln heben Sie das Becken an, indem Sie die Knie zur Brust führen. Heben Sie das Becken möglichst hoch, indem Sie sich möglichst weit einrollen. Halten Sie diese Position eine Sekunde, bevor Sie das Becken wieder senken. Achten Sie darauf, dass der Winkel zwischen Beinen und Oberkörper 90° nicht übersteigt.

Wenn man diese Übung zum ersten Mal macht, ist die größte Schwierigkeit, nicht zu sehr hin und her zu wackeln. Mit zunehmender Erfahrung lernen Sie, sich ganz natürlich im Gleichgewicht zu halten.

DIE BAUCHMUSKELN

HINWEISE

Sie können das Beinheben auch auf der Bettkante oder auf einem Stuhl sitzend ausführen. In dem Fall wird es aber schwierig, einen runden Rücken zu machen, um die Bauchmuskeln von unten nach oben abzurollen. Das Gewicht, das auf der Wirbelsäule lastet, hemmt ihre Beweglichkeit. Wenn man sich nicht richtig einrollt, wird ein Großteil der Bewegung nicht mehr von den Bauchmuskeln, sondern von anderen Muskeln ausgeführt.

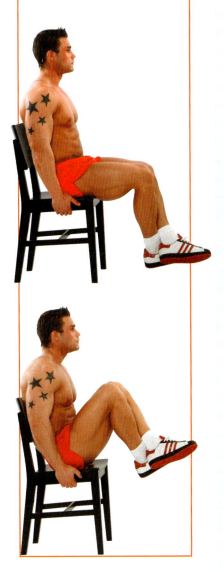

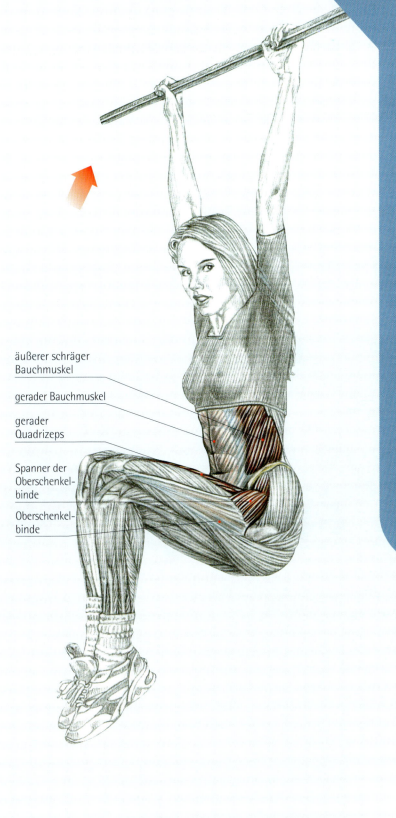

äußerer schräger Bauchmuskel
gerader Bauchmuskel
gerader Quadrizeps
Spanner der Oberschenkelbinde
Oberschenkelbinde

Die schrägen Bauchmuskeln

Die schrägen Bauchmuskeln befinden sich zu beiden Seiten des geraden Bauchmuskels. Sie spielen eine bedeutende Rolle bei der Beckenrotation.

! Wenn Sie ein Hohlkreuz machen, trainieren Sie die falschen Muskeln und schaden mit der Zeit den Bandscheiben in der Lendenwirbelsäule.

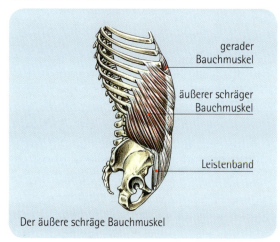

Der äußere schräge Bauchmuskel

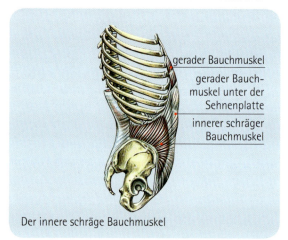

Der innere schräge Bauchmuskel

/// Seitliche Crunches

Diese isolierte Übung trainiert die schrägen Bauchmuskeln. Üben jeweils mit einer Seite ist zwingend.

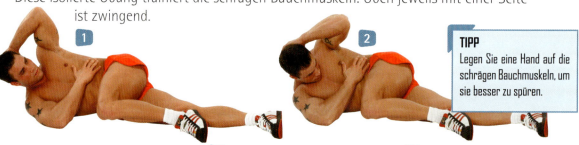

TIPP
Legen Sie eine Hand auf die schrägen Bauchmuskeln, um sie besser zu spüren.

1 Legen Sie sich mit der rechten Seite auf ein Bett oder auf den Boden. Die linke Hand stützt den Hinterkopf. Das linke Knie ist im rechten Winkel gebeugt und liegt vor dem halb gestreckten rechten Bein. Der linke Fuß liegt am rechten Knie.

2 Unter Anspannung der schrägen Bauchmuskeln linken Ellbogen in Richtung rechte Hüfte führen. Rechte Schulter wenige Zentimeter vom Boden heben. 1 bis 2 Sekunden so bleiben und in die Ausgangshaltung zurückkehren. Rechte Schulter in Bodenlage zurückführen, damit die schrägen Bauchmuskeln unter Spannung bleiben. Wenn Sie die Serie links beendet haben, üben Sie mit der rechten Seite weiter.

VORTEILE
Bei dieser Übung werden die schrägen Bauchmuskeln optimal trainiert. Sie spüren sogleich, wie diese Muskeln arbeiten.

Überbordendes Training der schrägen Bauchmuskeln ist allenfalls bei Kraftsportarten zulässig, aber dabei wird die Taille breit, was nicht so schön aussieht. Machen Sie bevorzugt lange Serien leichterer Übungen, damit die schrägen Bauchmuskeln konturiert werden und das Fett schwindet, das sich dort gern anlagert.

NACHTEILE

AUFGEPASST!
Die Übung kann nicht vollkommen gestreckt ausgeführt werden. Wenn Sie die schrägen Bauchmuskeln kontrahieren, müssen Sie mit dem Oberkörper eine leichte Drehung von hinten nach vorne machen.

HINWEISE
Es ist besser, das Bauchtraining mit den schrägen Bauchmuskeln zu beenden, als mit seitlichen Crunches zu beginnen. Die geraden Bauchmuskeln sollten Vorrang vor den schrägen haben.

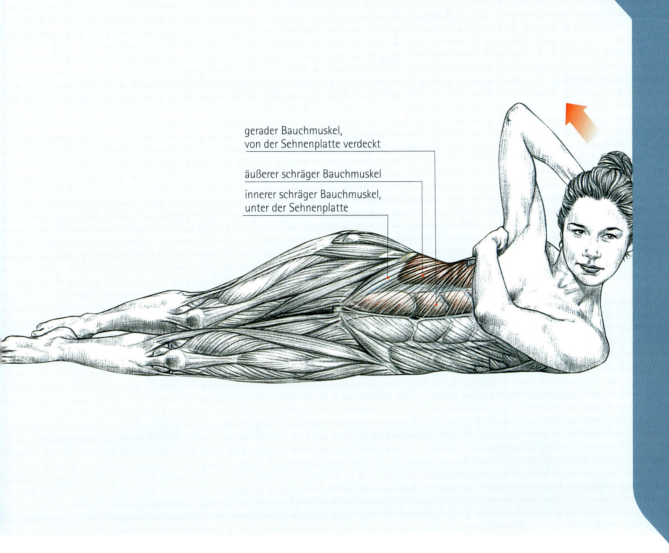

gerader Bauchmuskel, von der Sehnenplatte verdeckt

äußerer schräger Bauchmuskel

innerer schräger Bauchmuskel, unter der Sehnenplatte

! Machen Sie keine ruckartigen Bewegungen mit dem Kopf in der Hoffnung, mehr Wiederholungen zu schaffen, denn dies könnte Ihre Halswirbel gefährden.

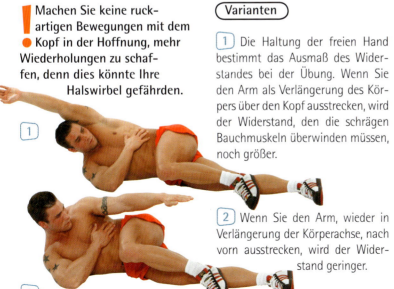

Varianten

1 Die Haltung der freien Hand bestimmt das Ausmaß des Widerstandes bei der Übung. Wenn Sie den Arm als Verlängerung des Körpers über den Kopf ausstrecken, wird der Widerstand, den die schrägen Bauchmuskeln überwinden müssen, noch größer.

2 Wenn Sie den Arm, wieder in Verlängerung der Körperachse, nach vorn ausstrecken, wird der Widerstand geringer.

Eine empfehlenswerte Übungsfolge besteht darin, mit über den Kopf gestrecktem Arm zu beginnen. An der Belastungsgrenze legen Sie die Hand hinter den Kopf, um noch ein paar zusätzliche Wiederholungen zu schaffen. Beim folgenden Limit strecken Sie den Arm nach vorn aus, um die Übung fortsetzen zu können. Auch forcierte Wiederholungen sind möglich, indem Sie die freie Hand oben an die Rückseite des Oberschenkels legen. Dehnen Sie dann mit dem Arm den Oberkörper, um das Training der schrägen Bauchmuskeln zu erleichtern.

/// Rotation mit Zugband

Auch dies ist eine isolierte Übung für die schrägen Bauchmuskeln. Sie ist besonders wirksam gegen die »Rettungsringe« am Bauch. Um einen sehr starken Widerstand gegen den Muskel zu erzeugen, muss stets einseitig geübt werden.

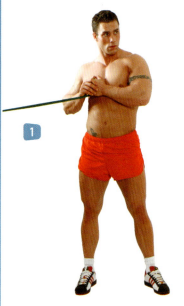

1 Befestigen Sie ein Zugband an einem Fixpunkt in Schulterhöhe. Das Zugband rechts von Ihnen fassen Sie im Stehen mit der rechten Hand. Machen Sie einen Schritt nach vorne: Je weiter Sie sich vom Fixpunkt des Zugbandes entfernen, desto größer wird der Widerstand.

2 Mit gegrätschten Beinen für sicheren Stand beginnen Sie Drehungen von rechts nach links. Drehen Sie den Oberkörper höchstens um 45°. Nach der rechten Seite trainieren Sie ohne Pause sofort die linke.

VORTEILE

Gegen die berüchtigten »Rettungsringe« gibt es nur wenige gezielte Übungen. Man wird sie also nicht so schnell los. Nur mit vernünftiger Ernährung und speziellen Übungen darf man einen Erfolg erhoffen.

Bei Rückenbeschwerden sollten Sie keine Rotationsübungen machen.

NACHTEILE

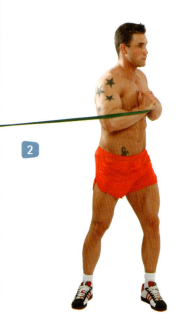

AUFGEPASST!
Diese Übung ist nur gegen einen seitlichen Widerstand sinnvoll. Mit einer Stange auf den Schultern heftig hin und her zu wackeln, wie man das in den Fitnessstudios oft beobachten kann, ist nutzlos und führt nur zu Abnutzungserscheinungen der Wirbelsäule. Noch schädlicher ist es für die Bandscheiben, wenn man mit einer Langhantel und Gewichten übt.

HINWEISE
Diese Übung muss langsam mit langen Serien (25 Wiederholungen) absolviert werden. Sie können täglich 2 bis 4 Serien ausführen.

Varianten

1 Die Rotationen können auch mit gebeugten Knien oder (schwieriger) mit gestreckten Beinen am Boden ausgeführt werden…

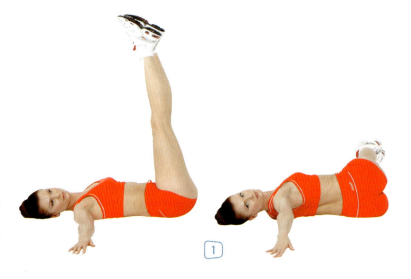

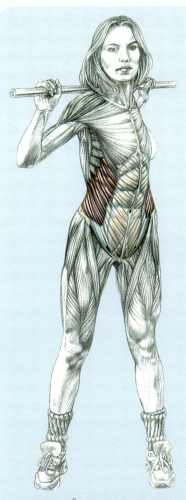

Klassische Übung für die schrägen Bauchmuskeln, allerdings wenig wirksam und ziemlich gefährlich

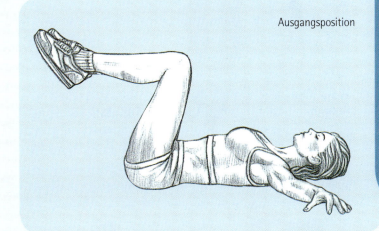

Ausgangsposition

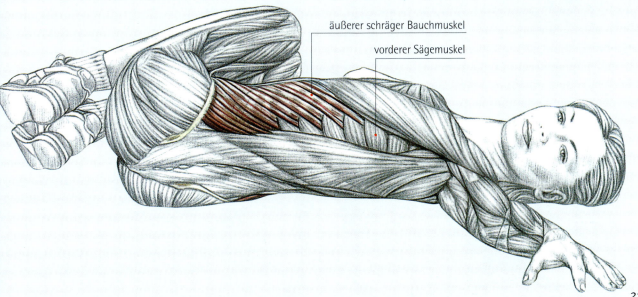

äußerer schräger Bauchmuskel
vorderer Sägemuskel

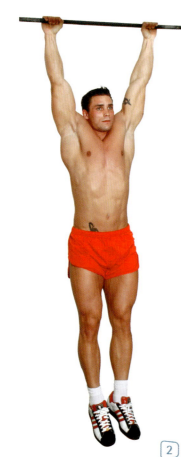
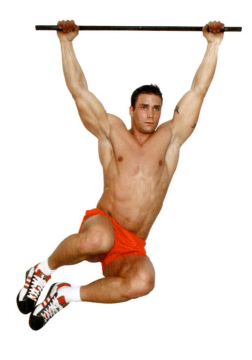

[2] ...oder an der Reckstange. Diese Variante hat den Vorteil, dass die Wirbelsäule am Ende der Trainingseinheit vom Druck entlastet wird.

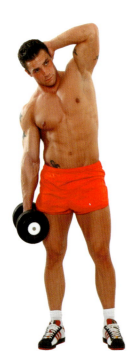
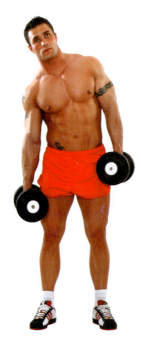

DIE BAUCHMUSKELN

! Machen Sie keine zu schnellen Drehungen. Sie sollten auf eine gründliche Kontraktion bedacht sein, langsam mit kleinen Bewegungen, hingegen keine Explosivbewegung mit größtmöglichem Bewegungsspielraum. Seien Sie vorsichtig, wenn Sie die schrägen Bauchmuskeln mit Hanteln trainieren. Solche Übungen belasten die Wirbelsäule extrem. Auf keinen Fall mit zwei Hanteln gleichzeitig trainieren; derartige Übungen dürfen nur mit einem Arm ausgeführt werden.

Übungen für Zwerchfell und Atemmuskeln

▌Atemmuskeln und Ausdauer

Wissenschaftliche Untersuchungen ergaben, dass während einer Ausdauerbelastung die Atemmuskeln ermüden, vor allem das Zwerchfell. Wie bei den anderen Muskeln auch führt diese Müdigkeit zur Leistungsminderung. Dagegen bewirkt das Krafttraining des Zwerchfells eine offenkundige Verbesserung der Ausdauer. Bei aktiven Sportlern ist das Zwerchfell häufig kräftiger entwickelt als bei untrainierten Menschen. Auch das Bauchmuskeltraining in langen Serien trägt dazu bei, das Nach-Luft-Schnappen während lang anhaltender sportlicher Aktivität deutlich zu verringern.

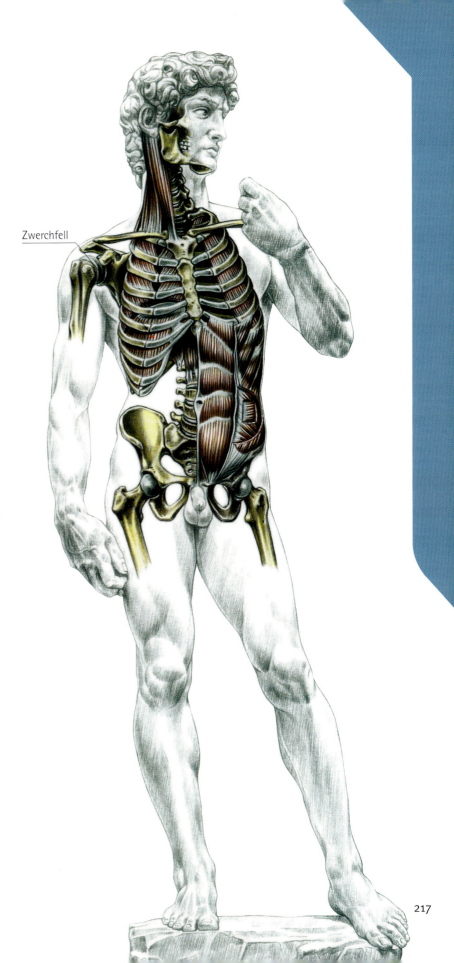

Zwerchfell

/// Kontraktion des Zwerchfells

Diese Übung trainiert das Zwerchfell und die Muskeln, die an der Atmung mitwirken.

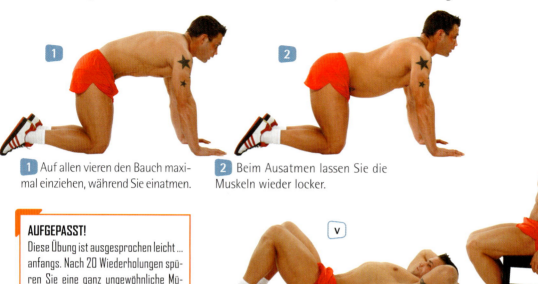

1 Auf allen vieren den Bauch maximal einziehen, während Sie einatmen.

2 Beim Ausatmen lassen Sie die Muskeln wieder locker.

> **AUFGEPASST!**
> Diese Übung ist ausgesprochen leicht ... anfangs. Nach 20 Wiederholungen spüren Sie eine ganz ungewöhnliche Müdigkeit. In diesem Augenblick beginnt der Kraftaufbau. Machen Sie jetzt so viele Wiederholungen wie möglich!
>
> **HINWEISE**
> Während der schweren Übungen wie zum Beispiel Squats oder Gewichtheben mit gebeugten Knien wird das Zwerchfell aktiviert, um den Druck im Brustkorb zu erhöhen. Das schützt den Rücken. Eine Kräftigung des Zwerchfells kann für Personen, die im Verlauf von Kraftübungen, die die Wirbelsäule stark belasten, Rückenbeschwerden bekommen, ratsam sein.

Varianten

v Falls sie Ihnen schwerfällt, können Sie diese Übung wahlweise sitzend (etwas leichter) oder liegend (bedeutend leichter) ausführen.
Um Ihre Ausdauer größtmöglich zu verbessern, können Sie folgende Superserie machen:
> Beginnen Sie auf allen vieren, bis zur Erschöpfung der Atemmuskeln.

> Im Zustand der Ermüdung legen Sie sich auf den Rücken und machen mit einer einfacheren Version weiter.

VORTEILE

Diese Übung trainiert auch die queren Bauchmuskeln (die Muskeln für einen Waschbrettbauch).

/// Brustkorb weiten

Diese Übung stärkt die Muskeln für die Einatmung, indem sie die Ausdehnung des Brustkorbs erschwert.

Sie liegen rücklings auf dem Boden, mit einer Gewichtsscheibe auf der Brust. Tief einatmen, damit sich der Brustkorb maximal weitet. Vollständig ausatmen, während Sie den Brustkorb zusammensinken lassen.

Variante

Zur Kräftigung der Atemmuskeln beim Ausdauertraining kann ein elastisches Mieder verwendet werden, das den Brustkorb leicht zusammendrückt und so die Weitung des Brustkorbs hemmt.

> **AUFGEPASST!**
> Diese Übung ist nur dann sinnvoll, wenn lange Serien (mindestens 50 Wiederholungen) absolviert werden.

! Gewöhnen Sie Ihren Brustkorb an das Training, indem Sie mit einem leichten Gewicht anfangen.

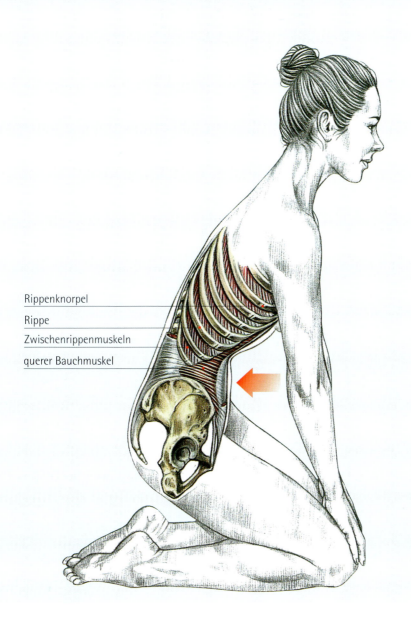

Rippenknorpel
Rippe
Zwischenrippenmuskeln
querer Bauchmuskel

/// Soll man die Bauchmuskeln dehnen?

Um einen flachen Bauch zu behalten, ist es ratsam, die Bauchmuskeln nicht allzu stark zu dehnen. Die beiden Abbildungen unten sollen ein abschreckendes Beispiel sein.

Wichtig ist hingegen, dass Sie geschmeidige Lenden- und Darmbeinmuskeln bekommen. Die entsprechende Dehnung erreichen Sie durch Ausfallschritte (siehe Seite 162), dabei müssen Sie den Oberkörper gerade halten.

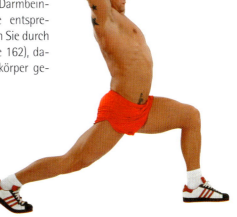

1. Ein starker Körper — 222
- Richtig geplantes Krafttraining spart Zeit — 222
- Programm für schnellen Muskelaufbau, 2 Tage pro Woche für Anfänger — 222
- Programm für schnellen Muskelaufbau, 3 Tage pro Woche für Anfänger — 223
- Intensiviertes Programm für schnellen Muskelaufbau, Training 3-mal pro Woche — 224
- Komplettes Programm für Anfänger, Training 2-mal pro Woche — 225
- Komplettes Programm für Anfänger, Training 3-mal pro Woche — 226
- Intensiviertes Komplettprogramm, 4 Tage pro Woche — 228
- 5-Tage-Splitprogramm für Fortgeschrittene — 230
- Gezieltes Armtraining — 232
- Zirkeltraining – 20 Minuten für den ganzen Körper — 232
- Gezieltes Bauchmuskeltraining — 233

2. Straff ist sexy — 233
- Programm Wohlgeformter Po — 234
- Programm Schöne Beine — 234
- Programm Flacher Bauch — 235
- Programm zur Straffung des ganzen Körpers — 235

3. Krafttraining für verschiedene Sportarten — 236
- Die fünf Phasen der Trainingsgestaltung — 236
- Zirkeltraining oder Training in Serien? — 236

Phase I: Muskelaufbauprogramme für Anfänger — 238
- Grundprogramm für Sportarten, die vor allem die Oberschenkel beanspruchen (Fußball, Laufsport, Radsport, Alpinski ...) — 238
- Grundprogramm für Sportarten, die Muskeln von Oberschenkeln und Oberkörper beanspruchen (Rugby, Rudern, Netzballspiele, Kampfsportarten, Skilanglauf ...) — 238

TEIL 3

Die Programme für das Krafttraining

Phase II: Einführung in das Zirkeltraining 238
   Grundzirkel für Sportarten, die vor allem die Oberschenkel beanspruchen 238
   Grundzirkel für Sportarten, die vor allem Muskeln von Oberschenkeln und Rumpf beanspruchen 238

Phase III: Vergrößerung des Belastungsumfangs 239
   Fortgeschrittenen-Zirkel für Sportarten, die vor allem die Oberschenkel beanspruchen 239
   Fortgeschrittenen-Zirkel, die vor allem die Muskeln von Oberschenkeln und Oberkörper beanspruchen 239

Phase IV: Training für verschiedene Sportarten 240
   Fußball 241
   Radsport 242
   Netzballspiele 243
   Rugby, American Football 244

   Basketball, Volleyball, Handball 245
   Wintersport: Alpinski, Langlauf 245
   Kampfsportarten 246
   Leichtathletik: Lauf-, Sprung- und Wurfdisziplinen 247
   Schwimmen 248
   Golf 248
   Eissport: Eislauf, Eishockey 249
   Wassersport: Rudern, Kajak, Segeln 250
   Reiten 250
   Armdrücken 251
   Klettern 251
   Motorsport 251

Phase V: Individuelles Programm erarbeiten 252
   Analyse der körperlichen Anforderungen 252
   Verhütung von Verletzungen 253
   Prävention von Schulterschmerzen 253
   Prävention von Kreuzschmerzen 253
   Prävention von Nackenschmerzen 254
   Prävention von Hüftschmerzen 254
   Prävention von Knieschmerzen 255
   Prävention von Muskelrissen 255

1 Ein starker Körper

Richtig geplantes Krafttraining spart Zeit

Ideal ist es, alle Muskeln zu trainieren. Um muskulös zu wirken, muss man sich aber nur auf wenige Leitmuskeln konzentrieren. Das erste Programm für den schnellen Muskelaufbau arbeitet vorrangig mit diesen Schlüsselzonen. Da die Zunahme der Muskelmasse im Vordergrund steht, erzielt man sehr schnell eine beeindruckende Wirkung.

Die Konzentration auf die Leitmuskeln hat den Vorteil, dass sich auch bei wenig Zeit für das Training die äußere Erscheinung verbessert. Diese Leitmuskeln sind:
> der mittlere Teil des Deltamuskels (der breite Schultern macht);
> der seitliche Trizepskopf (betont die Breite);
> die Bizepsmuskeln (die starke Arme bewirken);
> die Brustmuskeln (geben dem Oberkörper Relief);
> die Bauchmuskeln (definierte Bauchmuskeln sorgen für eine schmale Taille und einen flachen Bauch).
Die Rückenmuskeln fallen nicht besonders auf. Daher steht ihr Training nicht an erster Stelle. Das Gleiche gilt für die Oberschenkel und die Waden.

ANMERKUNG
Wenn Sie mit dem Krafttraining beginnen, sollten Sie die niedrigste empfohlene Zahl der Serien ausführen. Nach einigen Wochen Training steigern Sie diese Zahl langsam, um allmählich die Höchstzahl zu erreichen.
Bei Serien mit abnehmenden Gewichten gibt die Zahl der Wiederholungen an, wie viele Sie ausführen müssen, ehe Sie die Belastung reduzieren. Danach leisten Sie das Maximum.

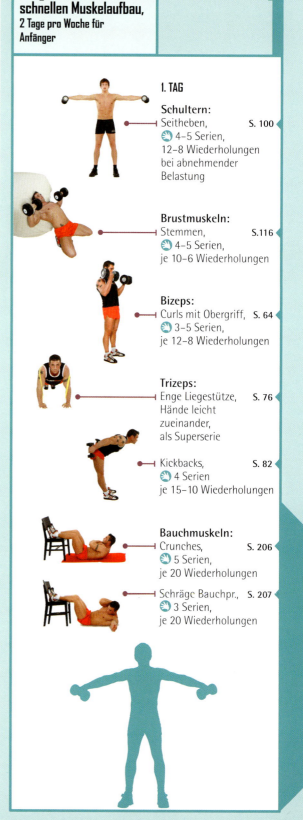

Programm für schnellen Muskelaufbau, 2 Tage pro Woche für Anfänger

1. TAG

Schultern:
Seitheben, S. 100
4–5 Serien, 12–8 Wiederholungen bei abnehmender Belastung

Brustmuskeln:
Stemmen, S. 116
4–5 Serien, je 10–6 Wiederholungen

Bizeps:
Curls mit Obergriff, S. 64
3–5 Serien, je 12–8 Wiederholungen

Trizeps:
Enge Liegestütze, S. 76
Hände leicht zueinander, als Superserie

Kickbacks, S. 82
4 Serien je 15–10 Wiederholungen

Bauchmuskeln:
Crunches, S. 206
5 Serien, je 20 Wiederholungen

Schräge Bauchpr., S. 207
3 Serien, je 20 Wiederholungen

2

2. TAG

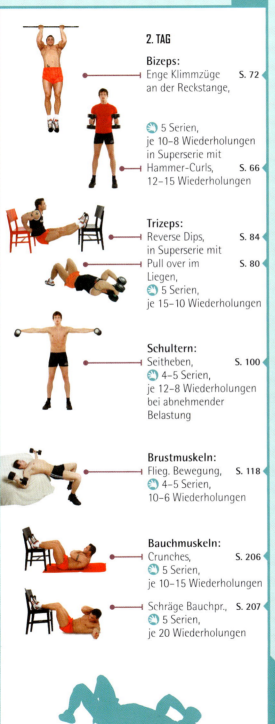

Bizeps:
Enge Klimmzüge S. 72
an der Reckstange,
5 Serien,
je 10–8 Wiederholungen
in Superserie mit
Hammer-Curls, S. 66
12–15 Wiederholungen

Trizeps:
Reverse Dips, S. 84
in Superserie mit
Pull over im S. 80
Liegen,
5 Serien,
je 15–10 Wiederholungen

Schultern:
Seitheben, S. 100
4–5 Serien,
je 12–8 Wiederholungen
bei abnehmender
Belastung

Brustmuskeln:
Flieg. Bewegung, S. 118
4–5 Serien,
10–6 Wiederholungen

Bauchmuskeln:
Crunches, S. 206
5 Serien,
je 10–15 Wiederholungen

Schräge Bauchpr., S. 207
5 Serien,
je 20 Wiederholungen

Programm für schnellen Muskelaufbau
3 Tage pro Woche für Anfänger

Wenn Sie die Möglichkeit haben, 3-mal in der Woche zu trainieren, sich fit fühlen und Zeit dafür haben, schieben Sie die folgende Trainingseinheit zwischen den beiden vorgenannten Trainings [1 und 2] ein, die dadurch ergänzt werden. Sie müssen diese dritte Trainingseinheit aber nicht wöchentlich absolvieren.

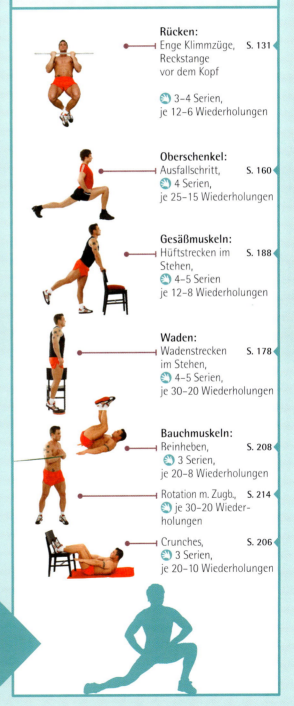

Rücken:
Enge Klimmzüge, S. 131
Reckstange
vor dem Kopf
3–4 Serien,
je 12–6 Wiederholungen

Oberschenkel:
Ausfallschritt, S. 160
4 Serien,
je 25–15 Wiederholungen

Gesäßmuskeln:
Hüftstrecken im S. 188
Stehen,
4–5 Serien
je 12–8 Wiederholungen

Waden:
Wadenstrecken S. 178
im Stehen,
4–5 Serien,
je 30–20 Wiederholungen

Bauchmuskeln:
Beinheben, S. 208
3 Serien,
je 20–8 Wiederholungen

Rotation m. Zugb., S. 214
je 30–20 Wieder-
holungen

Crunches, S. 206
3 Serien,
je 20–10 Wiederholungen

/ 1 / Ein starker Körper

Intensiviertes Programm für schnellen Muskelaufbau,
Training 3-mal pro Woche

Nachdem Sie das Anfängergrundprogramm 1 bis 2 Monate lang befolgt haben, gehen Sie zu einem intensiveren Programm über, um weitere Fortschritte zu erzielen.
Wenn Ihnen dieser Übergang zu anstrengend ist, reduzieren Sie den Umfang der Übungen für jede Muskelgruppe um eine oder zwei Serien. Sobald Sie sich wieder fit fühlen, steigern Sie die Zahl der Serien.

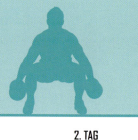

1. TAG

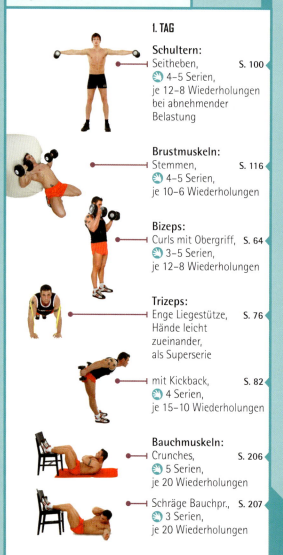

Schultern:
Seitheben, S. 100
4–5 Serien,
je 12–8 Wiederholungen
bei abnehmender Belastung

Brustmuskeln:
Stemmen, S. 116
4–5 Serien,
je 10–6 Wiederholungen

Bizeps:
Curls mit Obergriff, S. 64
3–5 Serien,
je 12–8 Wiederholungen

Trizeps:
Enge Liegestütze, S. 76
Hände leicht
zueinander,
als Superserie

mit Kickback, S. 82
4 Serien,
je 15–10 Wiederholungen

Bauchmuskeln:
Crunches, S. 206
5 Serien,
je 20 Wiederholungen

Schräge Bauchpr., S. 207
3 Serien,
je 20 Wiederholungen

2. TAG

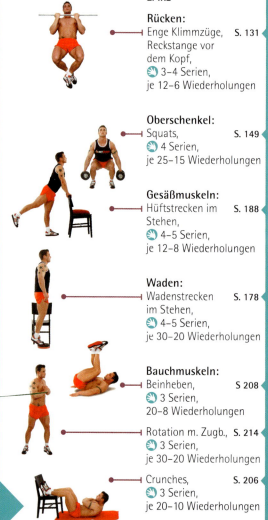

Rücken:
Enge Klimmzüge, S. 131
Reckstange vor
dem Kopf,
3–4 Serien,
je 12–6 Wiederholungen

Oberschenkel:
Squats, S. 149
4 Serien,
je 25–15 Wiederholungen

Gesäßmuskeln:
Hüftstrecken im S. 188
Stehen,
4–5 Serien,
je 12–8 Wiederholungen

Waden:
Wadenstrecken S. 178
im Stehen,
4–5 Serien,
je 30–20 Wiederholungen

Bauchmuskeln:
Beinheben, S 208
3 Serien,
20–8 Wiederholungen

Rotation m. Zugb., S. 214
3 Serien,
je 30–20 Wiederholungen

Crunches, S. 206
3 Serien,
je 20–10 Wiederholungen

Nach einigen Monaten des Trainings sollten Sie imstande sein, sich mehr von den Übungen zuzumuten, die im zweiten Teil dieses Buchs beschrieben sind, um das Programm optimal nach Ihren Bedürfnissen und Zielen auszurichten. Nehmen Sie dazu von den beschriebenen Intensivierungstechniken diejenigen in Ihr Programm auf, die Ihnen am meisten zusagen.

Komplettes Programm für Anfänger
Training 2-mal pro Woche

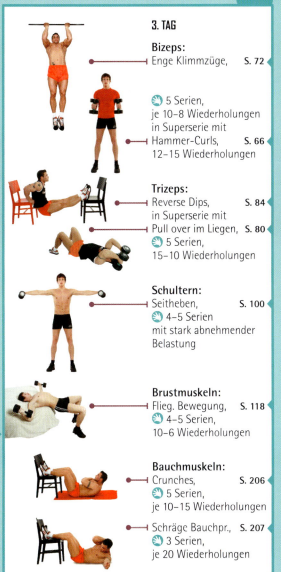

1. TAG

Schultern:
Seitheben, S. 100
3–4 Serien, je 12–8 Wiederholungen

Brustmuskeln:
Stemmen, S. 116
3–5 Serien, je 12–6 Wiederholungen

Rücken:
Enge Klimmzüge, S. 131
Reckstange vor dem Kopf,
3–5 Serien, je 12–6 Wiederholungen

Trizeps:
Armstrecken über Kopf im Liegen, S. 80
3–4 Serien, je 12–10 Wiederholungen

Bizeps:
Curls, S. 64
3–4 Serien, je 10–8 Wiederholungen

Oberschenkelvorderseite:
Squats mit abnehmender Belastung, S. 149
(Beginn mit 2 Hanteln, weiter mit 1 in beiden Händen, ohne Hantel beenden)
3–5 Serien, je 10–6 Wiederholungen

Waden:
Wadenstrecken im Stehen, mit abnehmender Belastung S. 178 (Beginn mit 1 oder 2 Hanteln, ohne Hantel beenden)
2–4 Serien, je 15–20 Wiederholungen

Bauchmuskeln:
Crunches, S. 206
3–5 Serien, 20–30 Wiederholungen

3. TAG

Bizeps:
Enge Klimmzüge, S. 72
5 Serien, je 10–8 Wiederholungen in Superserie mit
Hammer-Curls, S. 66
12–15 Wiederholungen

Trizeps:
Reverse Dips, S. 84
in Superserie mit
Pull over im Liegen, S. 80
5 Serien, 15–10 Wiederholungen

Schultern:
Seitheben, S. 100
4–5 Serien mit stark abnehmender Belastung

Brustmuskeln:
Flieg. Bewegung, S. 118
4–5 Serien, 10–6 Wiederholungen

Bauchmuskeln:
Crunches, S. 206
5 Serien, je 10–15 Wiederholungen

Schräge Bauchpr., S. 207
3 Serien, je 20 Wiederholungen

/ 1 / **Ein starker Körper**

Komplettes Programm für Anfänger
Training 3-mal pro Woche

1. TAG

Schultern:
Seitheben, in Vor- S. 100
ermüdungssuperserie,
mit Frontdrücken mit S. 94
Kurzhanteln im Sitzen,
🕐 3–5 Superserien,
je 12–8 Wiederholungen

Brustmuskeln:
Stemmen mit S. 116
Kurzhanteln,
Fliegende Bewegung
mit Kurzhanteln, S. 118
🕐 3–5 Superserien,
je 12–6 Wiederholungen

Rücken:
Enge Klimmzüge, S. 131
Kopf vor der Reckstange,
in Nachermüdungssuper-
serie mit
Pull over, S. 136
🕐 3–5 Superserien,
je 12–6 Wiederholungen

Trizeps:
Armstrecken über S. 80
Kopf mit Kurzhanteln,
mit abnehmender Belas-
tung (Beginn m. 2 Hanteln,
Ende mit 1 Hantel in
beiden Händen),
🕐 3–4 Serien,
12–10 Wiederholungen

Bizeps:
Curls, S. 64
als Superserie mit
Hammer-Curls, S. 66
abnehmende Belastung
(Beginn mit 2 Hanteln
in Supination, Ende mit
1 Hantel beidhändig
gefasst),
🕐 3–4 Superserien,
je 10–8 Wiederholungen

Bauchmuskeln:
Crunches, S. 206
🕐 3–5 Serien,
je 20–30 Wiederholungen

2. TAG

Brustmuskeln:
Breite Liegestütze, S. 113
🕐 4–5 Serien,
je 12–6 Wiederholungen

Rücken:
Rudern vorgebeugt, S. 134
🕐 3–5 Serien,
je 12–6 Wiederholungen

Schultern:
Frontdrücken, S. 94
sitzend, in Superserie mit
Seitheben S. 104
vorgebeugt,
🕐 3–5 Superserien,
je 10–6 Wiederholungen

Bizeps:
Curls, S. 64
🕐 3–4 Serien,
je 12–10 Wiederholungen

Trizeps:
Armstrecken über S. 80
Kopf, liegend,
🕐 3–5 Serien,
je 12–6 Wiederholungen

Oberschenkelrückseite:
Kniebeugen mit S. 143
Kurzhanteln,
🕐 3–5 Serien,
je 12–6 Wiederholungen

Oberschenkelvorders.:
Beinstrecken, S. 166
🕐 4–6 Serien,
je 10–6 Wiederholungen

Waden:
Kamel-Übung, S. 181
🕐 2–4 Serien,
25–50 Wiederholungen

Bauchmuskeln: S. 210
Beinheben an
der Reckstange,
🕐 3–5 Serien,
je 10–12 Wiederholungen

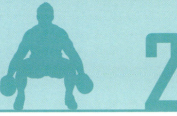

2. TAG

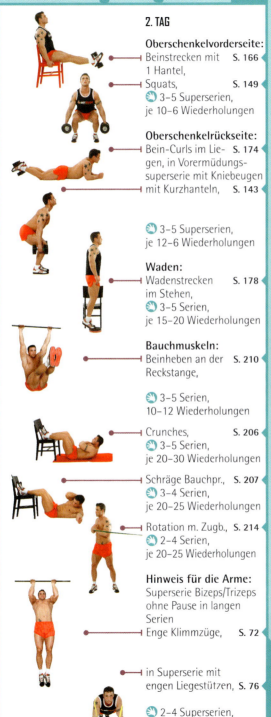

Oberschenkelvorderseite:
- Beinstrecken mit 1 Hantel, S. 166
- Squats, S. 149
- 3–5 Superserien, je 10–6 Wiederholungen

Oberschenkelrückseite:
- Bein-Curls im Liegen, in Vorermüdungssuperserie mit Kniebeugen mit Kurzhanteln, S. 174 / S. 143
- 3–5 Superserien, je 12–6 Wiederholungen

Waden:
- Wadenstrecken im Stehen, S. 178
- 3–5 Serien, je 15–20 Wiederholungen

Bauchmuskeln:
- Beinheben an der Reckstange, S. 210
- 3–5 Serien, 10–12 Wiederholungen
- Crunches, S. 206
- 3–5 Serien, je 20–30 Wiederholungen
- Schräge Bauchpr., S. 207
- 3–4 Serien, je 20–25 Wiederholungen
- Rotation m. Zugb., S. 214
- 2–4 Serien, je 20–25 Wiederholungen

Hinweis für die Arme:
Superserie Bizeps/Trizeps ohne Pause in langen Serien
- Enge Klimmzüge, S. 72
- in Superserie mit engen Liegestützen, S. 76
- 2–4 Superserien, je 12–6 Wiederholungen

3. TAG

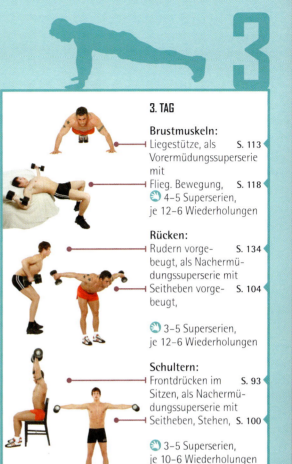

Brustmuskeln:
- Liegestütze, als Vorermüdungssuperserie mit Flieg. Bewegung, S. 113 / S. 118
- 4–5 Superserien, je 12–6 Wiederholungen

Rücken:
- Rudern vorgebeugt, als Nachermüdungssuperserie mit Seitheben vorgebeugt, S. 134 / S. 104
- 3–5 Superserien, je 12–6 Wiederholungen

Schultern:
- Frontdrücken im Sitzen, als Nachermüdungssuperserie mit Seitheben, Stehen, S. 93 / S. 100
- 3–5 Superserien, je 10–6 Wiederholungen

Bizeps:
- Enge Klimmzüge, als Nachermüdungssuperserie mit Curls, S. 72 / S. 64
- 3–4 Superserien, 12–10 Wiederholungen

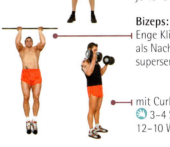

Trizeps:
- Armstrecken über Kopf mit 1 Kurzhantel, als Superserie mit Kickbacks, S. 80 / S. 82
- 3–5 Superserien, je 12–6 Wiederholungen

Bauchmuskeln (optional)
- Beinheben an der Reckstange, S. 210
- 3–5 Serien, je 10–12 Wiederholungen

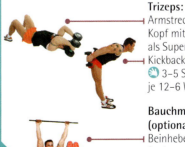

/ 1 / Ein starker Körper

Intensiviertes Komplettprogramm
4 Tage pro Woche

1. TAG

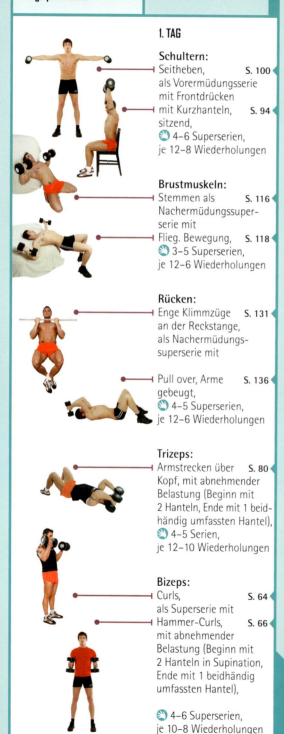

Schultern:
Seitheben, S. 100
als Vorermüdungsserie
mit Frontdrücken
mit Kurzhanteln, S. 94
sitzend,
🌀 4–6 Superserien,
je 12–8 Wiederholungen

Brustmuskeln:
Stemmen als S. 116
Nachermüdungssuper-
serie mit
Flieg. Bewegung, S. 118
🌀 3–5 Superserien,
je 12–6 Wiederholungen

Rücken:
Enge Klimmzüge S. 131
an der Reckstange,
als Nachermüdungs-
superserie mit

Pull over, Arme S. 136
gebeugt,
🌀 4–5 Superserien,
je 12–6 Wiederholungen

Trizeps:
Armstrecken über S. 80
Kopf, mit abnehmender
Belastung (Beginn mit
2 Hanteln, Ende mit 1 beidhändig umfassten Hantel),
🌀 4–5 Serien,
je 12–10 Wiederholungen

Bizeps:
Curls, S. 64
als Superserie mit
Hammer-Curls, S. 66
mit abnehmender
Belastung (Beginn mit
2 Hanteln in Supination,
Ende mit 1 beidhändig
umfassten Hantel),
🌀 4–6 Superserien,
je 10–8 Wiederholungen

2. TAG

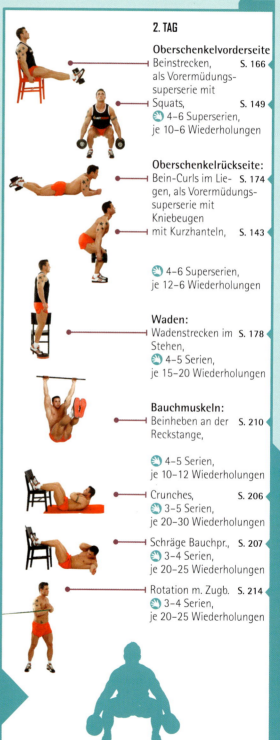

Oberschenkelvorderseite:
Beinstrecken, S. 166
als Vorermüdungs-
superserie mit
Squats, S. 149
🌀 4–6 Superserien,
je 10–6 Wiederholungen

Oberschenkelrückseite:
Bein-Curls im Lie- S. 174
gen, als Vorermüdungs-
superserie mit
Kniebeugen
mit Kurzhanteln, S. 143
🌀 4–6 Superserien,
je 12–6 Wiederholungen

Waden:
Wadenstrecken im S. 178
Stehen,
🌀 4–5 Serien,
je 15–20 Wiederholungen

Bauchmuskeln:
Beinheben an der S. 210
Reckstange,
🌀 4–5 Serien,
je 10–12 Wiederholungen

Crunches, S. 206
🌀 3–5 Serien,
je 20–30 Wiederholungen

Schräge Bauchpr., S. 207
🌀 3–4 Serien,
je 20–25 Wiederholungen

Rotation m. Zugb. S. 214
🌀 3–4 Serien,
je 20–25 Wiederholungen

3

3. TAG

Brustmuskeln:
- Liegestütze, S. 113
  als Nachermüdungssuperserie mit
- Flieg. Bewegung, S. 118
- 5–6 Superserien, je 12–6 Wiederholungen

Rücken:
- Rudern vorgebeugt, S. 134
  als Nachermüdungssuperserie mit
- Seitheben vorgebeugt,
- 4–5 Superserien, je 12–6 Wiederholungen

Schultern:
- Rudern aufrecht, S. 98
  als Nachermüdungssuperserie mit
- Seitheben, S. 100
- 4–5 Superserien, je 10–6 Wiederholungen

Bizeps:
- Enge Klimmzüge, S. 72
  als Nachermüdungssuperserie mit
- Arm-Curls, S. 64
- 4–5 Superserien, je 12–10 Wiederholungen

Trizeps:
- Armstrecken, S. 80
  als Superserie mit
- Kickbacks, S. 82
- 4–5 Superserien, je 12–6 Wiederholungen

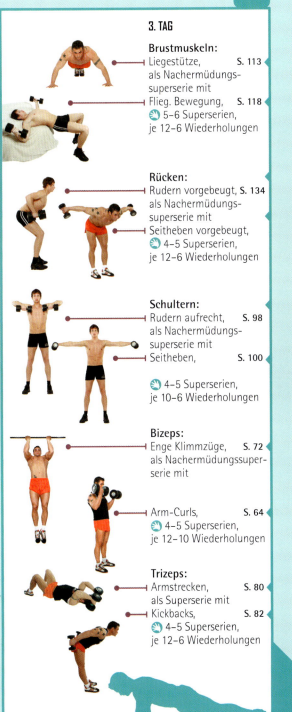

4

4. TAG

Bauchmuskeln:
- Beinheben an der Reckstange, S. 210
- 3–5 Serien, je 10–12 Wiederholungen
- Crunches, S. 206
- 3–5 Serien, je 20–30 Wiederholungen
- Schräge Bauchpr., S. 207
- 3–4 Serien, je 20–25 Wiederholungen
- Rotation m. Zugb., S. 214
- 2–4 Serien, je 20–25 Wiederholungen

Oberschenkelrückseite:
- Bein-Curls im Sitzen, S. 173
  als Vorermüdungssuperserie mit
- Gewichtheben mit gestreckten Beinen, S. 171
- 3–5 Superserien, je 12–6 Wiederholungen

Oberschenkelvorderseite:
- Beinstrecken mit Kurzhantel, S. 166
  als Vorermüdungssuperserie mit
- Sissy-Squats, S. 156
- 3–5 Superserien, je 10–6 Wiederholungen

Waden:
- Wadenstrecken im Stehen, S. 178
- 3–5 Serien, je 15–20 Wiederholungen

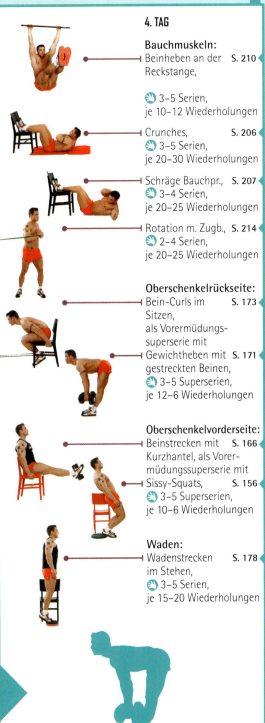

/ 1 / Ein starker Körper

5-Tage-Splitprogramm für Fortgeschrittene

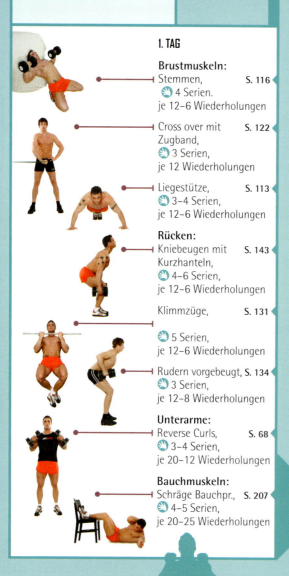

1. TAG

Brustmuskeln:
- Stemmen, S. 116
  4 Serien,
  je 12–6 Wiederholungen
- Cross over mit Zugband, S. 122
  3 Serien,
  je 12 Wiederholungen
- Liegestütze, S. 113
  3–4 Serien,
  je 12–6 Wiederholungen

Rücken:
- Kniebeugen mit Kurzhanteln, S. 143
  4–6 Serien,
  je 12–6 Wiederholungen
- Klimmzüge, S. 131
  5 Serien,
  je 12–6 Wiederholungen
- Rudern vorgebeugt, S. 134
  3 Serien,
  je 12–8 Wiederholungen

Unterarme:
- Reverse Curls, S. 68
  3–4 Serien,
  je 20–12 Wiederholungen

Bauchmuskeln:
- Schräge Bauchpr., S. 207
  4–5 Serien,
  je 20–25 Wiederholungen

2. TAG

Schultern:
- Seitheben im Stehen, S. 100
  4–5 Serien,
  je 12–10 Wiederholungen
- Seitheben vorgebeugt, S. 104
  4 Serien,
  je 12 Wiederholungen
- Frontdrücken mit Kurzhanteln, sitzend, S. 94
  4–5 Serien,
  je 12–8 Wiederholungen

Bizeps:
- Curls, S. 64
  4 Serien,
  je 12–8 Wiederholungen
- Klimmzüge, S. 72
  4 Serien,
  je 12–6 Wiederholungen

Trizeps:
- Armstrecken, S. 80
  4 Serien,
  12–8 Wiederholungen
- Liegestütze, Hände eng, S. 76
  3 Serien,
  je 12–20 Wiederholungen

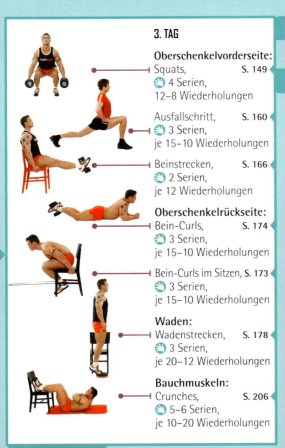

3. TAG

Oberschenkelvorderseite:
- Squats, S. 149
  - 4 Serien, 12–8 Wiederholungen
- Ausfallschritt, S. 160
  - 3 Serien, je 15–10 Wiederholungen
- Beinstrecken, S. 166
  - 2 Serien, je 12 Wiederholungen

Oberschenkelrückseite:
- Bein-Curls, S. 174
  - 3 Serien, je 15–10 Wiederholungen
- Bein-Curls im Sitzen, S. 173
  - 3 Serien, je 15–10 Wiederholungen

Waden:
- Wadenstrecken, S. 178
  - 3 Serien, je 20–12 Wiederholungen

Bauchmuskeln:
- Crunches, S. 206
  - 5–6 Serien, je 10–20 Wiederholungen

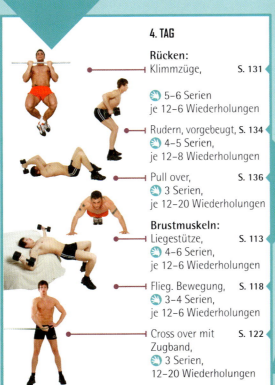

4. TAG

Rücken:
- Klimmzüge, S. 131
  - 5–6 Serien je 12–6 Wiederholungen
- Rudern, vorgebeugt, S. 134
  - 4–5 Serien, je 12–8 Wiederholungen
- Pull over, S. 136
  - 3 Serien, je 12–20 Wiederholungen

Brustmuskeln:
- Liegestütze, S. 113
  - 4–6 Serien, je 12–6 Wiederholungen
- Flieg. Bewegung, S. 118
  - 3–4 Serien, je 12–6 Wiederholungen
- Cross over mit Zugband, S. 122
  - 3 Serien, 12–20 Wiederholungen

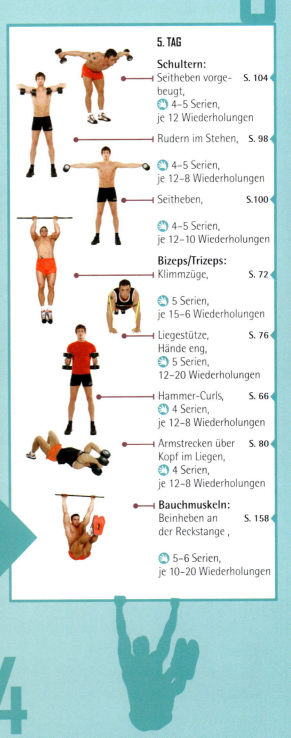

5. TAG

Schultern:
- Seitheben vorgebeugt, S. 104
  - 4–5 Serien, je 12 Wiederholungen
- Rudern im Stehen, S. 98
  - 4–5 Serien, je 12–8 Wiederholungen
- Seitheben, S. 100
  - 4–5 Serien, je 12–10 Wiederholungen

Bizeps/Trizeps:
- Klimmzüge, S. 72
  - 5 Serien, je 15–6 Wiederholungen
- Liegestütze, Hände eng, S. 76
  - 5 Serien, 12–20 Wiederholungen
- Hammer-Curls, S. 66
  - 4 Serien, je 12–8 Wiederholungen
- Armstrecken über Kopf im Liegen, S. 80
  - 4 Serien, je 12–8 Wiederholungen

Bauchmuskeln:
- Beinheben an der Reckstange, S. 158
  - 5–6 Serien, je 10–20 Wiederholungen

/ 1 / Ein starker Körper

Gezieltes Armtraining
Ein 2-Tage-Spezialprogramm, wenn Sie nur Ihre Armmuskeln aufbauen wollen.

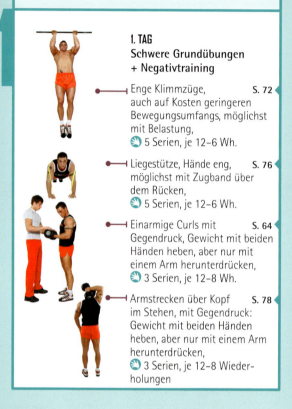

1. TAG
Schwere Grundübungen + Negativtraining

- Enge Klimmzüge, S. 72 auch auf Kosten geringeren Bewegungsumfangs, möglichst mit Belastung, 5 Serien, je 12–6 Wh.
- Liegestütze, Hände eng, S. 76 möglichst mit Zugband über dem Rücken, 5 Serien, je 12–6 Wh.
- Einarmige Curls mit S. 64 Gegendruck, Gewicht mit beiden Händen heben, aber nur mit einem Arm herunterdrücken, 3 Serien, je 12–8 Wh.
- Armstrecken über Kopf S. 78 im Stehen, mit Gegendruck: Gewicht mit beiden Händen heben, aber nur mit einem Arm herunterdrücken, 3 Serien, je 12–8 Wiederholungen

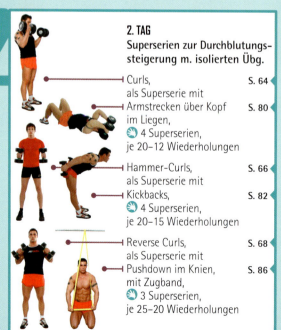

2. TAG
Superserien zur Durchblutungssteigerung m. isolierten Übg.

- Curls, S. 64 als Superserie mit
- Armstrecken über Kopf S. 80 im Liegen, 4 Superserien, je 20–12 Wiederholungen
- Hammer-Curls, S. 66 als Superserie mit
- Kickbacks, S. 82 4 Superserien, je 20–15 Wiederholungen
- Reverse Curls, S. 68 als Superserie mit
- Pushdown im Knien, S. 86 mit Zugband, 3 Superserien, je 25–20 Wiederholungen

Zirkeltraining – 20 Minuten für den ganzen Körper
Führen Sie diese Übungsfolge so schnell wie möglich aus, mit einem Minimum an Pausen zwischen den Serien. Sie müssten problemlos drei Zirkel in weniger als 20 Minuten schaffen. Wenn Sie Kraft und Ausdauer gewonnen haben, können Sie die Zahl der Zirkel, die Sie in einer Trainingseinheit bewältigen, erhöhen. Trainieren Sie mindestens 2-mal pro Woche.

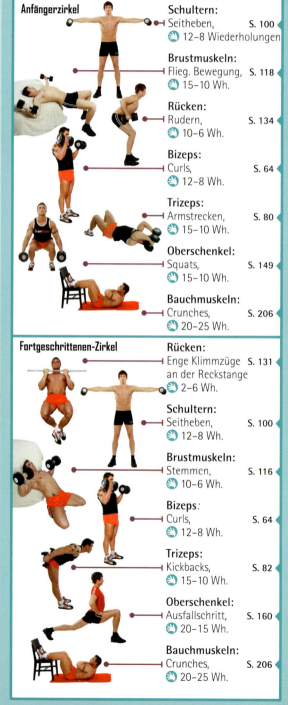

Anfängerzirkel

- Schultern: Seitheben, S. 100 12–8 Wiederholungen
- Brustmuskeln: Flieg. Bewegung, S. 118 15–10 Wh.
- Rücken: Rudern, S. 134 10–6 Wh.
- Bizeps: Curls, S. 64 12–8 Wh.
- Trizeps: Armstrecken, S. 80 15–10 Wh.
- Oberschenkel: Squats, S. 149 15–10 Wh.
- Bauchmuskeln: Crunches, S. 206 20–25 Wh.

Fortgeschrittenen-Zirkel

- Rücken: Enge Klimmzüge S. 131 an der Reckstange 2–6 Wh.
- Schultern: Seitheben, S. 100 12–8 Wh.
- Brustmuskeln: Stemmen, S. 116 10–6 Wh.
- Bizeps: Curls, S. 64 12–8 Wh.
- Trizeps: Kickbacks, S. 82 15–10 Wh.
- Oberschenkel: Ausfallschritt, S. 160 20–15 Wh.
- Bauchmuskeln: Crunches, S. 206 20–25 Wh.

Gezieltes Bauchmuskeltraining

Dieses Programm wurde für Personen ausgearbeitet, die ihre Bauchmuskeln modellieren, Bauchspeck loswerden und eine schlankere Taille bekommen wollen. Das Training sollte morgens und/oder abends absolviert werden, damit die Bauchmuskeln ständig gut durchblutet sind. Zwei oder vier Zirkel pro Trainingseinheit müssen ohne Pause durchgeführt werden. Der Rhythmus der Wiederholungen ist etwas schärfer als normal, aber auf keinen Fall ruckartig, schon gar nicht im Lendenbereich. Je nach Trainingsniveau 15 bis 50 Wiederholungen pro Serie.

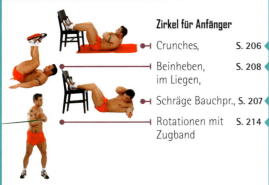

Zirkel für Anfänger
- Crunches, S. 206
- Beinheben, im Liegen, S. 208
- Schräge Bauchpr., S. 207
- Rotationen mit Zugband S. 214

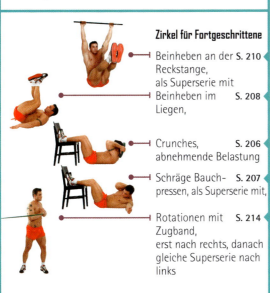

Zirkel für Fortgeschrittene
- Beinheben an der Reckstange, S. 210 als Superserie mit
- Beinheben im Liegen, S. 208
- Crunches, abnehmende Belastung S. 206
- Schräge Bauchpressen, als Superserie mit, S. 207
- Rotationen mit Zugband, erst nach rechts, danach gleiche Superserie nach links S. 214

Straff ist sexy

Die folgenden Programme zur Muskelstraffung werden im Zirkel ausgeführt, wobei die Pausen zwischen den verschiedenen Übungen möglichst kurz sein sollten. Bei Anfängerinnen sind kleine Pausen zulässig. Da Ihre Ausdauer zunimmt, werden sie nach einigen Trainingseinheiten bald überflüssig.

Das intensive Zirkeltraining hat den Vorteil, in kürzester Zeit ein Maximum an Kalorien zu verbrennen. Zugleich ist es ein ausgezeichnetes Konditionstraining, vor allem für Herz und Kreislauf. Jede Trainingseinheit hat zum Ziel, so viele Wiederholungen wie möglich herauszuholen und dabei die für den jeweiligen Zirkel benötigte Zeit zu unterbieten.

Je nach Trainingsniveau kann die Zahl der Wiederholungen für jede Übung zwischen 25 und 50 schwanken. Wichtig ist das Gefühl des Brennens, ein Zeichen, dass der Muskel gründlich arbeitet und ein Maximum an Kalorien verbraucht. Als Anfängerin sollten Sie bemüht sein, so nah wie möglich an 25 Wiederholungen heranzukommen. Selbst wenn Sie das noch nicht schaffen, ist es kein Beinbruch, denn es wird Ihnen im Lauf der Trainingseinheiten bald gelingen. Sobald Sie mit Leichtigkeit 50 Wiederholungen schaffen, müssen Sie den Widerstand erhöhen, wenn das Programm weiterhin wirksam sein soll. Gelungene 50 Wiederholungen sind auch ein Signal, dass Sie eventuell vom Anfänger- zum Fortgeschrittenen-Programm übergehen sollten.

Je Training sollten Sie mindestens zwei Zirkel ausführen. Steigern Sie die Zahl der Zirkel im weiteren Verlauf des Trainings. Eine vollständige Trainingseinheit darf nicht länger als 20 bis 30 Minuten dauern. Sie müssen mindestens zweimal wöchentlich trainieren. Ideal sind vier Trainingseinheiten pro Woche. Im Gegensatz zu allem, was man häufig liest oder hört, existiert kein Wunderprogramm, mit dem man mühelos außergewöhnliche Ergebnisse erzielen könnte. Ihr Erfolg entspricht genau Ihrem Aufwand an Zeit und Kraft.

Sie können mehrere Zirkel kombinieren, zum Beispiel den Zirkel Po-Programm + Zirkel Schlanke Taille. In diesem Fall haben Sie drei Möglichkeiten:
> Sie können das Po-Programm abschließen, bevor Sie mit dem Training für die Taille beginnen.
> Sie können abwechselnd einen kompletten Po-Zirkel und einen kompletten Taille-Zirkel ausführen. Dieses Vorgehen hat den Vorteil, dass sich die Muskeln besser erholen können, wenn man einen Rhythmus gleichmäßiger Kraftanstrengung befolgt.
> Sie können an einem Tag den Po, an einem anderen die Taille trainieren. Die einzige Voraussetzung, um gute Ergebnisse zu erzielen, sind wöchentlich mindestens zwei Trainingseinheiten für den Po und zwei für die Taille.

Programm Wohlgeformter Po
Obwohl diese Programme sich im Wesentlichen an Frauen wenden, sind sie für Männer mit den gleichen Ambitionen ebenso geeignet.

Programm Schöne Beine

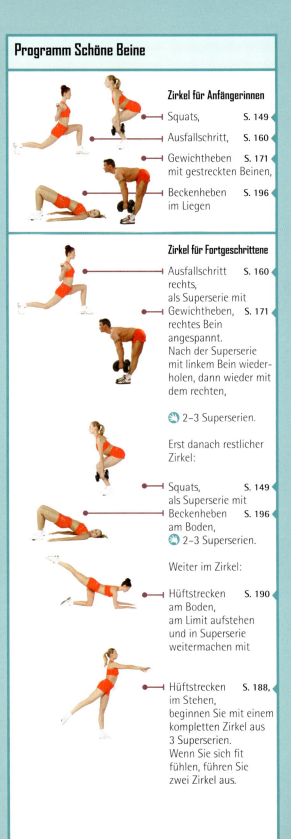

Zirkel für Anfängerinnen
- Squats, S. 149
- Ausfallschritt, S. 160
- Gewichtheben mit gestreckten Beinen, S. 171
- Beckenheben im Liegen S. 196

Zirkel für Fortgeschrittene
- Ausfallschritt S. 160 rechts, als Superserie mit
- Gewichtheben, S. 171 rechtes Bein angespannt. Nach der Superserie mit linkem Bein wiederholen, dann wieder mit dem rechten,

👋 2–3 Superserien.

Erst danach restlicher Zirkel:
- Squats, S. 149 als Superserie mit
- Beckenheben S. 196 am Boden,

👋 2–3 Superserien.

Weiter im Zirkel:
- Hüftstrecken S. 190 am Boden, am Limit aufstehen und in Superserie weitermachen mit
- Hüftstrecken S. 188, im Stehen, beginnen Sie mit einem kompletten Zirkel aus 3 Superserien. Wenn Sie sich fit fühlen, führen Sie zwei Zirkel aus.

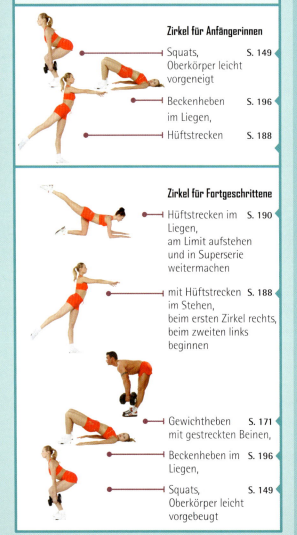

Zirkel für Anfängerinnen
- Squats, Oberkörper leicht vorgeneigt S. 149
- Beckenheben im Liegen, S. 196
- Hüftstrecken S. 188

Zirkel für Fortgeschrittene
- Hüftstrecken im Liegen, am Limit aufstehen und in Superserie weitermachen S. 190
- mit Hüftstrecken im Stehen, beim ersten Zirkel rechts, beim zweiten links beginnen S. 188
- Gewichtheben mit gestreckten Beinen, S. 171
- Beckenheben im Liegen, S. 196
- Squats, Oberkörper leicht vorgebeugt S. 149

/ 2 / Straff ist sexy

Programm Flacher Bauch

Zirkel für Anfängerinnen

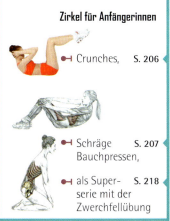

- Crunches, S. 206
- Schräge Bauchpressen, S. 207
- als Superserie mit der Zwerchfellübung

Zirkel für Fortgeschrittene

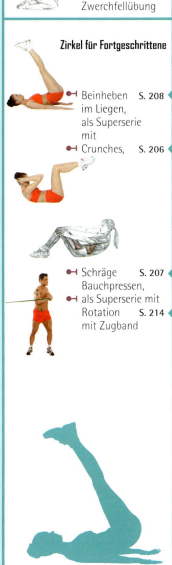

- Beinheben im Liegen, S. 208 als Superserie mit
- Crunches, S. 206
- Schräge Bauchpressen, S. 207 als Superserie mit Rotation mit Zugband S. 214

Programm zur Straffung des ganzen Körpers

Dieses Programm ist vor allem für Problemzonen gedacht. Natürlich für die untere Körperhälfte, den Bauch, aber auch die häufig vernachlässigten Zonen der oberen Körperhälfte. Am Trizeps der Frau beispielsweise können sich beachtliche Fettpolster breitmachen. Somit ist ein gezieltes Training angebracht. Auch der untere Abschnitt des Kapuzenmuskels und die Rückenmuskeln haben großen Einfluss auf das Erscheinungsbild, denn sie verhindern, dass sich der Oberkörper unter dem Gewicht der Brust nach vorne beugt.

Absolvieren Sie mindestens zwei Zirkel zweimal in der Woche. Ideal ist es, wenn Sie diesen doppelten Zirkel in weniger als 15 Minuten schaffen. Sobald Sie sich fit genug fühlen, gehen Sie zu drei, dann zu vier Zirkeln pro Trainingseinheit über. Wenn Sie problemlos vier Zirkel bewältigen, beginnen Sie mit dem Programm für Fortgeschrittene.

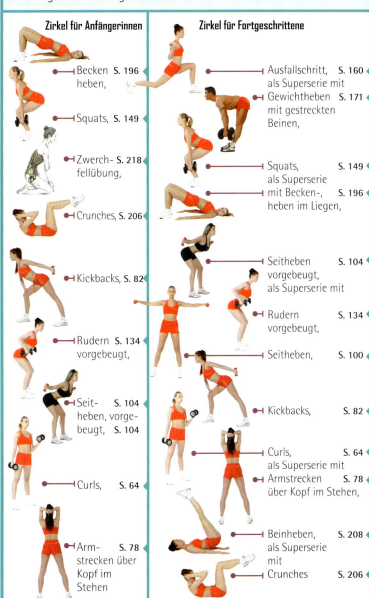

Zirkel für Anfängerinnen

- Becken heben, S. 196
- Squats, S. 149
- Zwerchfellübung, S. 218
- Crunches, S. 206
- Kickbacks, S. 82
- Rudern vorgebeugt, S. 134
- Seitheben, vorgebeugt, S. 104
- Curls, S. 64
- Armstrecken über Kopf im Stehen, S. 78

Zirkel für Fortgeschrittene

- Ausfallschritt, S. 160 als Superserie mit
- Gewichtheben mit gestreckten Beinen, S. 171
- Squats, S. 149 als Superserie mit Beckenheben im Liegen, S. 196
- Seitheben vorgebeugt, S. 104 als Superserie mit
- Rudern vorgebeugt, S. 134
- Seitheben, S. 100
- Kickbacks, S. 82
- Curls, S. 64 als Superserie mit
- Armstrecken über Kopf im Stehen, S. 78
- Beinheben, S. 208 als Superserie mit
- Crunches, S. 206

3 Krafttraining für verschiedene Sportarten

Die fünf Phasen der Trainingsgestaltung

Phase I: Einstieg
Wenn Sie als Anfänger Ihre Kondition für eine oder mehrere Sportarten mittels Krafttraining verbessern möchten, finden Sie hier Basisprogramme zum Einstieg. Das Konditionstraining für die Muskeln zielt entweder
> hauptsächlich auf die Oberschenkel oder
> auf alle Muskeln des Körpers.

Erstes Ziel der Phase-I-Programme ist es, Sie mit dem Krafttraining vertraut zu machen.

Phase II: Einführung in das Zirkeltraining
Nach einigen Trainingswochen in Phase I wenden Sie sich den Programmen der Phase II zu, die ein spezielleres, auf Ihre Sportart bezogenes Muskeltraining bieten. Jetzt wird das Zirkeltraining eingeführt.

Phase III: Steigerung des Trainingsumfangs
Nach ein bis zwei Monaten der Einübung in das Zirkeltraining ist es an der Zeit, den Trainingsumfang zu vergrößern. Nun werden komplexere Übungen wie das Umsetzen und Stoßen ins Training eingeführt. Die größere Zahl der Serien wird Sie zudem veranlassen, in manchen Fällen Ihr Training zu splitten. Diese wichtige Etappe entspricht den Programmen der Phase III.

Phase IV: Spezialisierung
Nach drei bis sechs Monaten regelmäßiger Vorbereitung können Sie sich auf die Muskeln spezialisieren, die für Ihre Sportart wichtig sind. Das sind die Programme der Phase IV. Wir haben Programme für etwa 30 Sportarten zusammengestellt.

Phase V: Individuelles Programm erarbeiten
Nach zwölf bis 18 Monaten Krafttraining ist es an der Zeit, einen persönlichen Trainingsplan zu erarbeiten, der sich an Ihren Zielen, Schwächen und Prioritäten orientiert. Sie erfahren, wie Sie sich »freischwimmen« lernen, sobald Sie Phase V erreichen.

Zirkeltraining oder Training in Serien?
Diese Frage muss geklärt werden. Soll man Zirkeltraining absolvieren oder klassische Serien aneinanderreihen? Wissenschaftliche Studien zeigen sehr interessante Ergebnisse. Stellen Sie sich zwei Gruppen von Anfängern im Tennis vor:
> Die erste Gruppe übt immer wieder die Vorhand. Wenn sie diese beherrscht, lernt sie auf gleiche Weise die Rückhand. Es handelt sich um ein Training in Serie.
> Die zweite Gruppe soll abwechselnd mit Vorhand oder Rückhand schlagen. Das ist eine Art Zirkeltraining. Die Zahl der Schläge mit Vor- und Rückhand war am Ende des Kurses bei beiden Gruppen genau gleich. Was die Probanden im Lehrgang gelernt hatten, wurde direkt nach dem Kurs und zehn Tage später erneut überprüft. Unmittelbar nach dem Kurs wiesen die Spieler, die mit wiederholten Serien gelernt hatten, bessere Testergebnisse auf. Doch zehn Tage später hatten die Spieler, die das Zirkeltraining absolviert hatten, ihr Spiel am meisten verbessert.

Diese Ergebnisse zeigen zweierlei:

1 Wenn es darum geht, eine neue Bewegung schnell zu erlernen, gelingt das besser in Serien. Anfänger im Krafttraining sollten darum in den ersten Wochen kein Zirkeltraining machen, sondern lernen, die Übungen gründlich auszuführen. Das Erlernen einer ohnehin schwierigen Bewegung würde durch Zirkeltraining erschwert.

2 Wenn ein möglichst seine Funktion erfüllender Muskel das Ziel ist, ist es aber empfehlenswert, möglichst bald zum Zirkeltraining überzugehen.

Auf dem Sportplatz kommt es selten vor, dass eine einzelne Bewegung mit demselben Muskel während einer Aktivität ständig wiederholt wird. Beispiel Fußball: Auch wenn im Wesentlichen Beinarbeit angesagt ist, muss der Spieler vorwärts, rückwärts, seitwärts laufen... Er muss dribbeln, einen Pass spielen... In diesem Fall ist ein Zirkel besser als eine Serie. Für den Fußballer ist folgendes Training denkbar, das 2 bis 5 Zirkel mit 20 bis 50 Wiederholungen umfasst:

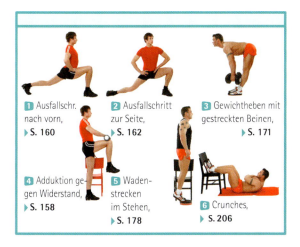

1. Ausfallschr. nach vorn, ▶ S. 160
2. Ausfallschritt zur Seite, ▶ S. 162
3. Gewichtheben mit gestreckten Beinen, ▶ S. 171
4. Adduktion gegen Widerstand, ▶ S. 158
5. Wadenstrecken im Stehen, ▶ S. 178
6. Crunches, ▶ S. 206

In anderen Sportarten sind die Beine und der Oberkörper gleichzeitig gefordert, zum Beispiel beim Tennis, Rugby, Rudern oder Schwimmen... Um der Schwierigkeit zu begegnen, die Muskeln beider Körperhälften zu koordinieren, müssen kompliziertere Zirkel erarbeitet werden. Nachstehend finden Sie einen Zirkel für Aktivitäten, die den Einsatz des ganzen Körpers verlangen. Führen Sie pro 3 bis 6 Zirkel bis zu 8-25 Wiederholungen je Übung aus:

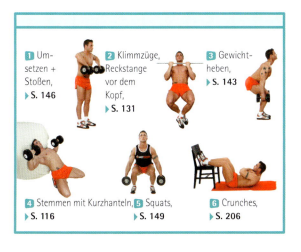

1. Umsetzen + Stoßen, ▶ S. 146
2. Klimmzüge, Reckstange vor dem Kopf, ▶ S. 131
3. Gewichtheben, ▶ S. 143
4. Stemmen mit Kurzhanteln, ▶ S. 116
5. Squats, ▶ S. 149
6. Crunches, ▶ S. 206

DAS PROBLEM DER ÜBERTRAGUNG

Die Praxis des Krafttrainings mit dem Ziel der Leistungssteigerung bildet die Grundlage dafür, dass eine Übertragung zwischen dem Kraftzuwachs beim Muskeltraining und der Leistungssteigerung in der sportlichen Praxis stattfindet. Beim Anfänger gelingt diese Übertragung im Allgemeinen recht gut. Doch je höher Ihr Niveau in Ihrer Sportart ist, desto problematischer wird die Übertragung.

Für eine optimale Übertragung muss die Belastung beim Krafttraining möglichst genau der Belastung in Ihrer Sportart entsprechen. Deswegen ist es unerlässlich, dass Sie Ihr Krafttrainingsprogramm ganz auf Ihre persönlichen Bedürfnisse ausrichten.

Zusammenfassung

Wenn Sie aus ästhetischen Gründen Muskelmasse aufbauen wollen, wäre ein Zirkeltraining kontraproduktiv. Dieses verlangt nämlich eine Anpassung von Gehirn und Nerven, die für die einfache Zunahme an Muskelmasse unnütz ist. Die einzige Rechtfertigung des Zirkeltrainings ist in diesem Fall der Zeitgewinn, wenn Ausdauer und Widerstand zugleich mit dem Muskelvolumen trainiert werden.

Um einen funktionellen Muskel zu bekommen, muss sich die Vielschichtigkeit der Krafttrainingsroutine der Vielschichtigkeit annähern, der Sie in der sportlichen Praxis begegnen. Dann bereitet Ihr Training nicht nur Ihre Muskeln, sondern auch Ihr Nervensystem auf die technischen Schwierigkeiten vor, denen Sie in Ihrer Sportart begegnen.

/ 3 / Krafttraining für verschiedene Sportarten

Phase I: Muskelaufbauprogramme für Anfänger

Das Programm der Phase I muss einige Wochen befolgt werden, um die häufigsten Bewegungen beim Krafttraining beherrschen zu lernen. Wenn Sie sich bereit fühlen, gehen Sie zum Zirkeltraining über (Phase II).

Grundprogramm für Sportarten, die vor allem die Oberschenkel beanspruchen
(Fußball, Laufsport, Radsport, Alpinski ...)
2 bis 3 Trainings pro Woche

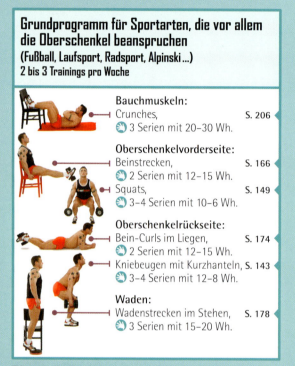

Bauchmuskeln:
Crunches, S. 206
3 Serien mit 20–30 Wh.

Oberschenkelvorderseite:
Beinstrecken, S. 166
2 Serien mit 12–15 Wh.
Squats, S. 149
3–4 Serien mit 10–6 Wh.

Oberschenkelrückseite:
Bein-Curls im Liegen, S. 174
2 Serien mit 12–15 Wh.
Kniebeugen mit Kurzhanteln, S. 143
3–4 Serien mit 12–8 Wh.

Waden:
Wadenstrecken im Stehen, S. 178
3 Serien mit 15–20 Wh.

Grundprogramm für Sportarten, die Muskeln von Oberschenkeln und Oberkörper beanspruchen
(Rugby, Rudern, Netzballspiele, Kampfsportarten, Skilanglauf ...)
2 bis 3 Trainings pro Woche

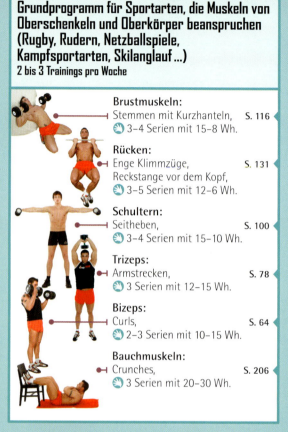

Brustmuskeln:
Stemmen mit Kurzhanteln, S. 116
3–4 Serien mit 15–8 Wh.

Rücken:
Enge Klimmzüge,
Reckstange vor dem Kopf, S. 131
3–5 Serien mit 12–6 Wh.

Schultern:
Seitheben, S. 100
3–4 Serien mit 15–10 Wh.

Trizeps:
Armstrecken, S. 78
3 Serien mit 12–15 Wh.

Bizeps:
Curls, S. 64
2–3 Serien mit 10–15 Wh.

Bauchmuskeln:
Crunches, S. 206
3 Serien mit 20–30 Wh.

Phase II: Einführung in das Zirkeltraining

Nachdem Sie ein bis zwei Monate das Programm der Phase I absolviert haben, beginnen Sie mit dem Zirkeltraining.

Grundzirkel für Sportarten, die vor allem die Oberschenkel beanspruchen
- Führen Sie 2 bis 5 Zirkel durch, und zwar:
- 10–20 Wiederholungen in den Kraftdisziplinen
- 25–50 Wiederholungen in den Ausdauerdisziplinen
- Wiederholen Sie dieses Training 2- bis 3-mal pro Woche

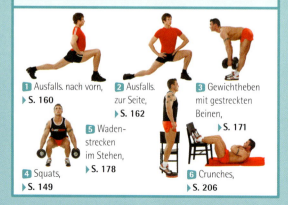

1 Ausfalls. nach vorn, S. 160
2 Ausfalls. zur Seite, S. 162
3 Gewichtheben mit gestreckten Beinen, S. 171
4 Squats, S. 149
5 Wadenstrecken im Stehen, S. 178
6 Crunches, S. 206

Grundzirkel für Sportarten, die vor allem Muskeln von Oberschenkeln und Rumpf beanspruchen
- Machen Sie 3 bis 5 Zirkel, und zwar:
- 15–25 Wiederholungen in den Kraftdisziplinen
- 25–50 Wiederholungen in den Ausdauersportarten
- Wiederholen Sie dieses Training 2- bis 3-mal pro Woche

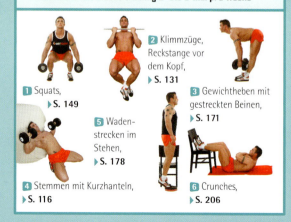

1 Squats, S. 149
2 Klimmzüge, Reckstange vor dem Kopf, S. 131
3 Gewichtheben mit gestreckten Beinen, S. 171
4 Stemmen mit Kurzhanteln, S. 116
5 Wadenstrecken im Stehen, S. 178
6 Crunches, S. 206

Phase III: Vergrößerung des Belastungsumfangs

Nach etwa drei bis sechs Monaten Basistraining im Zirkel sollte das Belastungsvolumen erhöht werden, um weitere Fortschritte zu erzielen. Außerdem ist es an der Zeit, komplexere Übungen einzuführen, die eine bessere Beherrschung der Bewegung erfordern, z. B. Umsetzen und Stoßen.

Fortgeschrittenen-Zirkel für Sportarten, die vor allem die Oberschenkel beanspruchen

Führen Sie 3 bis 6 Zirkel durch, und zwar
- 10–20 Wiederholungen in den Kraftsportarten
- 25–50 Wiederholungen in den Ausdauersportarten

Ideal ist es, die Übungen in Rotation und in ständigem Wechsel zu absolvieren, um den Schwierigkeitsgrad des Trainings zu erhöhen. Wiederholen Sie das Training A 1- bis 2-mal je Woche. Schieben Sie Training B irgendwo dazwischen ein, etwa so: (Anmerkung: ein x bedeutet Ruhetag.)

Tag	1	2	3	4	5	6	7
Training	A	X	B	X	A/B	X	X

Training A

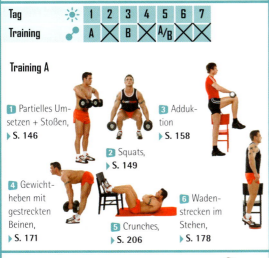

1. Partielles Umsetzen + Stoßen, S. 146
2. Squats, S. 149
3. Adduktion, S. 158
4. Gewichtheben mit gestreckten Beinen, S. 171
5. Crunches, S. 206
6. Wadenstrecken im Stehen, S. 178

Training B

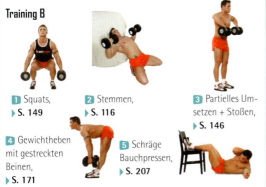

1. Squats, S. 149
2. Stemmen, S. 116
3. Partielles Umsetzen + Stoßen, S. 146
4. Gewichtheben mit gestreckten Beinen, S. 171
5. Schräge Bauchpressen, S. 207

Fortgeschrittenen-Zirkel, die vor allem die Muskeln von Oberschenkeln und Oberkörper beanspruchen

Führen Sie 4 bis 6 Zirkel aus, und zwar:
- 10–20 Wiederholungen in den Kraftdisziplinen
- 25–50 Wiederholungen in den Ausdauerdisziplinen

Achten Sie darauf, im Lauf der Wochen reihum die vier verschiedenen Zirkeltrainings zu absolvieren. Am 5. und 12. Tag beginnen Sie das individuelle Training, denn ob Sie Training A oder B wählen, hängt davon ab, welche Muskeln (Oberkörper oder Beine) für Ihre Sportart wichtiger sind. Nach zwei Wochen beginnen Sie dann erneut mit dem ersten Zyklus.

	1	2	3	4	5	6	7	8	9	10	11	12	13	14
	A^1	X	B^1	X	A^2/B^2	X	X	A^2	X	B^2	X	A^1/B^1	X	X

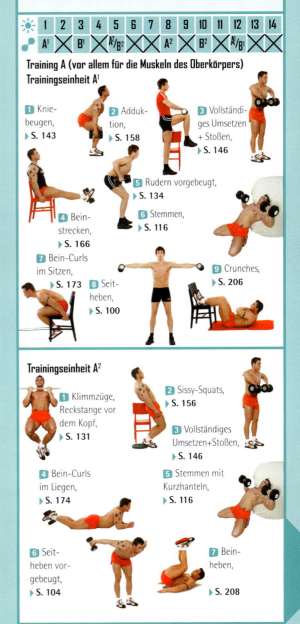

Training A (vor allem für die Muskeln des Oberkörpers)

Trainingseinheit A^1

1. Kniebeugen, S. 143
2. Adduktion, S. 158
3. Vollständiges Umsetzen + Stoßen, S. 146
4. Beinstrecken, S. 166
5. Rudern vorgebeugt, S. 134
6. Stemmen, S. 116
7. Bein-Curls im Sitzen, S. 173
8. Seitheben, S. 100
9. Crunches, S. 206

Trainingseinheit A^2

1. Klimmzüge, Reckstange vor dem Kopf, S. 131
2. Sissy-Squats, S. 156
3. Vollständiges Umsetzen+Stoßen, S. 146
4. Bein-Curls im Liegen, S. 174
5. Stemmen mit Kurzhanteln, S. 116
6. Seitheben vorgebeugt, S. 104
7. Beinheben, S. 208

/ 3 / Krafttraining für verschiedene Sportarten

Fortges.-Zirkel f. Sportarten, die die Muskeln von Oberschenkel und Oberkörper beanspruchen

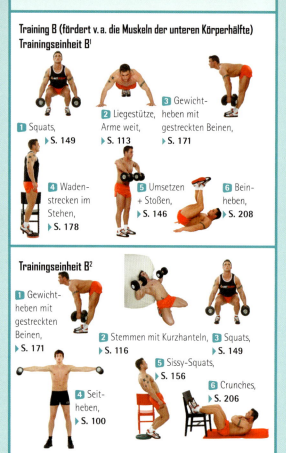

Training B (fördert v. a. die Muskeln der unteren Körperhälfte)
Trainingseinheit B¹
1 Squats, S. 149
2 Liegestütze, Arme weit, S. 113
3 Gewichtheben mit gestreckten Beinen, S. 171
4 Wadenstrecken im Stehen, S. 178
5 Umsetzen + Stoßen, S. 146
6 Beinheben, S. 208

Trainingseinheit B²
1 Gewichtheben mit gestreckten Beinen, S. 171
2 Stemmen mit Kurzhanteln, S. 116
3 Squats, S. 149
4 Seitheben, S. 100
5 Sissy-Squats, S. 156
6 Crunches, S. 206

DIE BEDEUTUNG DER ROTATION FÜR DIE LEISTUNG

Bei zahlreichen Sportarten wird die Bewegung mit einer Drehung des Rumpfes eingeleitet. Ein Golfspieler beispielsweise gewinnt seine Schwungkraft durch die Vordehnung, während deren er seinen Golfschläger möglichst weit ausschwingt, bevor er ihn abwärts führt, um den Ball zu treffen. Beim Boxer wird der Fausthieb mit einer Drehung des Rumpfes nach hinten als Vordehnung eingeleitet. Die Muskeln, die für diese Drehung zuständig sind, müssen natürlich gut trainiert werden,
> um an Kraft zuzulegen,
> um die Muskeln zu kräftigen mit dem Ziel, die häufigen Verletzungen in diesem relativ anfälligen Bereich zu vermeiden.

Anfängerprogramm zur Kräftigung der Rotatoren des Rumpfes
Absolvieren Sie 2 bis 4 Zirkel mit je 25–50 Wiederholungen.

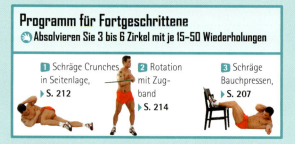

1 Rotation mit Zugband, S. 214
2 Schräge Bauchpressen, S. 207

Programm für Fortgeschrittene
Absolvieren Sie 3 bis 6 Zirkel mit je 15–50 Wiederholungen

1 Schräge Crunches in Seitenlage, S. 212
2 Rotation mit Zugband, S. 214
3 Schräge Bauchpressen, S. 207

Phase IV: Training für verschiedene Sportarten

Nachdem Sie sechs bis acht Monate regelmäßig trainiert haben, wird es Zeit, die Muskeln, die in Ihrer Sportart am meisten beansprucht werden, noch gezielter anzugehen. Bei jeder Disziplin werden ja ganz bestimmte Muskelgruppen beansprucht. Außerdem müssen Sie in der Lage sein, die beispielhaft vorgestellten Programme so abzuändern, dass Sie bestimmte Übungen gegen andere austauschen können, die für Sie besonders nützlich sind.

Am Beginn des Trainings werden auch Schnellkraftübungen eingeführt, um die Nervenerregung zu stimulieren und die Explosivkraft der Muskeln zu fördern. Diese Übungen machen Sie nach gründlichem Aufwärmen. Denken Sie auch daran, dass die Wiederholungen so lange ausgeführt werden müssen, bis Ihre Explosivkraft erschöpft ist. Dann müssen Sie die Serie beenden und nach 30 Sekunden bis zu einer Minute Pause die nächste Serie anschließen.

Nach dem Training werden auch Dehnübungen empfohlen. Halten Sie die Dehnung 10 Sekunden bis 1 Minute, bevor Sie die nächste Übung angehen. Im Allgemeinen werden je Muskelgruppe 1 bis 4 Serien einer Dehnübung ausgeführt, außer wenn ausdrücklich geraten wird, einen Muskel in verschiedenen Winkeln zu dehnen.

Wir haben uns mit 16 Sportarten auseinandergesetzt, die am häufigsten betriebenen Disziplinen zusammenfassen, damit Sie das Programm finden, das am besten zu Ihnen passt. Zögern Sie nicht, die Reihenfolge der Übungen zu ändern, um den Schwierigkeitsgrad zu erhöhen.

Fußball

Ziel des Programms ist es, die Oberschenkel zu kräftigen und die Lendenregion, die Kniegelenke sowie die Hüftdreher zu schützen.

- Machen Sie 2 bis 5 Zirkel mit je 20-50 Wiederholungen.
- Wiederholen Sie jedes Training 1- bis 2-mal pro Woche, bevorzugt das Programm A.

Training A

Schnellkraftübungen zum Aufwärmen
▶ S. 167
3–4 Serien mit maximalen Wiederholungen je Übung.

1 Box-Squats mit Pause in Hocke und abnehmender Belastung, ▶ S. 149/150

2 Crunches, ▶ S. 206

3 Gewichtheben mit gestreckten Beinen, ▶ S. 171

4 Innenrotation der Oberschenkel im Sitzen, ▶ S. 201

5 Außenrotation der Oberschenkel im Sitzen, ▶ S. 201

6 Adduktion der Oberschenkel im Sitzen, ▶ S. 165

7 Adduktion gegen Widerstand, ▶ S. 158

Dehnübungen nach dem Training
▶ S. 137/162/201/185/176

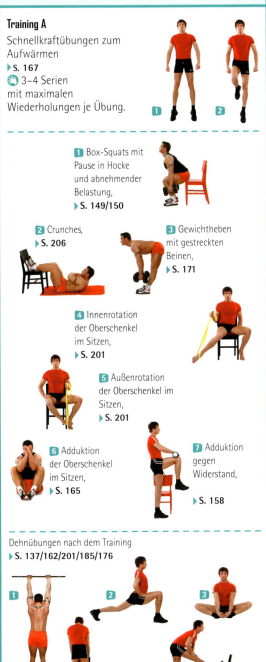

Training B

Schnellkraftübungen zum Aufwärmen
▶ S. 167
3–4 Serien mit maximalen Wiederholungen je Übung

1 Partielles Umsetzen + Stoßen, ▶ S. 146

2 Beinheben, ▶ S. 208

3 Seitheben vorgebeugt, ▶ S. 104

4 Beinstrecken, ▶ S. 166

5 Crunches, ▶ S. 206

6 Bein-Curls im Sitzen, ▶ S. 173

7 Schräge Bauchpressen, ▶ S. 207

8 Wadenstrecken im Stehen, ▶ S. 178

Dehnübungen nach dem Training
▶ S. 106/137/178/176/199

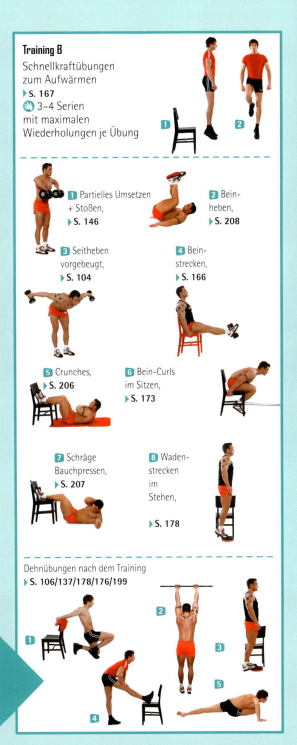

/ 3 / Krafttraining für verschiedene Sportarten

Radsport
Ziel des Programms ist es, die Oberschenkel zu kräftigen und den Rücken zu schützen.

🏊 Führen Sie 3 bis 5 Zirkel mit je 10–20 Wiederholungen durch.
- Wiederholen Sie dieses Training 2- bis 4-mal pro Woche.

🏊 Führen Sie 2 bis 4 Zirkel mit 30–50 Wiederholungen aus.
- Wiederholen Sie dieses Training 1- bis 3-mal pro Woche.

Programm für Bahnfahrer
Schnellkraftübungen zum Aufwärmen
▶ S. 167

🏊 Führen Sie 3–4 Serien aus mit maximalen Wiederholungen je Übung.

1. Box-Squats, mit Pause in Hocke und abnehmender Belastung, ▶ S. 149/150
2. Gewichtheben mit gestreckten Beinen, ▶ S. 171
3. Beinheben, ▶ S. 208
4. Klassische Squats, ▶ S. 149
5. Wadenstrecken im Stehen, ▶ S. 178
6. Adduktion gegen Widerstand, ▶ S. 158
7. Partielles Umsetzen + Stoßen, ▶ S. 146
8. Beckenheben, ▶ S. 196
9. Sitz-Squats, ▶ S. 182
10. Crunches, ▶ S. 206

Dehnübungen nach dem Training
▶ S. 137/162/178/199/168

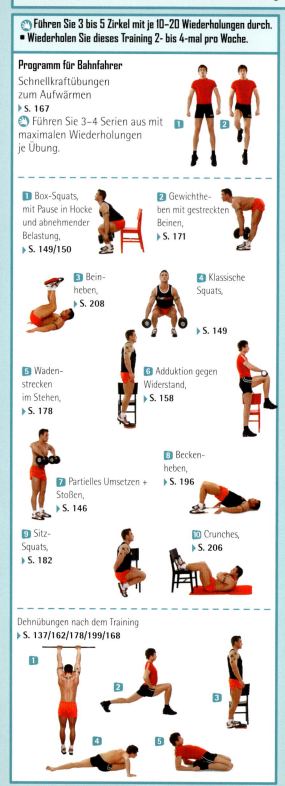

Programm für Straßenfahrer

1. Squats, ▶ S. 149
2. Adduktion gegen Widerstand, ▶ S. 158
3. Crunches, ▶ S. 206
4. Kniebeugen mit Kurzhantel, ▶ S. 143
5. Schräge Bauchpressen, ▶ S. 207
6. Beinstrecken, ▶ S. 166
7. Beckenheben, ▶ S. 196

Dehnübungen nach dem Training
▶ S. 137/178/176/199/168

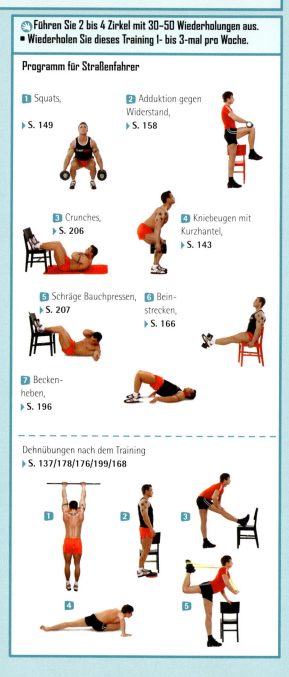

Netzballspiele

Dieses Programm kräftigt Oberschenkel und Arme und schützt gleichzeitig die Schultern und die Kniebeuger.

- Wiederholen Sie dieses Training 1- bis 2-mal pro Woche und bevorzugen Sie für die Wiederholung Programm A.

Programm A

Schnellkraftübungen zum Aufwärmen
▶ S. 167/124

Führen Sie 3–4 Serien mit einem Maximum an Wiederholungen durch.

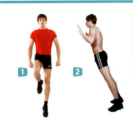

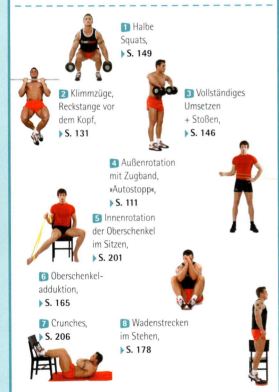

1. Halbe Squats, ▶ S. 149
2. Klimmzüge, Reckstange vor dem Kopf, ▶ S. 131
3. Vollständiges Umsetzen + Stoßen, ▶ S. 146
4. Außenrotation mit Zugband, »Autostopp«, ▶ S. 111
5. Innenrotation der Oberschenkel im Sitzen, ▶ S. 201
6. Oberschenkeladduktion, ▶ S. 165
7. Crunches, ▶ S. 206
8. Wadenstrecken im Stehen, ▶ S. 178

Dehnübungen nach dem Training
▶ S. 106/137/91/87/185/162

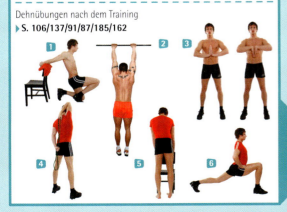

Programm B

Schnellkrafttraining zum Aufwärmen
▶ S. 167/124

Führen Sie 3 bis 4 Serien mit möglichst vielen Wiederholungen pro Übung durch.

1. Gewichtheben mit gestreckten Beinen, ▶ S. 171
2. Außenrotation mit Zugband, ▶ S. 214
3. Rudern, ▶ S. 134
4. Schräge Crunches in Seitenlage, ▶ S. 212
5. Seitheben vorgebeugt, ▶ S. 104
6. Schräge Bauchpressen, ▶ S. 207
7. Bein-Curls im Sitzen, ▶ S. 173
8. Adduktion gegen Widerstand, ▶ S. 158

Dehnübungen nach dem Training
▶ S. 106/137/91/87/201/176

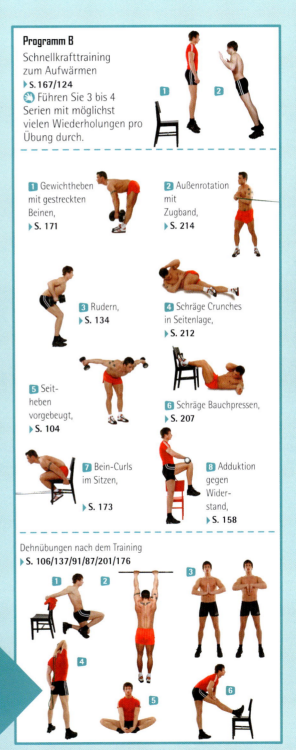

/3/ Krafttraining für verschiedene Sportarten

Rugby, American Football ...

Ziel des Programms ist es, die Muskeln des Oberschenkels, des Rumpfs und der Arme zu kräftigen und gleichzeitig Hals-, Rücken- und Kniemuskeln sowie Kniebeuger zu schützen.

- Führen Sie 2 bis 5 Zirkel mit je 10–30 Wiederholungen durch.
- Wiederholen Sie dieses Training 1- bis 2-mal pro Woche, bevorzugt das Programm A.

Programm A
Schnellkrafttraining zum Aufwärmen
▶ S. 167/124
Führen Sie 3–4 Serien mit möglichst vielen Wiederholungen je Übung durch.

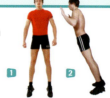

1. Vollständiges Umsetzen + Stoßen, abnehmende Belastung, ▶ S. 146
2. Klimmzüge an der Reckstange, ▶ S. 131
3. Squats, ▶ S. 149
4. Rudern, ▶ S. 134
5. Kniebeugen mit Kurzhanteln, ▶ S. 143
6. Nackenstrecken, ▶ S. 127
7. Shrugs mit Kurzhanteln, ▶ S. 140
8. Nackenbeugen, ▶ S. 127
9. Crunches, ▶ S. 206
10. Seitneigung Hals, ▶ S. 128
11. Wadenstrecken im Stehen, ▶ S. 178

Dehnübungen nach dem Training
▶ S. 176/162/106/185/137

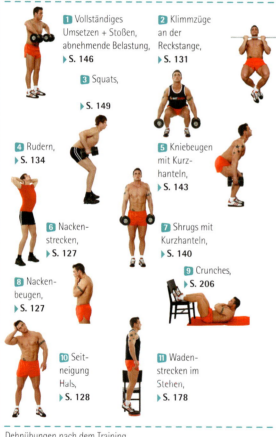

Programm B
Schnellkrafttraining zum Aufwärmen
▶ S. 167/124
Führen Sie 3–4 Serien mit möglichst vielen Wiederholungen pro Übung durch.

1. Box-Squats mit Pause in tiefer Hocke, ▶ S. 149/150
2. Rotation mit Zugband, ▶ S. 214
3. Stemmen mit Kurzhanteln, ▶ S. 116
4. Gewichtheben mit gestreckten Beinen, abnehmende Belastung, ▶ S. 171
5. Schräge Bauchpressen, ▶ S. 207
6. Seitheben, vorgebeugt, ▶ S. 104
7. Innenrotation der Oberschenkel im Sitzen, ▶ S. 201
8. Rotation mit Zugband, ▶ S. 111
9. Bein-Curls im Sitzen, ▶ S. 173
10. Beinheben am Boden, ▶ S. 208

Dehnübungen nach dem Training
▶ S. 176/162/106/185/137

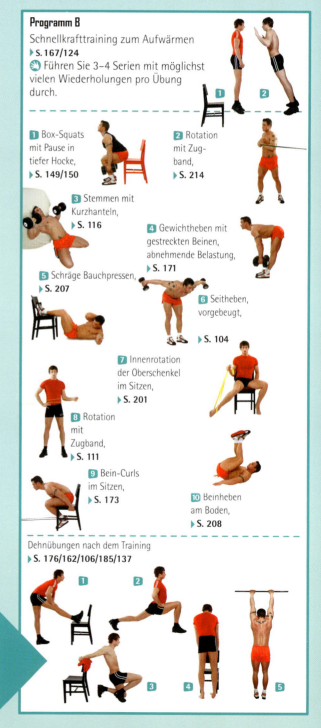

Basketball, Volleyball, Handball

Ziel des Programms ist es, die Muskeln der Oberschenkel, Schultern und Arme zu kräftigen und dabei die Knie und die Kniebeuger zu schonen.

🏊 Führen Sie 2 bis 4 Zirkel mit je 20–50 Wiederholungen aus.
■ Training 2- bis 3-mal pro Woche wiederholen

Programm A

Schnellkraftübungen zum Aufwärmen
▶ S. 167/124

🏊 Führen Sie 3-4 Serien mit möglichst vielen Wiederholungen pro Übung aus.

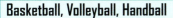

1 Umsetzen + Stoßen, ▶ S. 146
2 Klimmzüge an der Reckstange ▶ S. 131
3 Halb-Squats, ▶ S. 149
4 Schräge Bauchpressen, ▶ S. 207
5 Gewichtheben mit gestreckten Beinen, abnehmende Belastung, ▶ S. 171
6 Außenrotation mit Zugband, ▶ S. 214
7 Seitheben vorgebeugt, ▶ S. 104
8 Wadenstrecken, ▶ S. 178
9 Hüftgelenksdreher ▶ S. 201
10 Bein-Curls im Sitzen, ▶ S. 173
11 Außenrotation mit Zugband, ▶ S. 111

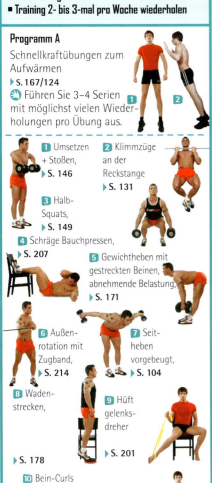

Dehnübungen nach dem Training
▶ S. 137/91/87/162

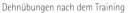

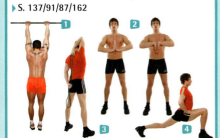

Wintersport: Alpinski, Langlauf ...

Ziel des Programms ist, die Oberschenkelmuskulatur zu kräftigen und den Rücken, die Knie und die Kniebeuger zu schützen.

🏊 Führen Sie 2 bis 4 Zirkel mit je 25–40 Wiederholungen für Abfahrtslauf und je 30–100 Wiederholungen für Langlauf aus.
■ Wiederholen Sie dieses Training 2- bis 3-mal pro Woche.

Zirkel für Alpinski

Schnellkrafttraining zum Aufwärmen ▶ S. 167
🏊 Führen Sie 5–6 Serien mit möglichst vielen Wh. aus.

1 Halb-Squats, ▶ S. 149
2 Seitheben vorgebeugt, ▶ S. 104
3 Kniebeugen mit Kurzhanteln, ▶ S. 143
4 Oberschenkeladduktion, ▶ S. 165
5 Rudern, ▶ S. 134
6 Bein-Curls, ▶ S. 173
7 Beinheben, ▶ S. 208
8 Wadenstrecken, ▶ S. 178

Dehnübungen nach dem Training
▶ S. 137/185/178/162/201

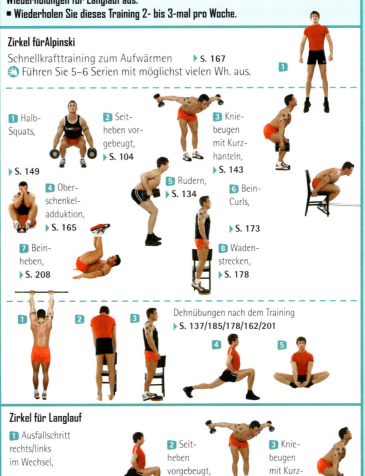

Zirkel für Langlauf

1 Ausfallschritt rechts/links im Wechsel, ▶ S. 160
2 Seitheben vorgebeugt, ▶ S. 104
3 Kniebeugen mit Kurzhanteln, ▶ S. 143
4 Außenrotation mit Zugband, ▶ S. 111
5 Oberschenkeladduktion im Sitzen, ▶ S. 201
6 Beinheben, ▶ S. 208
7 Bein-Curls im Sitzen, ▶ S. 173
8 Wadenstrecken im Stehen, ▶ S. 178

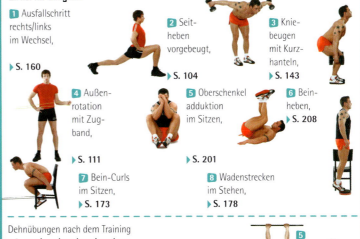

Dehnübungen nach dem Training
▶ S. 106/162/201/185/137/178

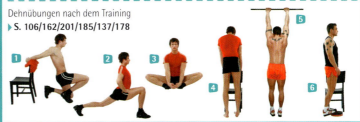

Kampfsportarten

Ziel des Programms ist es, sämtliche Muskeln des Körpers zu kräftigen und dabei die wichtigsten Gelenke zu schonen.

Zweikampfsport (Ringen, Judo …)

Wiederholen Sie jedes Training 1- bis 2-mal pro Woche, bevorzugt das Programm A.
🏋 Führen Sie 3 bis 6 Zirkel mit je 20–40 Wh. aus.

/ 3 / Krafttraining für verschiedene Sportarten

Programm A
Schnellkrafttraining zum Aufwärmen
▶ S. 167/124/167
🏋 Führen Sie 2–3 Serien mit möglichst vielen Wiederholungen je Übung aus.

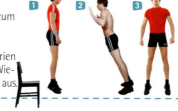

1 Vollständiges Umsetzen + Stoßen, ▶ S. 146

2 Außenrotation mit Zugband, ▶ S. 214

3 Halb-Squats, ▶ S. 149

4 Klimmzüge, Reckstange vor dem Kopf, ▶ S. 131

5 Wadenstrecken im Stehen, ▶ S. 178

6 Hammer-Curls, ▶ S. 66

7 Schräge Bauchpressen, ▶ S. 207

8 Außenrotation mit Zugband, ▶ S. 214

9 Nackenstrecken, ▶ S. 127

10 Nackenbeugen, ▶ S. 127

11 Seitbeugen Hals, ▶ S. 128

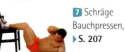

Dehnübungen nach dem Training
▶ S. 106/201/137/12/91

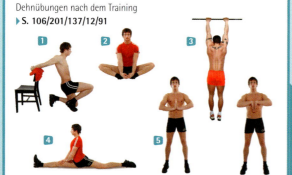

Programm B
Schnellkrafttraining zum Aufwärmen
▶ S. 167
🏋 Führen Sie 4–5 Serien mit möglichst vielen Wiederholungen pro Übung durch.

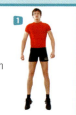

1 Stemmen mit Kurzhanteln, ▶ S. 116

2 Gewichtheben mit gestreckten Beinen, abnehmende Belastung, ▶ S. 171

3 Rudern, ▶ S. 134

4 Beinheben, ▶ S. 208

5 Arm-Curls, abnehm. Bel., ▶ S. 64

6 Handgelenk-Curls, ▶ S. 88

7 Crunches, ▶ S. 206

8 Innenrotation des Oberschenkels im Sitzen, ▶ S. 201

9 Außenrotation des Oberschenkels im Sitzen, ▶ S. 201

10 Adduktion der Oberschenkel, ▶ S. 165

11 Shrugs mit unterschiedlichen Hantelpositionen: Halten Sie die Hanteln zunächst hinter sich, dann seitlich und zuletzt vor sich, ▶ S. 140

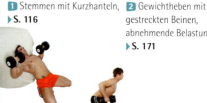

Dehnübungen nach dem Training
▶ S. 106/185/137/91/12

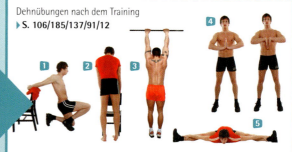

246

Boxen

Führen Sie 2 bis 5 Zirkel mit je 10–50 Wiederholungen aus. Wiederholen Sie dieses Training 2- bis 3-mal pro Woche.

Schnellkrafttraining zum Aufwärmen
▶ S. 167/124
Führen Sie 5-6 Serien mit maximalen Wiederholungen aus.

1. Stehend mit Zugband über dem Rücken abwechselnd rechte und linke Faust nach vorn boxen[1], ▶ S. 116
2. Squats, ▶ S. 149
3. Klimmzüge, Reckstange vor dem Kopf, ▶ S. 131
4. Gewichtheben mit gebeugten Knien, abnehmende Belastung, ▶ S. 171
5. Außenrotation mit Zugband, ▶ S. 111
6. Wadenstrecken im Stehen, ▶ S. 178
7. Schräge Bauchpressen, ▶ S. 207
8. Vollständiges Umsetzen + Stoßen, ▶ S. 146
9. Nackenstrecken, ▶ S. 127
10. Nackenbeugen, ▶ S. 127
11. Seitbeugen Hals, ▶ S. 128
12. Außenrotation mit Zugband, ▶ S. 214
13. Shrugs mit wechselnden Hantelpositionen, ▶ S. 140

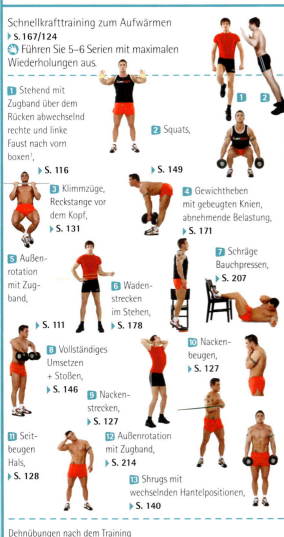

Dehnübungen nach dem Training
▶ S. 106/162/137/91/185

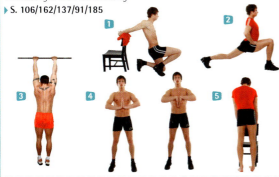

[1] Anmerkung: Oft wird diese Übung mit Hanteln gemacht. Leider wirkt der Widerstand dieser Last von oben nach unten statt von hinten nach vorn, wie es das Boxen erfordert. Nur durch ein Zugband kann die Explosivkraft für den Schlag erzeugt werden.

Leichtathletik: Lauf-, Sprung- und Wurfdisziplinen

Mit diesem Programm werden die Oberschenkel gekräftigt, zugleich Rücken, Hüften, Kniebeuger und Schultern geschont.

Laufdisziplinen

Führen Sie 2 bis 5 Zirkel aus, und zwar
- 10–20 Wiederholungen für Sprinter
- 20–40 Wiederholungen für Mittel- und Langstreckenläufer, in 1–5 Minuten
- 50–100 Wiederholungen für die Übrigen.

Wiederholen Sie dieses Training 2- bis 3-mal pro Woche.

Schnellkrafttraining zum Aufwärmen
▶ S. 167
Führen Sie 5-6 Serien mit möglichst vielen Wiederholungen pro Übung aus.

1. Halb-Squats mit abnehmenden Serien, ▶ S. 149
2. Adduktion gegen Widerstand[1], ▶ S. 158
3. Partielles Umsetzen + Stoßen, ▶ S. 146
4. Wadenstrecken im Stehen, ▶ S. 178
5. Schräge Bauchpressen, ▶ S. 207
6. Gewichtheben mit gestreckten Beinen, ▶ S. 171
7. Beinheben, ▶ S. 208

Dehnübungen nach dem Training
▶ S. 106/137/162/201/185/199

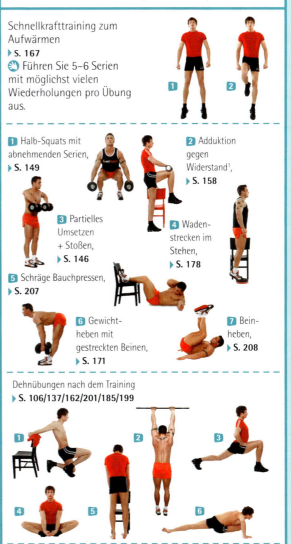

[1] Anmerkung: Halten Sie sich beim Adduzieren gegen Widerstand möglichst wenig fest, damit Ihr fester Stand maximal durch die Kontraktion des mittleren Gesäßmuskels des Standbeins gesichert ist. Dieser beim Laufen sehr wichtige Muskel verhindert, dass das Becken zur Gegenseite kippt. Auch der Spanner der Oberschenkelbinde wird aktiviert. Dieser Muskel hebt den Oberschenkel und verläuft teilweise über dem äußeren Schenkelmuskel; dadurch wird beim Laufen Kraft entwickelt.

Wurfdisziplinen

Ziel des Programms ist es, die Oberschenkel, die Rotatoren des Rumpfes und die Schultern zu kräftigen und dabei den Rücken und das Schultergelenk zu schützen.
Führen Sie 4 bis 6 Zirkel aus mit je 1 bis 6 Wiederholungen.
Wiederholen Sie dieses Training 3- bis 5-mal pro Woche.

Schnellkrafttraining zum Aufwärmen
▶ S. 167/124
Machen Sie 3–4 Serien mit möglichst vielen Wiederholungen pro Übung.

1 Halb-Squats, ▶ S. 149
2 Stemmen mit Kurzhanteln, ▶ S. 116
3 Schräge Bauchpressen, ▶ S. 207
4 Vollständiges Umsetzen + Stoßen, ▶ S. 146
5 Wadenstrecken im Stehen, ▶ S. 178
6 Klimmzüge, Reckstange vor dem Kopf, ▶ S. 131
7 Beinheben, ▶ S. 208
8 Außenrotation mit Zugband, ▶ S. 111
9 Außenrotation mit Zugband, ▶ S. 214
10 Rudern, ▶ S. 134

Dehnübungen nach dem Training
▶ S. 106/87/137/91

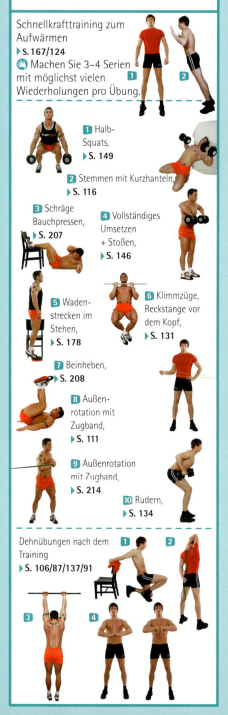

Schwimmen

Ziel des Programms ist die Kräftigung von Schulter, Brust, Rücken und Oberschenkeln unter Schonung der wichtigsten Gelenke.
Machen Sie 4–6 Zirkel mit 25–75 Wiederholungenn.
• Wiederholen Sie dieses Traing 2- bis 4-mal pro Woche.

Schnellkrafttraining zum Aufwärmen ▶ S. 124
Führen Sie 4–6 Serien mit möglichst vielen Wiederholungen aus.

1 Vollständiges Umsetzen + Stoßen, ▶ S. 146
2 Kniebeugen, ▶ S. 143
3 Klimmzüge, Reckstange vor dem Kopf, ▶ S. 131
4 Außenrotation mit Zugband, ▶ S. 111
5 Pull over mit gebeugten Armen, ▶ S. 136
6 Seitheben, vorgebeugt, ▶ S. 104
7 Stemmen, ▶ S. 116
8 Außenrotation mit Zugband, ▶ S. 214
9 Rudern, ▶ S. 134

Dehnübungen nach dem Training ▶ S. 106/87/199/137/106

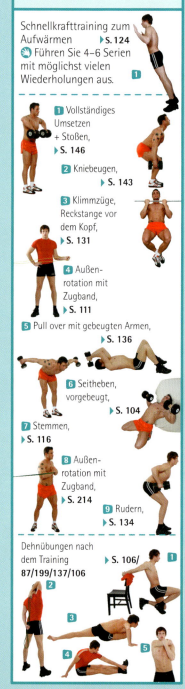

Golf

Ziel des Programms ist die Kräftigung des Rotatoren des Rumpfes und zugleich der Schutz von Rücken, Schultern und Hüften.
Führen Sie 2 bis 3 Zirkel mit je 10–20 Wiederholungen aus.
• Wiederholen Sie dieses Training 1- bis 2-mal pro Woche.

1 Außenrotation mit Zugband, ▶ S. 214
2 Klimmzüge an der Reckstange ▶ S. 131
3 Schräge Bauchpressen, ▶ S. 207
4 Seitheben, vorgebeugt, ▶ S. 104
5 Squats, ▶ S. 149
6 Außenrotation mit Zugband, ▶ S. 111
7 Gewichtheben mit gestreckten Beinen, ▶ S. 171
8 Crunches, ▶ S. 206

Dehnübungen nach dem Training
▶ S. 106/162/91/87

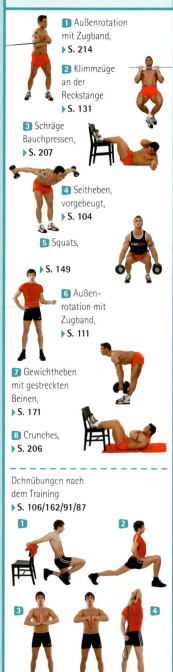

Eissport: Eislauf, Eishockey

Ziel des Programms ist die Kräftigung der Oberschenkel, des Gesäßes und der Rotatoren des Rumpfes bei gleichzeitigem Schutz der Lendenmuskeln und der Kniebeuger.

- Führen Sie 2 bis 5 Zirkel mit je 10–40 Wiederholungen aus.
- Wiederholen Sie diese Übung 2- bis 3-mal pro Woche

Eislaufen

Schnellkrafttraining zum Aufwärmen
▶ S. 167/124

Führen Sie 2–3 Serien mit möglichst vielen Wiederholungen pro Übung aus.

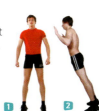

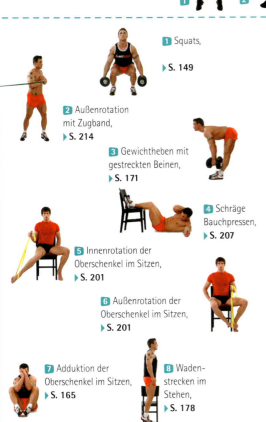

1 Squats, ▶ S. 149
2 Außenrotation mit Zugband, ▶ S. 214
3 Gewichtheben mit gestreckten Beinen, ▶ S. 171
4 Schräge Bauchpressen, ▶ S. 207
5 Innenrotation der Oberschenkel im Sitzen, ▶ S. 201
6 Außenrotation der Oberschenkel im Sitzen, ▶ S. 201
7 Adduktion der Oberschenkel im Sitzen, ▶ S. 165
8 Wadenstrecken im Stehen, ▶ S. 178

Dehnübungen nach dem Training.
▶ S. 106/201/137/137/12/162

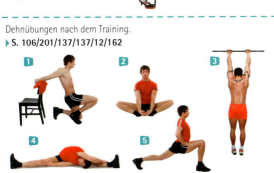

Eishockey

Schnellkrafttraining zum Aufwärmen
▶ S. 167/124

Machen Sie 3–4 Serien mit möglichst vielen Wiederholungen pro Übung.

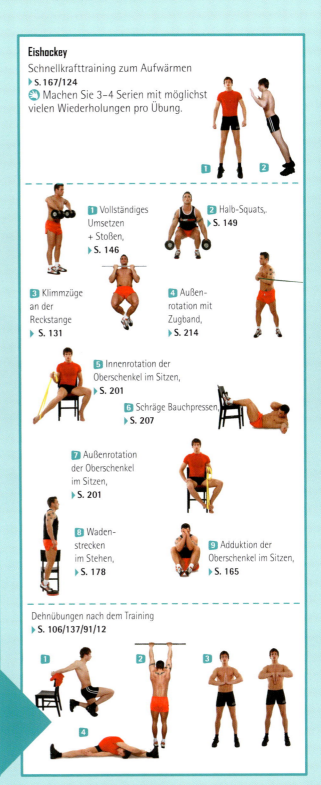

1 Vollständiges Umsetzen + Stoßen, ▶ S. 146
2 Halb-Squats, ▶ S. 149
3 Klimmzüge an der Reckstange ▶ S. 131
4 Außenrotation mit Zugband, ▶ S. 214
5 Innenrotation der Oberschenkel im Sitzen, ▶ S. 201
6 Schräge Bauchpressen, ▶ S. 207
7 Außenrotation der Oberschenkel im Sitzen, ▶ S. 201
8 Wadenstrecken im Stehen, ▶ S. 178
9 Adduktion der Oberschenkel im Sitzen, ▶ S. 165

Dehnübungen nach dem Training
▶ S. 106/137/91/12

Wassersport: Rudern, Kajak, Segeln

Ziel ist die Kräftigung der Arme, des Rückens und der Oberschenkel (außer für Kajaksportler) bei gleichzeitigem Schutz der Lendenregion.
- Führen Sie 2 bis 5 Zirkel mit je 20–40 Wiederholungen aus.
- Wiederholen Sie dieses Training 2- bis 4-mal pro Woche.

Rudern, Segeln

Schnellkrafttraining zum Aufwärmen ▸ S. 167/124
- Führen Sie 3–4 Serien aus mit möglichst vielen Wiederholungen pro Übung.

1 Vollständiges Umsetzen + Stoßen, ▸ S. 146
2 Klimmzüge, Reckstange vor dem Kopf, ▸ S. 131
3 Squats, ▸ S. 149
4 Seitheben, vorgebeugt, ▸ S. 104
5 Gewichtheben mit gestreckten Beinen, ▸ S. 171
6 Außenrotation mit Zugband, ▸ S. 111
7 Schräge Bauchpressen, ▸ S. 207
8 Rudern, ▸ S. 134

Dehnübungen nach dem Training
▸ S. 176/162/137/199/137

Kajak

Schnellkrafttraining zum Aufwärmen S. 124
- Machen Sie 4–5 Serien mit möglichst vielen Wh.

1 Klimmzüge, Reckstange vor dem Kopf, ▸ S. 131
2 Schräge Bauchpressen, ▸ S. 207
3 Rudern, ▸ S. 134
4 Außenrotation mit Zugband, ▸ S. 111
5 Seitheben vorgebeugt, ▸ S. 104
6 Stemmen, ▸ S. 116
7 Außenrotation mit Zugband, ▸ S. 214

Dehnübungen nach dem Training
▸ S. 106/91/137/87

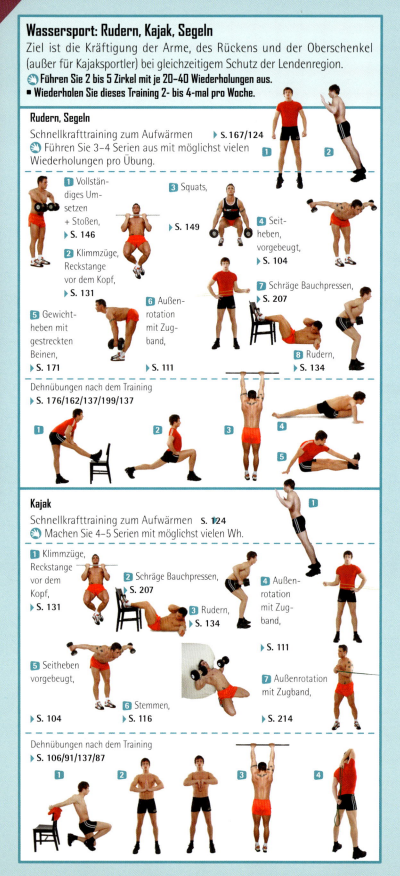

Reiten

Ziele sind der Schutz des Rückens (v. a. der Lendenregion) und der Adduktoren sowie die Kräftigung der Oberschenkel.
- Führen Sie 2 bis 3 Zirkel mit je 20–50 Wiederholungen aus.
- Wiederholen Sie dieses Training 1- bis 2-mal in der Woche.

1 Innenrotation der Oberschenkel im Sitzen, ▸ S. 201
2 Außenrotation der Oberschenkel im Sitzen, ▸ S. 201
3 Adduktion der Oberschenkel, ▸ S. 165
4 Beinheben, ▸ S. 208
5 Gewichtheben mit gestreckten Beinen, ▸ S. 171
6 Bauchpresse, ▸ S. 207
7 Reverse Curls, ▸ S. 68

Dehnübungen nach dem Training
▸ S. 162/176/201/137

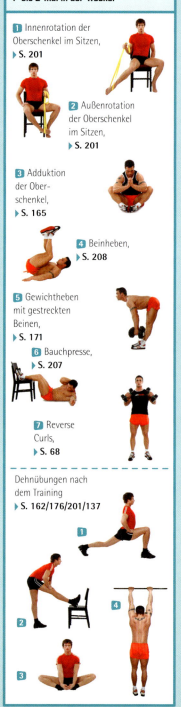

Armdrücken

Ziel des Programms ist es, die Arme und die Rotatoren der Arme zu kräftigen, dabei die Schultern, die Ellbogen und Unterarme zu schützen.

🔄 Führen Sie 4 bis 6 Zirkel mit je 3–12 Wiederholungen aus.
• Training 2- bis 4-mal pro Woche wiederholen

Schnellkrafttraining
▶ S. 124
🔄 Führen Sie 2–3 Serien mit möglichst vielen Wh. aus.

1 Klimmzüge mit zusätzlichem Gewicht,
▶ S. 131

2 Stemmen mit Kurzhanteln, abnehmende Belastung,
▶ S. 116

3 Hammer-Curls, einhändig[1] und abnehmende Belastung,
▶ S. 66

4 Außenrotation mit Zugband,
▶ S. 111

5 Einhandrudern[1], abnehmende Belastung,
▶ S. 134

6 Einhand-Curl[1], abnehmende Belastung,
▶ S. 64

7 Handgelenke strecken,
▶ S. 90

8 Reverse Curls, einhändig[1] und abnehmende Belastung,
▶ S. 68

9 Handgelenk-Curls,
▶ S. 88

10 Crunches mit zusätzlichem Gewicht,
▶ S. 206

Dehnübungen nach dem Training
▶ S. 106/87/137/91

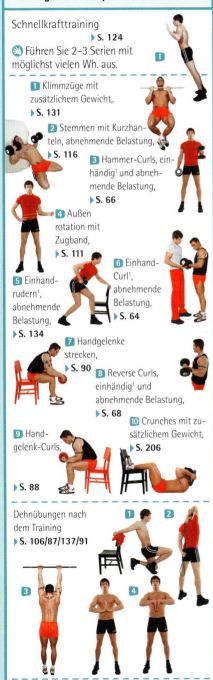

[1] Anmerkung: Natürlich benutzen Sie Ihre Arbeitshand.

Klettern

Ziel des Programms ist die Kräftigung der Oberschenkel, der Arme, Unterarme und des Rückens.

🔄 Führen Sie 2 bis 3 Zirkel mit je 20–40 Wiederholungen aus. Wiederholen Sie dieses Training 1- bis 2-mal pro Woche. Machen Sie ausgiebigen Gebrauch von Serien mit abnehmender Belastung.

1 Klimmzüge, abnehmende Belastung,
▶ S. 131

2 Squats,
▶ S. 149

3 Stemmen mit Kurzhanteln,
▶ S. 116

4 Gewichtheben,
▶ S. 171

5 Außenrotation mit Zugband,
▶ S. 111

6 Wadenstrecken im Stehen,
▶ S. 178

7 Hammer-Curls,
▶ S. 66

8 Handgelenke strecken,
▶ S. 90

9 Crunches, ▶ S. 206

10 Handgelenk-Curls,
▶ S. 88

Dehnübungen nach dem Training,
▶ S. 106/162/137/91/185

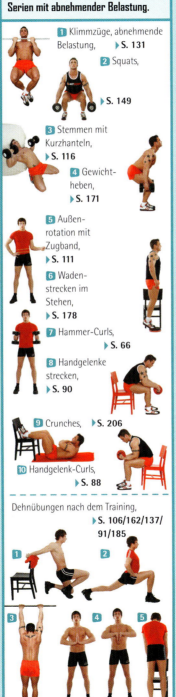

Motorsport

Ziel des Programms ist der Schutz von Rücken (vor allem der Lendenregion) und Hals, außerdem die Kräftigung der Oberschenkel.

🔄 Führen Sie 2 bis 3 Zirkel mit je 20–30 Wiederholungen aus.
• Wiederholen Sie dieses Training mindestens 1- bis 2-mal pro Woche.

1 Gewichtheben mit gestreckten Beinen,
▶ S. 171

2 Crunches,
▶ S. 206

3 Beinstrecken mit Kurzhantel,
▶ S. 166

4 Partielles Umsetzen + Stoßen,
▶ S. 146

5 Schräge Bauchpressen,
▶ S. 207

6 Seitheben, vorgebeugt,
▶ S. 104

7 Rudern,
▶ S. 134

8 Nackenstrecken,
▶ S. 127

9 Nackenbeugen,
▶ S. 127

10 Seitneigung Hals,
▶ S. 128

Dehnübungen nach dem Training
▶ S. 106/137/91

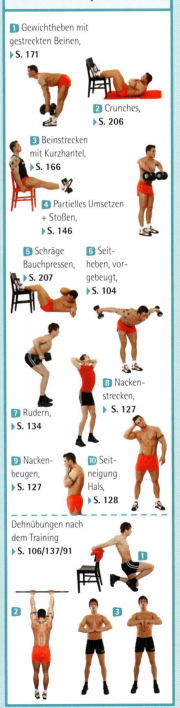

/ 3 / Individuelles Programm erarbeiten

Phase V: Individuelles Programm erarbeiten

Nach 12 bis 18 Monaten Muskeltraining ist es Zeit, sich ein individuelles Trainingsprogramm zusammenzustellen, das auf die Anforderungen Ihrer Sportart zugeschnitten ist. Doch warum sollten Sie erst jetzt Ihr Programm ausarbeiten? Ganz einfach, weil es eine Weile dauert, bis Sie im Stande sind zu spüren, was für Sie am besten ist.

Sofern Sie genau wissen, auf welche Muskeln und welche Eigenschaften es bei Ihrer Sportart ankommt, ist Ihr maßgeschneidertes Training leicht zu planen. Auch müssen Sie sich über Ihre Schwächen klar geworden sein, um besser zu verstehen, was Sie dagegen tun können. Die häufigsten Verletzungsrisiken sind ebenfalls zu bedenken.

Analyse der körperlichen Anforderungen

Um Ihr Programm zusammenzustellen, müssen Sie zunächst Ihr individuelles Leistungsniveau ermitteln. Diese Analyse besteht aus drei Teilen:

1. Welche Muskelgruppen sind besonders gefordert?

In den Programmen der Phase IV haben Sie die Muskeln kennen gelernt, die bei den Hauptsportarten am stärksten beansprucht werden. Das Ideal ist jedoch, dass Sie die Muskelgruppen, die in Ihrer Sportart am meisten gefordert werden, selbst spüren. Die Leichtathleten sind sich dieser Muskelarbeit am stärksten bewusst und machen daher sowohl beim Krafttraining als auch bei ihrem Sport am schnellsten Fortschritte. Manche Personen werden sich sehr schnell dieser Muskelarbeit bewusst, während andere gar nichts spüren. Letztere neigen dann oft dazu, fragwürdige und wenig wirksame Krafttrainings-Techniken anzuwenden.

Wenn man seine Muskeln wirklich fühlt, kann man sie leichter richtig trainieren. Dadurch erlernt man die Bewegungsabläufe schneller, genauer und nachhaltiger. Das Krafttraining trägt dazu bei, das »Gespür« für den Muskel zu entwickeln, und das hilft Ihnen, Ihre Leistung zu verbessern.

Wenn Sie Ihre Muskeln bewusst wahrnehmen, spüren Sie sie auch besser und haben eine gewisse Kontrolle über Ihren Körper gewonnen. Außerdem wird es Ihnen leichter fallen, die Trainingsempfehlungen der Phase IV zu modifizieren, um Ihr persönliches Krafttrainingsprogramm zu erarbeiten.

2. Welche Kräfte und welche Muskeleigenschaften sind für Ihre Sportart erforderlich?

Brauchen Sie in Ihrer Sportart Maximalkraft, Startkraft, Schnelligkeit, eine Mischung aus Kraft und Ausdauer …? Im Allgemeinen handelt es sich um eine Kombination mehrerer sehr verschiedener Eigenschaften.

Maximalkraft: Sie wird wirksam, wenn man einen möglichst schweren Gegenstand an einen anderen Platz bewegen will. Das erfordert schwere Arbeit mit wenigen Wiederholungen. Die Maximalkraft tritt aber selten allein auf, denn im Allgemeinen kommt Geschwindigkeit oder Präzision hinzu.

Schnellkraft: Diese Kraft kommt zum Zuge, wenn Sie aus einer Grundstellung so schnell wie möglich loslegen müssen. Beim Krafttraining wird die Schnellkraft im Stop and Go trainiert. Beim Box-Squat beispielsweise bleibt man 1 oder 2 Sekunden auf einer Stuhlkante sitzen, bevor man sich mit der Kraft der Oberschenkel nach oben schnellt.

Beschleunigung: Ziel ist, schneller zu werden, während der Körper bereits in Bewegung ist. Ein typisches Beispiel: einem Verfolger davonlaufen, der Sie einholen will. Diese Eigenschaft übt man im Gegensatz zur Schnellkraft, indem man möglichst schnell die negative mit der positiven Phase der Bewegung bei gleichbleibendem Muskeltonus verknüpft (beim Krafttraining werden die Arme oder Beine nicht ganz durchgestreckt).

Kraft und Explosivkraft: Das zu bewegende Objekt (oft Sie selbst) ist nicht unbedingt schwer, muss aber so schnell wie möglich an eine andere Stelle gerückt werden. Die Kraft wird meist mit Gewichten von etwa 40 % Ihrer Maximalkraft trainiert, damit die Last nicht die Ausführung der Bewegung verlangsamt. Letztere soll möglichst schnell erfolgen. Für die Kraftarbeit ist das Ideal, den Widerstand von Gewichten mit dem Widerstand von Zugbändern zu kombinieren. Das Schnellkrafttraining ist ebenfalls sehr wichtig.

Kraft / Ausdauer: Viele Sportarten erfordern eine Kombination von Kraft und Ausdauer. Um diese Erwartungen besser zu erfüllen, ist ein ununterbrochenes Zirkeltraining mit vielen Wiederholungen (bei den meisten Trainings mindestens 25) nötig. Nur wenige Serien werden mit schweren Gewichten und zehn Wiederholungen ausgeführt. Gleichbleibender Muskeltonus und Serien mit abnehmender Belastung sind Intensivierungsmaßnahmen, die es ausgiebig zu nutzen gilt.

3. Welche Schwächen verhindern Fortschritte im Training?

Welche Muskeleigenschaften, die in Ihrer Sportart eine Rolle spielen, und welche Muskelgruppen, die an einer Bewegung mitwirken, sind bei Ihnen am schwächsten entwickelt und verzögern Ihre Fortschritte? Genau diese Eigenschaften und diese Muskeln muss Ihr Krafttrainingsprogramm ins Visier nehmen. Das klingt zwar prima, aber die Realität sieht anders aus! Viele Sportler finden es bedeutend angenehmer, ihre Stärken statt ihre Schwächen zu bearbeiten.

Verhütung von Verletzungen

Alle körperlichen Aktivitäten können zu typischen Krankheitsbildern führen. Schon der kleinste Schmerz bewirkt eine Leistungsminderung, hemmt das Training und bremst die Weiterentwicklung. Eine lokale Muskelkräftigung kann diese Verletzungen verhüten und die Leistung fördern, indem sie die Schwachpunkte der Muskulatur beseitigt. Einige dieser speziellen Zirkel wurden in die Trainingsprogramme der Phase IV aufgenommen. Sie werden sie bei der Erarbeitung Ihres Programms einbeziehen.

Prävention von Schulterschmerzen

Sportarten, bei denen die Schulter viel bewegt werden muss, führen leicht zu Schmerzen im Deltamuskel. Es sind dies Wurfsportarten (Basket-, Volley- und Handball, Wurf- und Stoßdisziplinen in der Leichtathletik), Kampfsport, Tennis, Wassersport, Schwimmen, Armdrücken, Klettern, Golf. Um solche Schmerzen zu vermeiden, muss die Stützmuskulatur gekräftigt werden: der hintere Deltamuskel, der Untergrätenmuskel und der untere Teil des Kapuzenmuskels.

Führen Sie 2-mal in der Woche 3 bis 5 Zirkel mit je 15–25 Wiederholungen aus. Ganz am Beginn des Trainings können Sie anstelle des Aufwärmens diesen Zirkel absolvieren.

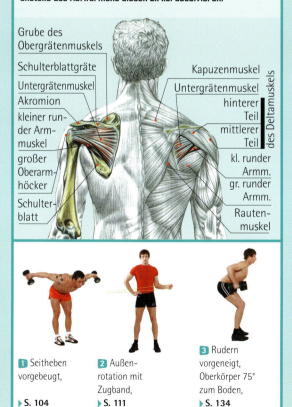

Prävention von Kreuzschmerzen

Fast alle körperlichen Aktivitäten haben Auswirkungen auf die Wirbelsäule. Um Schmerzen im Lendenbereich zu vermeiden, müssen die Haltemuskeln der Wirbelsäule gekräftigt werden, also die geraden Bauchmuskeln (vor allem der untere Teil), die schrägen Bauchmuskeln und die Muskeln des Lendenbereichs.

Führen Sie mindestens 2- bis 3-mal in der Woche 2 bis 4 Zirkel mit je 15–25 Wiederholungen aus.
Verlegen Sie diesen Zirkel ans Ende Ihres Trainings.

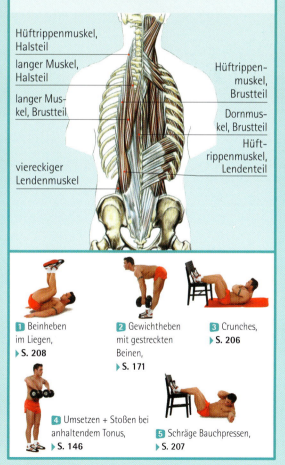

Prävention von Nackenschmerzen

Bei Kontaktsportarten (Kampfsport, Rugby...) wird der Hals stark belastet. Um ihn zu schützen, müssen die Muskeln gekräftigt werden, die für die Festigkeit des Nackens sorgen.

🏊 Führen Sie 2 bis 4 Zirkel aus, und zwar mit:
- 8–12 Wh. beim Schulterheben und Umsetzen + Stoßen;
- 20–30 Wiederholungen bei den Nackenübungen.

Führen Sie diesen Zirkel mindestens 2-mal/Woche am Ende des Trainings durch.

Prävention von Hüftschmerzen

Sportarten, die eine Drehung der Hüfte erfordern, können leicht die kleinen Muskeln beschädigen, die für die Ausrichtung des Hüftgelenks zuständig sind. Es handelt sich um Rückschlagspiele, Netzballspiele sowie um Zweikampfsportarten, Skifahren, Klettern, Reitsport, Eislauf...

🏊 Absolvieren Sie mindestens 2-mal/Woche 2 bis 3 Zirkel mit 20–50 Wiederholungen. Statt die Serien direkt aneinanderzureihen, unterbrechen Sie sie durch 30 Sekunden dauernde Dehnungen der Muskeln, die Sie gerade belastet haben. Beginnen Sie Ihr Training mit diesem Zirkel statt mit dem Aufwärmen.

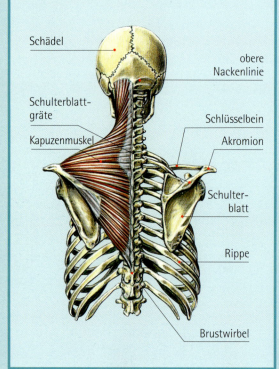

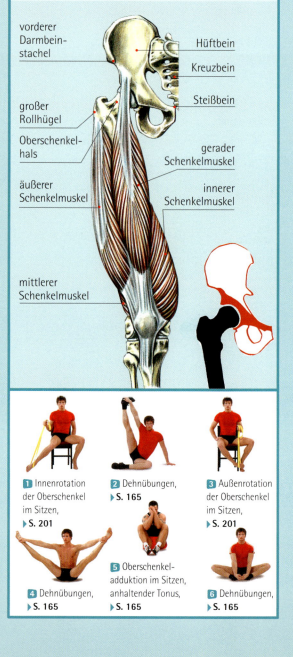

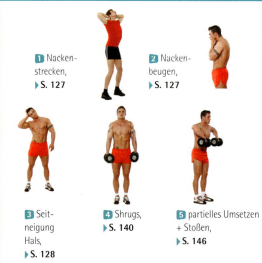

1 Nackenstrecken, ▶ S. 127
2 Nackenbeugen, ▶ S. 127
3 Seitneigung Hals, ▶ S. 128
4 Shrugs, ▶ S. 140
5 partielles Umsetzen + Stoßen, ▶ S. 146

1 Innenrotation der Oberschenkel im Sitzen, ▶ S. 201
2 Dehnübungen, ▶ S. 165
3 Außenrotation der Oberschenkel im Sitzen, ▶ S. 201
4 Dehnübungen, ▶ S. 165
5 Oberschenkeladduktion im Sitzen, anhaltender Tonus, ▶ S. 165
6 Dehnübungen, ▶ S. 165

Prävention von Knieschmerzen

Probleme mit dem Knie kommen beim Sport sehr häufig vor. Am meisten betroffen sind Ballsport, Netzballspiele oder Zweikampf, Laufsport, Skisport, Radsport, Klettern, Rudern …

Durch ein zweifaches Ungleichgewicht werden Probleme mit dem Knie gefördert:

▶ Ungleichgewicht zwischen der Kraft der Muskeln an der Oberschenkelrückseite und dem Quadrizeps. Die Krafttrainingsprogramme konzentrieren sich meist auf den Quadrizeps und vernachlässigen die Muskeln an der Oberschenkelrückseite.

▶ Ungleichgewicht der Kraft der vier Muskelanteile des Quadrizeps. Naturgemäß ziehen diese Muskeln nicht mit gleicher Kraft an der Kniescheibe.

Wegen dieses doppelten Ungleichgewichts gerät das Kniegelenk in eine schwierige Lage, denn der Tonus ist seitlich weniger ausgeglichen als vorn. Ein gezieltes Krafttraining muss diese Spannungsdifferenz ausgleichen, indem es zugleich die auf das Knie einwirkenden Verdrehungen mindert.

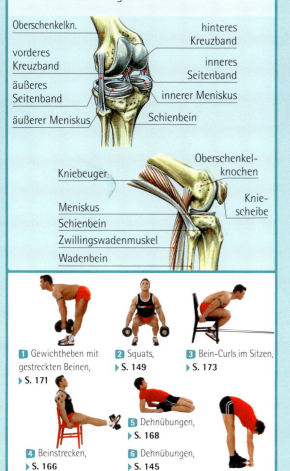

Prävention von Muskelrissen an der Oberschenkelrückseite

Muskel(faser)risse an der Oberschenkelrückseite sind häufig bei Sportarten, die mit Laufen verbunden sind, wie Fußball, Rugby, Netzballspiele, Eislauf, Leichtathletik … Eine vierjährige medizinische Studie an Spitzenfußballern zeigte, dass regelmäßige Dehnübungen allein keinen Einfluss bei diesen auf die Zahl der Verletzungen hatten. Ein Krafttraining mit negativen Wiederholungen hingegen senkte die Häufigkeit von Muskel(faser)rissen. Die besten Ergebnisse wurden durch eine Kombination von Negativtraining und Dehnübungen erzielt.

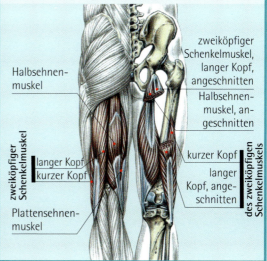

1 Gewichtheben mit gestreckten Beinen: Über das rechte Bein vorneigen; wenn der Oberkörper parallel zum Boden ist, linken Fuß auf den Boden setzen, damit Sie sicher stehen, wenn Sie den Oberkörper heben. Eine neue negative Wiederholung auf dem linken Bein stehend ausführen, während der rechte Fuß in der Luft ist.

Absolvieren Sie 3 bis 5 Serien mit 15–20 Wiederholungen pro Bein (insgesamt 30–40 Wiederholungen). Sobald Sie 20 Wiederholungen mit einem Bein schaffen, üben Sie weiter mit einer Hantel in einer Hand
▶ S. 171

2 Bein-Curls im Sitzen: Ziehen Sie die Füße mithilfe der beiden Oberschenkel unter den Stuhl. Bei der Serie mit dem rechten Bein drückt der linke Fuß auf den rechten Fuß, damit der Oberschenkel am Platz bleibt. Für die negative Phase halten Sie das Zugband nur mit dem rechten Fuß. Nach der Serie mit dem rechten Bein machen Sie die Übung mit dem linken Oberschenkel.
▶ S. 173

3 bis 4 Serien mit 10 bis 15 Wh. je Oberschenkel

Hinweis
Das vorliegende Buch wurde sorgfältig erarbeitet. Dennoch erfolgen alle Angaben ohne Gewähr. Weder Autoren noch Verlag können für eventuelle Nachteile oder Schäden, die aus den im Buch vorgestellten Informationen resultieren, eine Haftung übernehmen.

Bibliografische Information der Deutschen Nationalbibliothek

Die Deutsche Nationalbibliothek verzeichnet diese Publikation in der Deutschen Nationalbibliografie; detaillierte bibliografische Daten sind im Internet über http://dnb.d-nb.de abrufbar.

Titel der französischen Originalausgabe: La Méthode Delavier – Musculation, Exercices & Programmes pour s'entrainer chez soi

© 2009, Éditions Vigot, 23 rue de l'École de Médecine, 75006 Paris, Frankreich

2. Auflage (Neuausgabe)

BLV Buchverlag
GmbH & Co. KG
80797 München

Deutschsprachige Ausgabe:
© 2012 BLV Buchverlag GmbH & Co. KG, München

Das Werk einschließlich aller seiner Teile ist urheberrechtlich geschützt. Jede Verwertung außerhalb der engen Grenzen des Urheberrechtsgesetzes ist ohne Zustimmung des Verlags unzulässig und strafbar. Das gilt insbesondere für Vervielfältigungen, Übersetzungen, Mikroverfilmungen und die Einspeicherung und Verarbeitung in elektronischen Systemen.

Übersetzung aus dem Französischen: Ulla Schuler, Susanne Warmuth
Die Übersetzerinnen danken der Sportwissenschaftlerin
Angela Buschang für ihre Unterstützung.

Umschlagkonzeption: Kochan & Partner, München

Lektorat: Manuela Stern, Maritta Kremmler
Herstellung: Ruth Bost
Satz: Uhl + Massopust, Aalen

Printed in France by Pollina - L60991A
ISBN 978-3-8354-0916-3